心病临证思维与治验集萃

王凤荣　王　帅　杨荣来　主编

辽宁科学技术出版社

·沈阳·

图书在版编目（CIP）数据

心病临证思维与治验集萃/王凤荣，王帅，杨荣来
主编.—沈阳：辽宁科学技术出版社，2023.12
ISBN 978-7-5591-3179-9

Ⅰ.①心…　Ⅱ.①王…　②王…　③杨…　Ⅲ.①心病
（中医）—中医临床—经验—中国—现代　Ⅳ.①R265.2

中国国家版本馆CIP数据核字（2023）第153773号

出版发行：辽宁科学技术出版社
　　　　　（地址：沈阳市和平区十一纬路25号　邮编：110003）
印　刷　者：辽宁鼎籍数码科技有限公司
经　销　者：各地新华书店
开　　　本：185 mm × 260 mm
印　　　张：16
字　　　数：320千字
出版时间：2023年12月第1版
印刷时间：2023年12月第1次印刷
责任编辑：丁　一
封面设计：顾　娜
版式设计：袁　舒
责任校对：赵淑新　刘　庶

书　　　号：ISBN 978-7-5591-3179-9
定　　　价：88.00元

联系电话：024-23280036
邮购热线：024-23284502
http://www.lnkj.com.cn

编委会

目 录

中篇　经方撷菁

上篇

药对临证经验撷菁

总　论　学术思想

王凤荣教授单方与药对临证思辨

　　单方古称"奇方"，最早见于《黄帝内经》。《素问·至真要大论》曰："君一臣二，奇之制也；君二臣四，偶之制也。"王冰注："单方为奇，复方为偶。"张介宾释云："奇者阳数，即古所谓单方也。偶者阴数，即古所谓复方也。"《黄帝内经》中所述之奇方即单方，既包括单味药成方，也包括药物数之和为三、五、七、九等阳数的方剂。《神农本草经》中只提及"单行"，北魏王显撰《王世荣单方》，后隋炀帝敕撰《四海类聚单方》，唐玄宗绘制《天宝单方图》，此三书均出现"单方"一词，但因已亡佚，故不知三书中的"单方"所指为何。宋元后"单方"一词开始广泛见于医书中，并出现了《本草单方》《简便单方俗论》等专门记载单方的书。以李时珍为代表的部分医家认为单方就是指一味药而成方剂。《本草纲目》论曰："独行者，单方不用辅也。"《毛对山医话》有载："古方有药只一味者名曰单方，盖取其力专而效速也，用之往往有奇验。"另有部分医家将"单"释义为"简单"，即指小方、验方，特指药效显著，不应拘药味之数。如徐大椿《医学源流论》称："单方者，药不过一二味，治不过一二症，而其效则甚捷。"此单方之意，最为诸多医家所接受而沿用至今，当代《中医大词典》将"单方"定义为用单味药或简单的药味组成的方剂。因单方药简、效佳、便捷，历代医家皆十分重视单方在临证中的应用。目前，中国最古老的医学方书《五十二病方》记载了比较完整的 189 首方，其中单方 110 首，例如诸伤第五方"以刃伤，（燔）羊矢，傅之"，诸伤第六方"止血出者，燔髮，以安（按）其痏"，毒乌喙第五方"一煮鐵，飲之"。可见早期方剂应用中还没有君臣佐使的配伍，往往是以一二味药物组成。《黄帝内经》中记载了 13 方，其中治疗阳厥的生铁落饮、治疗鼓胀的鸡矢醴、治疗脾瘅的兰草汤等都属于单方，足以证明单方的应用在《黄帝内经》时代较为普遍。东汉医圣张仲景著《伤寒杂病论》，书中记载的甘草汤、瓜蒂散、文蛤散等几十首单方，至今仍是临床广为应用的方剂。东晋葛洪《肘后备急方》中记录单方五百余首。唐代药王孙思邈撰《备急千金要方》，其所载单方数量占了近一半。明代李时珍《本草纲目》中的单方达到数千首之多。晚清著名医家张锡纯犹善使用单方，例如以单味山茱萸治疗肝虚极所致的元气虚脱之证，生山药一味治疗大便滑泻等。

单方最初来源于民间医治疾病的实践经验，与复方、大方相比，单方药少而精，配伍简单，易为后人传承和发扬；且包含多种药食同用之品，取材便利，价格低廉；临床使用单方治疗和预防疾病，方法灵活多样，可随证选用内服、外敷、烧熏、汤浴等多种手段，操作简便。内服之单方，由于没有其他药物的干扰，能够准确判断药效发挥，外用之单方可以及时观察患者的局部反应，随时调整药量和用法，用药稳妥。中医单方是对传统中药的灵活运用和深层发掘，所用药物看似平常，却效果灵验、出其不意。清代唐宗海言："病有定形，药无牵制，意取单锐，见功尤神。如仲景少阴病咽痛，用猪肤汤，后世补虚currently用独参汤、独附汤。"可见方不在大而在效。现代医家总结单方治病的特点为精而不杂、药专力宏、方证相对、切合病情、固有效验。从现代研究的角度来看，总结中医单方中对某些疾病具有特效的药物或使用方法，可以为新药研发提供可靠的思路和借鉴。

诸如苦碟子、红花、大株红景天、川芎等多味中药及其提取物，已被制成各种中成药及注射用药，广泛应用于临床心血管疾病的治疗当中，且疗效确切。研究表明，苦碟子注射液可改善心肌缺血模型大鼠心脏组织病理变化，显著降低大鼠血清天门冬氨酸氨基转移酶（AST）、乳酸脱氢酶（LDH）和血浆丙二醛（MDA）的含量，其主要通过调控谷胱甘肽代谢、甘油磷脂代谢及亚麻酸代谢等通路起到预防心肌缺血的作用；红花含有黄酮、生物碱、聚炔、亚精胺、甾醇、木脂素、多糖等类化学成分，具有抗心肌缺血、调节血流动力学、抗炎、镇痛、抗氧化、调节免疫力等药理作用，红花醇提取物能够改善高血压大鼠的血流动力学，减轻主动脉重构，同时可明显降低收缩压、心肌内小块冠状动脉重构和心脏指数，减轻左室肥厚和纤维化程度，提高血浆一氧化氮代谢物（NOx）水平，降低血浆转化生长因子 1（TGF-1）水平，并下调心肌 TGF-1 和基质金属蛋白酶 -9（MMP-9）表达水平，减轻亚硝基左旋精氨酸甲酯（L-NAME）诱导的高血压小鼠心脏重构。另外，红花提取物可减少氧化应激引起的损伤和细胞凋亡，通过清除部分活性氧（ROS），调节磷脂酰肌醇 3- 激酶（PI3K）信号通路，从而起到对心肌缺血的预防作用。红花注射液作为临床常用制剂，对异丙肾上腺素诱导的急性心肌缺血也有一定的预防作用，可能与下调 Bax 蛋白、上调心肌组织 Bcl-2 蛋白水平，抑制肿瘤坏死因子 -α（TNF-α）和白细胞介素 -6（IL-6）介导的炎症反应有关；大株红景天可增强心肌内源性抗氧自由基，提高清除氧自由基的能力，从而达到减轻心肌细胞损害，保护心肌细胞膜。此外还可以通过改善血管内皮功能，提高 NOS 活性及 NO 水平，从而减少自由基和抗氧化作用来保护心肌细胞；川芎作为常用的活血化瘀药，其核苷类生物碱具有抑制由腺苷二磷酸（ADP）诱导的血小板聚集的作用，其特征性生物碱川芎嗪对 ADP、凝血酶和胶原诱导的血小板聚集均有不同程度的抑制作用，且对 ADP 和凝血酶诱导的血小板聚集抑制作用更为显著。有研究表明，川芎嗪可通过调节前列环素（PGI2）和血栓素 A2（TXA2）的平衡来影响血栓形成，对 ADP 诱导的血小板聚集具有较好的抑制活性。此外，川芎嗪还可增加红细胞及血小板表面电荷，使红细胞和血小板电泳率加快，从而使纤维蛋白原和血液黏度降低，进而改善血液流变性。另外，川芎生物碱还能通过抑制心肌细胞凋亡以减少心肌缺血损伤，起到保护心肌的作用。

王教授在单方的应用中具有独到见解，譬如三七、水蛭、红芪、松花粉、琥珀、珍珠粉等，临证应用往往可取得可观疗效。王教授曾诊一青年女患，自诉心悸月余，查各项理化指标均未见异常，问其病史，自诉学业压力大，恰逢家中突发变故，三天前开始出现心悸症状，情绪波动尤甚，查其舌红苔薄白，脉弦细，证属肝气郁结，母病及子，遂嘱其移情易性，修养调息以治其母，并予琥珀 1.5 克，早晚冲服以治其子，未过二旬而痊愈。琥珀味甘、性平，无毒，最早载于《名医别录》，列其为上品，谓其"主安五脏，定魂魄，消瘀血，通五淋"，《玉楸药解》谓其"止惊悸"，《日华子本草》谓其"壮心"。现代药理研究表明，琥珀中含有琥珀酸、琥珀氧松香酸、琥珀银松酸、琥珀松香酸、琥珀脂醇等多种有效成分，为治疗心悸之良药，单药即可成方。又如红芪，王教授曾治一中年男性，大病初愈，疲乏困倦，气短纳差，大便稀溏，舌淡胖，边有齿痕，脉濡，予益气健脾，祛湿化痰方剂治疗月余，排便改善，舌脉转佳，唯独乏力未见好转，虑其整体阴阳趋于平和，无须重剂拨乱反正，遂嘱其红芪代茶饮益气扶正以善其后，月余而体健如常。现代研究表明，红芪含有红芪多糖类、黄酮类、生物碱类、三萜及甾体类化合物、苯丙素类、有机酸类等化学成分，具有抗肿瘤、抗炎、抗氧化、免疫调节、降糖、调脂、降压的功能。其中红芪多糖具有提高环磷酰胺所致免疫低下小鼠非特异性免疫功能、特异性体液免疫功能和细胞免疫功能的作用。

王教授时常告诫门生，继承创新方能发扬光大，守旧精专古籍的同时，不弃新技术新理念，方能学有所成。这一理念于其单方的应用中体现得尤为明显。王教授诸如上两案之单方验案比比皆是，其一因辨证精当，处方精准，其二这些单方均有基础研究证实其疗效，具有坚实的客观依据。

譬如三七，传统医学认为三七具有止血散瘀、消肿定痛的功效，现代药理学表明，三七含有人参皂苷 Rg1、Rb1 和三七皂苷 R1 等成分，对改善血液循环、减轻心肌缺血、抗心律失常、抗休克、镇静、抗氧化等方面具有显著效果。此外，三七还具有止血、保护心脑细胞、抗血栓、抗炎、抗纤维化、抗肿瘤、增强免疫力、清除氧自由基、调脂、抗氧化等作用。又如水蛭，张锡纯谓其"破瘀血而不伤新血，纯系水之精华生成，于气分丝毫无损，而瘀血默消于无形，真良药也"，其主要成分之一水蛭素是特异性凝血酶抑制剂，能有效地防止纤维蛋白和血细胞结合形成血凝块，具有抗凝血、抑制血小板聚集、降低全血比黏度、降血脂等药理作用。现代研究表明，水蛭药材或其提取物对急性血瘀证具有很好的改善作用，能够明显降低实验动物血液黏度和血浆黏度，显著延长凝血时间和小鼠断尾出血时间。

松花粉含有的松花粉多糖有一定的免疫活性，可促进 B 细胞、T 细胞、巨噬细胞等淋巴细胞的增殖，也可促进巨噬细胞株 RAW264.7 细胞的增殖，能明显升高淋巴细胞内外钙离子水平，有效活化淋巴细胞的免疫功能，硫酸酯化改性后的松花粉酯化多糖具有更好的增强免疫的作用。有研究表明，松花粉可调节脂肪肝模型大鼠血清中谷氨酸氨基转移酶、天冬氨酸氨基转移酶、乳酸脱氢酶、碱性磷酸酶等活性，减少肝脏脂质、改善脂质代谢，发挥修复肝组织、改善肝功能的作用，并可改善四氯化碳所致的肝组织氧化损伤及肝纤维化。其机制可能与增强肝脏抗氧化能力，抑制肝星形细胞增殖，抑制胶原蛋白合成、基质金属蛋白酶表达有关。

珍珠粉含有钙、镁、硒等元素，且含有多种多肽、多糖，具有抗氧化、抗炎、抗心律失常的功能。王教授临证处方常能取得确切临床疗效，与其博古通今，融会贯通的观念不无关联。

"药对"最早出自春秋战国《雷公药对》，其后北齐医家徐之才在此基础上著《药对》，但两本书都已失传，在《千金方》《证类本草》《本草纲目》等著作中仍可见部分内容。药对的应用由来已久，诸如小半夏汤、交泰丸、六一散、桂枝甘草汤等经典方，实则均可归属于药对范畴，对后世组方辨证思路影响深远。

譬如小半夏汤，方中半夏，味辛性温，归脾、胃经，功能化痰降逆，《药性论》载其可"消痰涎，开胃健脾，止呕吐，去胸中痰满"，《名医别录》谓其"消心腹胸膈痰热满结，咳嗽上气，心下急痛坚痞，时气呕逆"，《本草纲目》则言其"主痰饮及腹胀者，为其体滑而味辛性温也"，张寿颐更指出："知此物之长，全在于开宣滑降四字，初非以治痰专长，其所以荡涤痰浊者，盖即其开泄滑下之作用。"方中生姜，味辛性温，归脾、胃、肺经，既解半夏之毒，又善止呕，李东垣谓其"盖辛以散之，呕乃气逆不散，此药行阳而散气也"，陶弘景云其"去痰下气，止呕吐"，《本草从新》载其"歼痰，治噎膈反胃……和中止呕"，半夏、生姜两药配伍，则化痰和胃、降逆止呕之功更著。《古方选注》谓小半夏汤为"小制之方，以脾胃二经分痰饮立治法。盖胃之支脉有饮，则胃逆为呕而不渴，主之以半夏辛温泄饮，生姜辛散行阳，独治阳明，微分表垒"。

在其基础上衍生加减，则更加变化无穷：《金匮今释》载小半夏汤加陈皮，疗心腹虚冷，游痰气上，胸胁满，不下食，呕逆，胸中冷等症。《严氏济生方》以小半夏汤加沉香治疗七情内伤，气郁生涎，痰随气上，头目眩晕，怔忡惊悸，眉棱作痛等症。《魏氏疗藏方》以小半夏汤加甘草"去痰涎、进饮食"。《金匮今释》以半夏、生姜汁米糊为丸，治疗"吐血、下血、崩中带下，喘急痰呕，中满虚肿，宿瘀"等病症。其化裁应用之广可见一斑。现代研究表明，半夏含有的生物碱能够通过抑制延髓呕吐中枢神经从而发挥止吐的作用。此外，半夏的醇提物可通过抑制大鼠胃酸分泌、降低其胃蛋白酶活性进而发挥抗消化性溃疡的作用。生姜中含挥发油、姜辣素等成分，具有抗肿瘤、抗氧化、止呕、降血脂、抗溃疡等多种作用。

又如交泰丸一方，组方源自《韩氏医通》，全方只有黄连和肉桂两味药组成。黄连苦寒，入少阴心经，降心火，不使其炎上，《药类法象》曰其"泻心火，除脾胃中湿热，治烦躁恶心，郁热在中焦"，为君药；肉桂辛热，入少阴肾经，暖水脏，不使其润下，《金匮要略》言其"肉桂为肾经药也……用桂导引诸药以补之，引虚火归元，故效也……脾肺受湿润之气而渴疾愈矣"，为臣药；寒热并用，如此可得水火既济。二药相须为用，相辅相成，有泻南补北、交通心肾之妙。《黄帝内经》有言："味厚者为阴，薄为阴之阳；气厚者为阳，薄为阳之阴。味厚则泄，薄则通，气薄则发泄，厚则发热。"肉桂大辛大热，温补命门之火。若单用肉桂之品，则大温命门，犹如壮火。若单用气厚之肉桂，则使其热而散气，加用黄连削弱肉桂之厚气，则使其气薄，阳中寓阴，以维持正常阳气的生理功能。"万病皆损于阳气""有阳则生，无阳则死"，交泰丸的配伍紧守此理，为防单用肉桂而有助热耗气之过，故其方少佐肉桂而配伍苦寒泻火之黄连，以黄连折肉桂过辛过温之火势，犹如猛火减薪，使其徐徐燃之，故而可使壮火变为少火，以防壮火食气，耗损阳气之弊。明代周慎斋在《慎斋遗书》中提到："心肾相交，全凭升降，而心气之降，由于肾气之升；肾气之升，又因心气之降。"交泰丸中，黄连大苦大寒，主入心经，清心降火除烦，使心阴免受煎灼，得以下润于肾；肉桂辛甘大热，主入肾经，引火归元，能助肾中阳气，益命门之火，蒸肾中之阴得以化而上奉心阳。黄连性寒入心，肉桂性温入肾，寒温并用，上下交通，心肾同调。两药相伍，使心肾相交，水火相济。故成心肾不交诸证治疗之佳选，药味虽少，但面面俱到，两味而自成一方。

再如六一散，载于《黄帝素问宣明论方》，由滑石和甘草两味药物组成。具有清暑利湿的功效。传统用于暑邪夹湿所致的身热烦渴、小便不利、呕吐泄泻、小便赤涩淋痛以及砂淋等症。该方为祛暑利湿的代表方。六一散虽然药仅两味，组成简单，却极具巧思，清热而不留湿、不伤正，有利水、分阴阳之效。方中主药滑石味淡性寒，质重而滑，淡能渗湿，寒能清热，重能下降，滑能利窍，故能除三焦湿热从小便而出。辅佐药甘草清热和中，以缓和滑石寒滑之性重坠以伐胃。因而二药以大小剂量合用，可使机体表里三焦暑湿之邪俱从下渗泄而除病。以此为辨证要点，现代临床已广泛用于暑热季节所出现的消化、泌尿等系统感染性疾病的治疗。另外，该方对皮肤、外科、小儿等多科疾病以及药物中毒均有明显的疗效。现代药理学研究认为，单味滑石含有含水硅酸镁，以及钾、钠、钙、铁、铝等元素，外用有保护皮肤和黏膜的作用，内服有消炎和止泻的功效。单味甘草主含三萜和黄酮类化合物，有抗溃疡、解痉、抗菌、抗病毒、抗炎、抗过敏和肾上腺皮质激素样作用。处方药效学研究认为，用2克/千克的六一散灌胃，可对小鼠产生利尿作用。处处体现出药对于临床应用之中的普遍，适宜面之广泛。

桂枝甘草汤，出自张仲景《伤寒杂病论》第64条："发汗过多，其人叉手自冒心，心下悸，欲得按者，桂枝甘草汤主之。"柯琴谓："汗多则心液虚，心气馁故悸；叉手自冒，则外有所卫，得按则内有所凭，则望之而知其虚矣。"桂枝本营分药，得甘草，则补中气而养血，从甘也。故此方以桂枝为君，独任甘草为佐，以补阳气生心液。甘温相得，斯气血和而悸自平，现代临床多以本方为基础治疗"心悸"等相关病症。桂枝甘草配伍能有效稳定大鼠缺血心肌组织 Ca^{2+} 水平，通过减轻钙超载，达到保护缺血再灌注造成的细胞损伤作用；并通过减少心肌损伤时引起的心肌酶 CK、LDH 的释放，减轻心肌细胞损伤程度，进而保护缺血再灌注损伤心肌。

桂枝和甘草还可通过提高缺血再灌注心肌细胞膜 Na^+–K^+–ATP 酶的活性，改善心肌细胞能量代谢，从而具有正性肌力作用；进一步研究发现桂–甘（2∶1）配伍后能明显增加缺血再灌注心肌细胞 NO 的含量，舒张冠状动脉，调节冠脉血流量，从而减轻缺血再灌注对心肌的损伤。此外，桂–甘配伍还具有复杂的抗心律失常作用，其中包括对抗氯仿致小鼠心室纤颤；并对抗氯化钡、乌头碱、哇巴因所致心律失常的作用。进一步的研究发现，桂枝甘草配伍既能兴奋窦房结，治疗窦性心动过缓，又能抑制窦房结的冲动，治疗窦性心动过速。即桂枝甘草汤对窦房结的冲动具有双向调节作用。

方如军，药如卒，一支队伍的强弱取决于队伍中个体的单兵作战力和协作程度，用药亦是如此，方剂的功用如何，取决于单味药的选取是否精当，药对的配伍是否考究。如是遣方，时常有四两拨千斤之效，轻剂亦能起沉疴。王凤荣教授深谙单方、药对之道，并且时常提醒门生，着眼于细微处，不可小觑任意一味药在方中的效力，所谓聚沙成塔，集腋成裘。本书籍以点窥面，总结了王凤荣教授经典单方、药对用药经验和临证思辨，以下略举王教授遣方经典药对及经典配伍。

譬如头痛一症，王凤荣教授首重辨证，常秉持着药贵专而不贵多的理念进行遣方，更有甚者二至三组药对成方，即可效如桴鼓。诸如阳明风火，经输不利之头痛，王教授常以白芷配白芍起手。白芷性温，味辛，入肺、胃、脾经，有解表散寒、祛风止痛之功。白芍性凉，味酸，入肝、脾二经，有补血柔肝、平肝止痛之功，尤长于缓急止痛。白芷辛温可散外风，白芍酸收可息内风，两者一散一收，动静相伍，阴阳相合，共奏养血柔肝，解痉止痛之效，为治疗头痛之良药。已有基础研究证实，白芷含有的多种挥发油、香豆素类和东莨菪素等镇痛作用显著，且不具有生理依赖性。白芍含有的多种芍药苷，具有镇痛、镇静及抗炎等多种药理作用。白芷与白芍合用不仅可镇静、镇痛，而且对机体功能不造成不良影响，是头痛一症的上佳选择。

又如气血失和之头痛，王教授常伍以当归、川芎治之，无论外受于风邪、还是内伤于气滞血瘀所致之头痛均可选用。张元素《医学启源》有言："头痛须用川芎。"川芎辛温升散，性温而味辛，《本草汇言》言其"上行头目"，归肝、胆、心包经，长于活血行气，祛风止痛，为治头痛要药。当归性温，味辛、苦、甘，归心、肝、脾经，辛则能散能行，散瘀而活血行气；甘能补、能缓，补虚而缓急；温则能通经而散寒止痛，故而对于气血不和之证尤其适宜。《太平惠民和剂局方》载有"芎归汤"，明言其具有理气活血，化瘀止痛之功效。相关研究指出：川芎含有多种挥发油、生物碱等，除镇静止痛外，对脑血管还具有扩张作用，能够增加脑血流量。当归中含有的藁本内酯和丁烯基呋内酯等挥发油化学组分亦具有消炎镇痛作用。川芎行血散瘀，当归养血活血，二者合用润而不燥，滋而不腻，养血而不留瘀，活血而不伤正，为治疗气血失和头痛之佳选。

又如不寐一症，病机纷杂，心火上炎、痰湿中阻、心肾不交均可致阴阳失和而不寐。王教授在不寐的诊治中颇有感悟，善查根本，所用对药多出自于经方、验方。譬如栀子 – 豆豉、肉桂 – 黄连、夜交藤 – 合欢皮、酸枣仁 – 远志、黄连 – 阿胶、半夏 – 秫米等。

栀子配豆豉，即栀子豉汤，具有解郁除烦，清心安神之功。栀子性寒味苦，色赤入心，善泻心肺之邪热，使其由小便而出，又善解三焦之郁火而清热除烦，《本草衍义补遗》中记载栀子能"治热厥心痛，解热郁，行结气"。豆豉色黑，辛散苦泄，性凉，既能透散外邪，又能宣散郁热。《伤寒杂病论》曰："发汗吐下后，虚烦不得眠，若剧者，必反复颠倒，心中懊憹，栀子豉汤主之。"本条为实邪虽去而余积热扰乱胸中所致的失眠证。豆豉轻浮上达，能宣解肺郁，调和卫气，栀子清胃中之邪热，导热下行，以疗心中烦闷，二药相伍，一清一解，清泄里热，解郁除烦甚妙。《伤寒来苏集》中论栀子豉汤"既可以祛邪，又可以救误，上焦得通，津液得下，胃气因和耳"。栀子豉汤有类似小柴胡汤和解的作用，可宣通上下，调畅气机，用于不寐伴抑郁状态疗效甚佳。现代研究证实，此对药可用于治疗失眠、郁证、绝经前后诸症、各种原因导致的抑郁或焦虑症。王教授将此对药常与麦门冬汤合用，治疗热病后肺胃阴伤、虚火上炎所致的不寐，热去郁解，心宁神安，则眠自安宁。

肉桂配黄连，即交泰丸。肉桂为樟科常绿乔木植物肉桂的干皮或粗枝皮。其味辛甘，性热，入心肾二经，具有补火助阳、散寒止痛、温经通脉之效。黄连为毛茛科多年生草本植物黄连、三角叶黄连或云连的根茎、根须。其味苦性寒，归胃与大肠二经，具有清热燥湿、泻火解毒之效。二药相使为用，一热一寒，一升一降，清心温肾，交通心肾，可治疗因上热下寒、心肾不交所致不寐。《四科简要方·安神》记载："生川连五钱，肉桂心五分，研细，白蜜丸，空心淡盐汤下，治心肾不交，怔忡无寐，名交泰丸。"原方黄连、肉桂比例 10∶1，后世医家或研究人员对此比例运用各有差异，研究发现，交泰丸配伍比例以 10∶1 最优，其镇静催眠的成分主要在黄连生物碱、桂皮醛。早期实验发现，配伍用药的镇静安神作用明显优于单煎合并，交泰丸的镇静作用较其二药同等剂量单独使用强。方中黄连与肉桂配伍缓解失眠症状，其机制可能是通过抑制血脑屏障 P-gp 表达，促进黄连中的主要催眠活性成分通过血脑屏障，从而抑制促觉醒神经递质 Orexin A 的功能。

夜交藤配合欢皮。夜交藤祛风通络，养心安神，味甘、微苦，性平，归心肝二经，《本草正义》载其"治夜少安寐"。合欢皮解郁安神，活血消肿，性亦甘平，归心、肝、肺经，《神农本草经》载其"主安五脏，和心志，令人欢乐无忧"。二药相须为用，有舒肝解郁、养心安神之功。现代药理学研究显示，合欢皮水煎剂具有镇静安神作用，首乌藤中含有的蒽醌类物质可缩短入睡时间。临床研究显示，由该药对组成的安神方可以明显改善患者的焦虑、抑郁状态。王教授经常使用此药对治疗阴虚血少、情志不舒之失眠多梦、心神不宁。

酸枣仁配远志。酸枣仁养肝宁心、安神敛汗，味酸甘，性平，入心、肝、胆经。用于治疗心烦失眠、心悸梦多、体虚眩晕、自汗盗汗等症，《本草纲目》谓："酸枣仁熟用可治胆虚不得眠。"远志宁心安神、祛痰开窍、消散痈肿，入心、肾、肝经，主治失眠健忘、心悸怔忡、癫痫惊狂等症，《药性论》谓其"治心神健忘，坚壮阳道，主梦邪"。研究表明，远志提取物能延长睡眠相关的活性物质，并降低脑内去甲肾上腺素含量以发挥镇静作用。与酸枣仁合用时，α-细辛醚和细叶远志皂苷含量有所增加，故常用此二味药治疗心肝血虚而失于濡养，痰浊阻滞所致的不寐证。

黄连配阿胶，即黄连阿胶汤。黄连味苦，性寒，归心、脾、胃、肝、胆、大肠经，具有清热燥湿、泻火解毒的功效。《本草正义》云："黄连大苦大寒，苦燥湿，寒胜热，能泄降一切有余之湿火，而心脾、肝、肾之热，胆、胃、大小肠之火，无不治之。"黄连泻火解毒力宏，尤善清泻心经实火。阿胶味甘，性平，归肺、肝、肾经，功善补血、滋阴、润肺、止血。《医林纂要·药性》载其："补心和血，散热滋阴。"阿胶善滋补阴血，归肾经，能直入肾中以生肾水。心肾相交、水火既济有赖于气机升降的推动和调控。心火居上，须下降于肾以温煦肾阳，使肾水不寒；肾水居下，须上济于心以制心火，使心火不炎，如此升降有序，阴阳调和，方可保证人体正常寤寐。若心火亢盛，肾阴不足，心肾不交，则出现虚烦不得眠。治疗应上清心火，下滋肾阴，交通心肾为主。《伤寒杂病论》中黄连阿胶汤为治疗此类心肾不交型失眠的代表方剂，国医大师张志远认为方中黄连、阿胶同为君药，是泻南补北、交通心肾的核心药物。黄连主入心经，能清泻心经火热，制上亢之心火；阿胶主入肾经，能滋补肾阴，承肾水上济于心。二者伍用，一清一补，寓升降于清补之中，使气机升降有司，水火既济，心肾相交则失眠可愈。

半夏配秫米，即半夏秫米汤，具有和胃安神之功效。半夏，味辛，性温，有毒。入脾、胃、肺经，本品体滑性燥，能走能散，能燥能润，《医学启源》言其"治寒痰及形寒饮冷伤肺而咳，大和胃气，除胃寒，进饮食"。现代研究表明，半夏能抑制中枢神经系统，具有一定程度的镇痛、镇静催眠作用；秫米味甘，性微寒，入肺、胃、大肠经，具有祛风除湿、和胃安神、解毒敛疮的功效。《名医别录》言其"治胃不和，夜不能寐"。二药配伍，出自《灵枢·邪客》，其曰："补其不足，泻其有余，调其虚实，以通其道，而去其邪，饮以半夏汤一剂，阴阳已通，其卧立至。"方中半夏以降胃气为主，兼可燥湿化痰；秫米以和胃气为主，兼可安神除湿。半夏通阴阳合表里，引阳入阴；秫米和脾胃，制半夏之辛烈，使安睡。二药伍用，共奏燥湿祛痰、和胃安神之功，使脾胃调和，升降有司，气机调畅，痰饮得消，失眠可愈。王师谓之，凡脾胃虚弱，或胃失安而致不寐者，屡用有验。

各　论

第一章　宽胸散结类

第一节　瓜蒌–薤白

单味功用：

瓜蒌：又名栝楼、全瓜蒌，为葫芦科多年生草质藤本植物栝楼和双边栝楼的成熟果实。其味甘苦，性寒，入肺、胃、大肠经。《重庆堂随笔》曰："栝楼实润燥开结，荡热涤痰，夫人知之，而知其疏肝郁，润肝燥，平肝逆，缓肝急之功有独擅也。"本品富有油脂，质润黏腻，功能清热涤痰、宽胸散结、润燥滑肠，用于治疗痰热咳嗽、胸痹、结胸、乳痈、黄疸、消渴、便秘等症。

薤白：又名野蒜、小蒜、薤白头。其味辛、苦，性温，入肺、胃、大肠经。本品辛散苦降，温通滑利，能宣通胸中之阳，以散阴寒之结，为治胸痹之要药。《本草求真》曰："薤，味辛则散，散则能使在上寒滞立消；味苦则降，降则能使在下寒滞立下……体滑则通，通则能使久痼寒滞立解……瘀血可散……胸痹刺痛可愈……实通气、滑窍、助阳佳品也。"其对胸阳不振，阴邪痰浊停留胸中，以致阳气不得流通，胸痹刺痛、痰饮胁痛、喘息咳唾、心痛彻背、短气、不得卧等症均有良效。另外，薤白又能下气行滞，以治痢疾之里急后重等症。

伍用功能：

薤白温中通阳，行气散结，活血止痛；瓜蒌清肺化痰，宽胸散结，润燥滑肠。薤白辛散苦降，温通滑利，以辛散温通为主，散阴结而开胸痹；瓜蒌甘寒润，以清降为要，宽胸利膈而通闭。二药伍用，一散一收，一通一降，通阳行气、清肺祛痰、散结止痛、润肠通便益彰。此药对为仲景"豁痰通阳"治法的代表性药对。其中薤白味辛而性滑，辛通胸中之阳，滑除阴寒之结；瓜蒌善开胸中痰结，导痰浊下行。二药相辅相成，利气通阳、散结消痰，合为治疗胸痹心痛病的常用药对，适用于痰浊内阻型胸痹心痛。该药对与丹参、川芎分别配伍，可用于痰瘀交阻型胸痹心痛；与半夏配伍，构成瓜蒌薤白半夏汤，增强其祛痰散结之力。

现代药理：

现代药理表明，瓜蒌对治疗冠心病、心功能不全、心律失常等心血管疾病具有明显疗效，作用机制主要包括保护缺血心肌、抗氧化、抗动脉粥样硬化等方面。瓜蒌利气降浊，宽胸止痛，扩张冠状动脉，增加冠脉流量，增强抗氧化能力，降低血脂。薤白辛散苦降，温通滑利，善通胸中之阳气，散阴寒之凝结，抑制血小板凝聚，为治胸痹心痛之要药。此外，薤白具有降血脂和抗动脉粥样硬化作用，在高血脂症大鼠模型中，薤白具有较好的降血脂作用，能显著降低血清中总胆固醇（TC）、低密度脂蛋白（LDL-C）的含量，并显著升高高密度脂蛋白（HDL-C）的含量，降低肝、脾指数，降低动脉粥样硬化指数（AI）。吴以岭等用高 L- 蛋氨酸建造气滞型血管内皮损伤大鼠模型，发现薤白给药组的炎症相关因子 COX-2、COX-1，氧化应激相关因子 iNOS 及血管舒缩相关因子 ECE、eNOS 的基因转录水平均降低，与抗氧化有关的 SOD 的表达增加，说明薤白可以通过抑制炎症、降低氧化应激来保护血管内皮免受损伤。除此之外，薤白还能延长异丙肾上腺素所致常压缺氧小鼠的存活时间，降低心肌耗氧量，缩短心律失常的维持时间，降低心律失常的发生率。瓜蒌与薤白药对配伍现代药理也做了相应的研究，雷燕等研究表明，瓜蒌薤白这一药对，对大鼠抗急性心肌缺血模型心电图的 S-T 段抬高具有更加明显地抑制作用，可降低血清中乳酸脱氢酶（LDH）和肌酸激酶（CK）的活性和血清丙二醛（MDA）的含量，升高血清超氧化物歧化酶（SOD）的活性，明显缩小心肌梗死范围、保护心肌组织。张承志等研究表明瓜蒌与薤白配伍能有效抗心肌缺血再灌注损伤。

病案举隅 1：

李某，女，54 岁。间断心前区闷疼 2 年余，加重伴心悸 1 个月。

2013 年 1 月 4 日初诊：患者两年前于外院行冠脉造影检查，诊断为"冠心病"，2 年来间断出现胸前区闷痛，平素自服阿司匹林、硝酸甘油等药物，近 1 个月心前区疼痛频作，劳累后加重，含服硝酸甘油后缓解时间延长。现症见：胸前区闷疼伴心悸，面色晦暗，饮食偏油腻，二便尚可，舌质暗，苔白腻，脉濡而滑。证属痰浊壅盛、胸阳不振之胸痹，治拟化痰散结、宣痹通阳，方用瓜蒌薤白半夏汤加味。处方：瓜蒌 10 克，薤白 10 克，半夏 15 克，枳壳 10 克，厚朴 10 克，丹参 20 克，降香 10 克，佩兰 10 克，茯苓 15 克，炙甘草 10 克。10 剂，每日 1 剂，水煎服。

2013 年 1 月 15 日二诊：患者自述胸闷痛次数较前减少，查苔由腻变薄。上方加减继服 20 剂，诸症消失。随访半年，未再复发。

病案举隅 2：

王某，男，59 岁。后背疼痛伴前胸作痛半个月，加重 2 天。

2018 年 12 月 20 日初诊：患者自述后背疼痛伴前胸作痛半个月，甚则有窒息感，但痛无定处，休息后可缓解，近 2 天症状加重，休息后不能缓解，就诊于王教授门诊。现症见：后背疼痛，倦怠，乏力，气短，口中有异味，情绪易波动，纳谷、二便均正常，形体较为壮实，苔薄白微腻，脉细弦。查心电图、心脏彩超等示心脏功能正常，平素血压较高，口服倍他乐克降压药，血压控制在正常范围。中医诊断：郁证（痰湿痹阻，肝气郁滞证），应宽胸活络，疏肝宣通。方予瓜蒌薤白半夏汤合金铃子散加减。处方：全瓜蒌 30克，薤白头 10 克，法半夏 9 克，炒枳实 9 克，炒延胡索 10 克，炒川楝子 12 克，炒五灵脂 10 克，桃仁 10 克，生地黄 12 克，柴胡 6 克，红花 10 克，赤芍 12 克，生甘草 3 克。7剂，每日 1 剂，水煎服。

2018 年 12 月 27 日二诊：服药后后背刺痛感已无，但仍觉有窒息感，前法继进。上方去生地黄，加檀香 5 克。7 剂，每日 1 剂，水煎服。

2019 年 1 月 5 日三诊：服药后诸症明显改善，苔薄白，脉弦细，仍步前法。拟方：全瓜蒌 20 克，薤白头 9 克，法半夏 9 克，炒延胡索 10 克，炒枳实 9 克，制乳香 10 克，制没药 10 克，炒五灵脂 10 克，炒川楝子 10 克，佛手片 6 克，白芍 15 克，柴胡 6 克，檀香 5 克，炒白术 10 克，青皮 9 克，陈皮 9 克，生甘草 3 克，继进 7 剂巩固治疗。

第二节　瓜蒌－枳实

单味功用：

瓜蒌：又名栝楼、全瓜蒌，为葫芦科多年生草质藤本植物栝楼和双边栝楼的成熟果实。味甘、苦，性寒。入肺、胃、大肠经。《重庆堂随笔》云："栝楼实润燥开结，荡热涤痰，夫人知之，而知其疏肝郁，润肝燥，平肝逆，缓肝急之功有独擅也。"本品富有油脂，质润黏腻，功能清热涤痰、宽胸散结、润燥滑肠，用于治疗痰热咳嗽、胸痹、结胸、乳痈、黄疸、消渴、便秘等症。

枳实：为芸香科小乔木植物酸橙或香橼和枸橘（枳）的未成熟果实。味辛、苦、微酸，性寒，入脾、胃经。本品苦寒降气，长于破滞气、行痰湿、消积滞、除痞塞，为脾胃气分之药。用于治疗积滞内停、气机受阻、脾失健运、水湿痰饮为患，症见胸胁胀痛、心下痞满、食欲不振、大便不调、甚则便秘，以及泻痢、后重等症。另外，枳实还能治疗胃下垂、子宫脱垂、脱肛等症。

伍用功能：

瓜蒌甘寒滑润，既能上清肺胃之热、涤痰导滞，又能宽中下气、开胸散结，还能下滑大肠、润肠以通便。枳实苦温降气，善于破滞气、行痰湿、消积滞、除痞塞，为中焦脾胃之要药。瓜蒌以守为主，枳实以散为要。二药参合，相互制约，相互促进，互制其短，而展其长，共奏破气消积、宽胸散结、润燥通便之功。

现代药理：

现代药理表明，枳实的主要化学成分包括黄酮类、挥发油类、生物碱类和香豆素类，其中黄酮类成分占比最高，占总量的 5%～28%。黄酮类化合物有一定的抗炎作用，其机制可能是通过抑制核因子－κB（NF－κB）和丝裂原活化蛋白激酶（MAPKs）信号通路来减少促炎细胞因子的产生。此外最新研究发现，柠檬烯具有一定镇痛作用，这是通过激活瞬时受体电位通道锚蛋白 1（TRPA1）实现的。生物碱类中的辛弗林、N-甲基酪胺则有一定的强心作用，其中 N-甲基酪胺是通过兴奋心肌 α 受体，并提高环鸟苷酸（cGMP）水平来发挥强心作用的。枳实含有的有效成分黄酮类可有效抗血栓保护心脑血管，抗肿瘤，抗菌，降血脂，调节胃肠道蠕动。薤白可增强免疫力，并对心肌有明显的保护作用，在扩张血管、抗凝、降脂等方面亦有明显效果。

病案举隅：

张某某，男，59 岁，干部。胸闷痛反复发作 3 年余，加重 1 天。

2019 年 3 月 20 日初诊：患者自述 3 年前激动后心前区出现胸闷、胸痛，伴心悸时作、肢体沉重、倦怠乏力、咳吐痰涎等症状，发作时有窒息感，疼痛持续约 5 分钟，可自行缓解。1 年前胸闷痛发作频繁，于外院就诊，心电图：窦性心律，ST-T 改变。心脏彩超：主动脉弹性减低，左室舒张期功能下降，静息状态下左室收缩功能正常。诊断：冠心病、不稳定型心绞痛，嘱戒烟限酒，清淡饮食，未服药。1 天前胸闷、胸痛等症状加重，疼痛难忍，遂来辽宁中医药大学附属医院就诊。患者形体肥胖，表情痛苦，扶入诊室。心电图：窦性心律，ST-T 改变，偶发房早。初步诊断为冠心病、不稳定型心绞痛、窦性心律不齐、房早。给予舌下含服硝酸甘油 1 片，症状缓解。现症见：胸闷痛，痛引肩背，气短喘促，倦怠乏力，咳吐痰涎，肢体沉重，左下肢活动不利，纳呆便溏，寐可，舌质胖大兼边有齿痕，舌暗红苔白腻，脉弦滑。测血压示：130/80 毫米汞柱；心率：68 次 / 分；BMI：29.38 千克 / 平方米。平素过食肥甘厚味，吸烟史 30 余年，每日 20 根；饮酒史 20 余年。既往史：左髂动脉闭塞症 1 年。选用自拟方"通脉降浊方"加减，治以化痰祛瘀，活血通络，处方：柴胡 15 克，枳实 15 克，黄芩 10 克，酒大黄 10 克，法半夏 10 克，白芍 20 克，丹参 20 克，泽泻 15 克，炙甘草 10 克，虎杖 20 克，金樱子 20 克，三七 4.5 克（单包）。慢火煎取 300 毫升，100 毫升每日 3 次口服，服 7 剂。

2019 年 3 月 28 日二诊：服药后，患者胸闷痛症状时有发作，倦怠乏力、肢体沉重明显改善，二便调。查体：舌质暗红，齿痕减轻，苔薄白，脉弦滑。血压：125/80 毫米汞柱。心率：67 次 / 分，上方加瓜蒌 15 克。7 剂，每日 1 剂，水煎服。

2019 年 4 月 4 日三诊：服药后，患者不适症状基本消失，纳可，夜寐安，二便调。查：舌淡，苔薄，脉细。血压：135/85 毫米汞柱。心电图：ST-T 改变。患者病情明显好转，效不更方，继续服用上方以巩固疗效。处方：同 3 月 28 日方。煎服法同上，服 15 剂。嘱其注意休息，调畅情志，低盐低脂饮食，适当减重，保持适当体力活动。

随访 1 个月，患者病情稳定，感觉身体良好。

第三节　半夏－瓜蒌

单味功用：

半夏为天南星科多年生草本植物半夏的块茎。味辛，性温，有毒。入脾、胃、肺经。本品体滑性燥，能走能散，能燥能润，它既能燥湿化痰，用于治疗湿痰咳嗽、痰白而稀者（多见于感冒咳嗽、慢性气管炎等）；又能降逆止呕、散结消痞，用于治疗胃气不和、胃气上逆所引起的恶心呕吐（多见于急性胃炎、慢性胃炎、神经性呕吐、妊娠呕吐等）；还可治疗痰湿内阻、寒热互结，以致胸脘痞满、食欲不振、嗳气频频、恶心呕吐，以及因痰阻气郁所引起的梅核气、瘿瘤痰核等症。此外，本品还能燥湿和胃而通阴阳，以治胃气不和所导致的失眠诸症。半夏作用有三：一曰辛燥而蠲湿痰；二曰降逆而止呕恶；三曰散结以消痞满。瓜蒌功效同前。

伍用功能：

半夏配瓜蒌，化痰散结，宽胸消痞，半夏辛温燥烈，化痰降逆，消痞散结。如《药性本草》言其："消痰下气，开胃健脾，止呕吐，去胸中痰满。"瓜蒌能清热化痰，且有宽胸散结之功。二药配对，相辅为用，化痰散结，宽胸消痞之功显著。王教授用其药对治疗痰热互结之胸痹。

现代药理：现代药理表明，瓜蒌有扩冠脉、降胆固醇、保护缺血心肌的作用。其中药理作用表明，瓜蒌对心血管系统、血糖、血脂有很好的改善作用，且具有调节新陈代谢、提高人体免疫力的作用。半夏现代临床研究表明有止咳平喘、抗炎、抗衰老、镇静等作用，半夏水煎醇沉液可使离体兔心的冠脉血液流量、心肌收缩力以及心跳曲线振幅明显增加。

病案举隅：

张某，男，54 岁。反复胸痛、胸闷、心悸 20 年。

2019 年 1 月 15 日初诊：患者 20 年前因反复发作胸痛、胸闷、心悸，行心脏彩超示：肥厚性梗阻性心肌病，间断治疗，病情时常发作，每于活动后上述症状加重，体型肥胖，动辄气喘汗出，夜间盗汗，双上肢麻木，左侧尤甚，纳食可、夜眠安，二便调，舌质暗红，苔薄白，边有齿痕，脉弦滑数。既往有再生障碍性贫血病史数年，白细胞、红细胞、血小板均低于正常值。中医诊断：胸痹心痛（痰湿内蕴、气虚血瘀证），治以宽胸散结、活血化瘀，处方：全瓜蒌 30 克，薤白 8 克，枳实 10 克，桂枝 10 克，法半夏 10 克，生龙骨 30 克（先煎），生牡蛎 30 克（先煎），太子参 20 克，五味子 10 克，生地黄 20 克，炒酸枣仁 20 克，生黄芪 10 克，丹参 15 克，红花 10 克，川芎 10 克，泽泻 10 克，炙甘草 6 克。14 剂，每日 1 剂，水煎服。

2019 年 1 月 28 日二诊：患者自觉胸痛次数明显减少，程度明显减轻，仍有气喘、心悸、汗出症状，无双上肢麻木，纳食可，夜眠安，二便调，舌质暗红，苔薄白，边有齿痕，脉弦滑数，在前方基础上加用苏子 10 克，桑白皮 10 克，杏仁 10 克。7 剂，每日 1 次，水煎服。

2019 年 2 月 7 日三诊：患者自述胸痛、胸闷、气喘症状明显缓解，仅过度劳累后出现，仍时有心悸，自汗盗汗，口干喜饮，纳食可、夜眠安，二便调，舌质暗红，苔薄白，边有齿痕，脉弦滑数，继续服用上方 7 剂以巩固疗效。

第四节　延胡索－川楝子

单味功用：

延胡索又叫元胡，为罂粟科多年生草本植物延胡索块茎。味辛、苦，性温。入心、肝、脾经。本品辛散温通，既入血分，又入气分；既能行血中之气，又能行气中之血，专功活血散瘀、理气止痛，善治一身上下诸痛，证属气滞血瘀者，如脘胁痛、胸闷胸痛、妇女经闭、痛经、腹中肿块、产后腹痛、跌打损伤、疝气腹痛等症。

川楝子又叫金铃子、苦楝子，为楝科落叶乔木川楝的成熟果实。我国南方各地均产，以四川产者为佳。味苦，性寒。入肝、胃、小肠、膀胱经。本品苦能胜湿，寒可泄热，它既能疏肝泄热、解郁止痛，用于治疗肝郁气滞、肝胆火旺所引起的两胁胀痛、闷痛、脘腹疼痛，以及疝气疼痛，甚则痛引腰腹；又能杀虫、行气止痛，用于治疗肠道寄生虫病引起的腹痛等症。

伍用功能：

川楝子苦寒降泻，清肝火、除湿热、止疼痛；延胡索辛散温通，活血散瘀，理气止痛。川楝子以寒降为主，延胡索以温通为要，二药为对，一寒一温，一降一通，相得益彰，清热除湿、行气活血、理气止痛甚效。

现代药理：现代药理表明，延胡索总生物碱对缺血性心肌具有保护作用，但其作用机制尚不明确。延胡索乙素能明显减轻大鼠神经功能障碍，实验结果表明其对局灶性脑缺血再灌注损伤有保护作用。去氢延胡索甲素具有扩张冠状动脉、增加冠状动脉血流量及心肌营养性血流量，增强心肌耐缺氧能力，减少心肌缺血性损伤的作用。现代研究表明，川楝素可以使离体蛙心收缩节律异常，持续 1 小时之后可以自动恢复，静脉注射川楝素对家兔心血管系统无明显影响；另外，川楝素可能同时抑制心肌的延迟整流钾离子电流，其正性肌力作用是继发于 APD 的延迟及 ISI 的失活减慢。

病案举隅：

王某，女，52 岁。胸闷心悸 1 个月余，加重 1 周。

2020 年 5 月 15 日初诊：患者 2020 年 4 月初因处理家中繁琐事情，时感胸中憋闷，伴有心慌不适，1 周前又因做家务后，胸闷症状加重，伴颈部僵硬不适，烦躁易怒，平素常点外卖或在外用餐，无头晕、头痛，夜晚睡眠尚可，饮食欠佳，厌恶油腻，小便短涩，大便干燥，仍可解，51 岁绝经。舌质暗红、舌尖偏红、呈"草莓舌"，整体舌苔黄厚腻，脉细涩，舌下静脉迂曲，稍增粗。辅助检查：心电图：ST-T 段改变；心肌酶谱系列未见明显异常。血压：130/75 毫米汞柱，心率：80 次 / 分。中医诊断：胸痹心痛（湿热内蕴，心脉瘀阻证），治以清热利湿，宽胸解郁，理气活血，处方：蒲公英 30 克，山药 30 克，全瓜蒌 25 克，丹参 20 克，枳壳 12 克，竹茹 12 克，栀子 10 克，穿心莲 10 克，川楝子 10 克，佛手 10 克，醋延胡索 10 克，姜厚朴 10 克，桔梗 10 克，车前子 10 克，茯苓 10 克，茯神 10 克，川芎 6 克，酒大黄 5 克，甘草 3 克，7 剂，每日 1 剂，水煎服，早晚分服。同时嘱患者少劳累，保持心情舒畅，调整饮食习惯，尽量自行做饭。

2020 年 5 月 22 日二诊：患者胸闷已消，少有心慌，性情平稳，少怒，无胃部不适、无反酸，纳寐尚可，小便调，大便稍溏。复查心电图示：窦性心率。

第五节　半夏－厚朴

单味功用：

厚朴，为木兰科植物厚朴或凹叶厚朴的干燥干皮、根皮及枝皮。4—6 月份剥取，根皮和枝皮直接阴干；干皮置沸水中微煮后，堆置阴湿处，"发汗"至内表面变紫褐色或棕褐色时，蒸软，取出，卷成筒状，干燥。味苦、辛，性温。归脾、胃、肺、大肠经。功效：燥湿消痰，下气除满。

半夏为天南星科多年生草本植物半夏的块茎。味辛，性温，有毒。入脾、胃、肺经。在《神农本草经》中就有记载，被列为下品。《名医别录》记载其"主消心腹胸中膈痰热满结，咳嗽上气，心下急痛坚痞，时气呕逆，消痈肿，胎堕，治萎黄，悦泽面目。生令人吐，熟令人下"。本品体滑性燥，能走能散，能燥能润，它既能燥湿化痰，用于治疗湿痰咳嗽、痰白而稀者（多见于感冒咳嗽、慢性气管炎等）；又能降逆止呕、散结消痞，用于治疗胃气不和、胃气上逆所引起的恶心呕吐（多见于急性胃炎、慢性胃炎、神经性呕吐、妊娠呕吐等）；还可治疗痰湿内阻、寒热互结，以致胸脘痞满、食欲不振、嗳气频频、恶心呕吐，以及因痰阻气郁所引起的梅核气、瘿瘤痰核等症。另外，还能燥湿和胃而通阴阳，以治胃气不和所导致的失眠诸症。半夏作用有三：一曰辛燥而蠲湿痰；二曰降逆而止呕恶；三曰散结以消痞满。

伍用功能：

半夏与厚朴配伍，半夏功效化痰散结，降逆和胃，厚朴行气除满，升降随调以增强降逆之效。二者配伍治疗痰湿凝结、气机壅滞导致的胸闷，腹胀，二药均辛、苦，辛以散结、行气，苦以降逆、燥湿，气顺则痰湿消，痰化则气郁散。

现代药理：

现代研究分析，对半夏的现代研究表明，半夏含有生物碱、半夏淀粉、甾醇类、氨基酸、挥发油、芳香族成分、有机酸类、黄酮类、半夏蛋白、鞣质以及多种微量元素等化学成分。具有止咳平喘、抗炎、抗衰老、镇静、抗肿瘤、止呕等作用。现代药理研究表明，针对心血管系统的作用方面，厚朴中的主要功效成分厚朴酚通过调节过氧化物酶体增殖物激活受体 γ（PPARγ）和核转录因子 $-\kappa B$（NF-κB）的表达，能改善力竭运动引起的小鼠心肌肥大；除此之外，还能改善高血糖诱导的小鼠心脏血清学指标异常及组织病理学损伤，降低小鼠心肌组织中白细胞介素 -6（IL-6）和 TNF-α 表达水平，缓解糖尿病引起的心肌组织炎症反应等；能减少冠状动脉缺血再灌流引起的心室纤颤（VF）并降低实验动物死亡率，降低大鼠心肌缺血坏死区域的比例。厚朴酚能改善心肌缺血再灌注（I/R）时心功能降低，并拮抗再灌早期出现的心律失常，机制可能与减少细胞内游离钙、减轻 I/R 时钙超载有关；其不仅具有通过抑制脓毒症诱发的心肌氧化应激和凋亡，最终减轻脓毒症心肌损伤的作用；还能通过降低心肌细胞内自由钙离子而抑制心肌细胞的收缩功能，且不影响心肌细胞收缩的钙敏感性。

病案举隅：

王某，女，49 岁。胸闷、心悸反复发作 3 个月，加重 1 周。

2020 年 3 月 12 日初诊：患者诉 3 个月前开始无明显诱因出现心慌胸闷，平卧时加重，活动后缓解。曾行冠状动脉造影检查提示冠状动脉轻度狭窄，未放支架。心电图示窦性心律。曾服用黛力新、速效救心丸等药物，但胸闷仍偶有发作。患者既往有慢性萎缩性胃炎病史，平素容易紧张，思虑较多。刻下症见：咽喉有异物感，喜嗳气，嗳气则舒，生气时加重，胃脘部时有腹胀，伴嗳气反酸，容易出汗，失眠多梦，食欲较差，二便调。舌质淡，苔薄白，脉细弱。中医诊断：郁证（心脾两虚型），治以健脾益气健脾，宽胸散结之法，用以归脾汤加减，处方：白术 10 克，茯苓 15 克，生地黄 10 克，麦门冬 10 克，陈皮 10 克，酸枣仁 20 克，远志 20 克，枳壳 10 克，鸡内金 20 克，浮小麦 30 克，郁金 15 克，合欢皮 10 克，清半夏 10 克，厚朴 10 克，共 7 剂，每日 1 剂，嘱患者早晚分次口服。

2020 年 3 月 19 日二诊：服药后患者胸闷、心悸等症状缓解，睡眠、食欲改善，偶有汗出，舌淡红，苔薄白，脉细，于上方去鸡内金、酸枣仁，加丹参 10 克，五味子 15 克，7 剂，水煎服，每日 1 剂。

2020 年 3 月 26 日三诊：患者症状较前明显改善，无心慌胸闷症状，纳寐可，二便调，嘱原方 5 剂，以巩固疗效。

第二章　活血化瘀类

第一节　桃仁－红花

单味功用：

桃仁为蔷薇科落叶小乔木桃或山桃的种仁。味苦、甘，性平。入心、肝、大肠经。桃仁始载于《神农本草经》，言其能"治瘀血血闭，瘕瘕邪气，杀小虫，止咳逆上气，消心下坚，除卒暴击血，通月水，止痛破血"，着重表明了桃仁活血之效。自《神农本草经》以降，纵观李东垣、张元素之前历代本草著作，多有言及桃仁活血及润燥的功效。苏颂《本草图经》言其"味苦甘，性平泄缓，主破血杀虫"，亦表明桃仁活血之能。桃得春气最厚，即得生气最足，能入血分而化瘀生新，其药性缓和而纯，无峻利克伐之弊，善于治疗瘀血积滞之经闭、痛经，表现为下腹胀痛、经行不畅、夹有瘀块、血色紫黑、经血量少，甚或数月不来，舌紫暗，或有瘀点、瘀斑，脉涩或沉缓；又治腹中包块、产后瘀血之腹痛、蓄血之发狂、跌打损伤、瘀滞作痛、肺痈（类似肺脓疡）、肠痈（类似急性阑尾炎）等症。另外，桃仁质硬而脆，其色乳白，富有油脂，故可润燥滑肠，用于治疗阴亏津枯肠燥之便秘，也治跌打损伤后瘀热内积所引起的便秘，以及病后、伤后卧床，由于活动少而致肠管蠕动减慢所引起的便秘者。

红花为菊科二年生草本植物红花的筒状花冠。味辛、性温，入心、肝经。红花始载于《开宝本草》，言其"味辛，温，无毒。主产后血运口噤，腹内恶血不尽，绞痛，胎死腹中，并酒煮服。亦主蛊毒下血"，重点强调红花活血之效。后经张元素、李东垣的发挥，又添养血之功。朱丹溪承袭张李之论，于《本草衍义补遗》言："红花，破留血，养心血。多用则破血，少用则养血。"进一步从剂量上区分红花养血、活血的功效，后世本草多据此论，如李时珍《本草纲目》、李中梓《药性解》、杜文燮《药鉴》、汪昂《本草备要》、张璐《本经逢原》、严西亭《得配本草》等。红花功效辛散温通，能活血通经、祛瘀止痛，用于治疗血瘀心胸疼痛（包括冠心病心绞痛）、经闭、痛经、产后恶露不尽、瘀血积滞、小腹胀痛；还可用于治疗跌打损伤、瘀血肿痛，以及关节酸痛等症。另外，本品小剂量入药，尚有调养气血之功，可用于治疗产后血晕，症见头晕、眼花、气冷，甚至出现口噤（牙关紧闭，不易张开）者。

伍用功能：

桃仁入于血分，破血行瘀，质润多油脂，润燥滑肠；红花活血通经，去瘀止痛；桃仁破瘀力强，红花色赤，行血力胜，二药伍用，相互促进，活血通经、去瘀生新、消肿止痛的力量增强。

现代药理：

桃仁又名大仁、山桃仁等，味苦、甘而平，具有活血化瘀、润肠通便的功效。桃仁能舒张血管，提高血小板内 cAMP 水平，具有一定的抗血小板聚集作用，从而能有效预防与治疗心肌梗死，改善心肌缺血损伤。另外，桃仁富含各种油脂而不刺激肠道蠕动，可润滑肠道以助排便，从而有助于心力衰竭患者保持大便通畅。红花辛、温，入心、肝二经，有活血、润燥、止痛、散肿、通经等功效。现代药理研究表明，红花能轻度兴奋心脏、降低冠脉阻力、增加冠脉流量；保护和改善心肌缺血、对抗心律失常、降低血压、抑制血小板聚集；提高耐缺氧能力。红花煎剂可有效减慢麻醉动物心率，减少心搏出量，并不同程度降低实验动物血压。多项实验证实红花水提取物可舒张血瘀型大鼠血管，增加冠脉血流量，保护缺血心肌。其主要成分红花黄色素已被验证可抑制血小板聚集，延长凝血时间。桃仁与红花作为经典药对已被证实对内皮功能有积极的影响。Li Liu 等提取出桃仁红花配对组有效成分作用于血瘀型大鼠。研究中发现桃红组较主要成分组较单药主药成分组延长 APTT、TT，减少纤维蛋白原量，更有效抗血小板聚集，促进血管内皮损伤修复。由此可见，桃仁与红花配伍后活血化瘀之力明显优于单味用药，若二者以适当的比例配伍，其优越性甚至优于单纯提取其主要成分的运用。

病案举隅1：

刘某，男，63岁。反复胸闷痛3年，加重1周。

2019年3月1日初诊：患者3年来反复出现胸部刺痛延及双侧，休息时明显，与活动、进食、咳嗽、情绪等无关，每晚夜尿2次，近2年体重下降5~6千克。舌淡紫，苔黄腻，脉弦缓。近一周，胸闷痛加重，就诊于王教授门诊。现症见：胸闷痛，夜间需侧卧，无咳嗽，稍有畏寒，易劳累，汗多，动则汗出，口苦，无口干，腰部酸痛，纳稍差，寐差，大便尚可，舌暗边有瘀点苔腻，脉弦缓。辅助检查：心脏彩超：①二尖瓣、三尖瓣、主动脉瓣轻度反流。②主动脉弹性稍减退。③左室顺应性减退，收缩功能正常。④下腔静脉瓣永存。心电图运动平板试验（−），余检查结果未见明显异常。中医诊断：胸痹心痛（心血瘀阻证）。治以行气止痛，活血化瘀，用以血府逐瘀汤加减。处方：黄芪25克，桂枝 15 克，白芍 15 克，生地黄 25 克，当归 10 克，川芎 10 克，柴胡 5 克，枳实 10 克，全蝎 3 克，延胡索 10 克，杜仲 15 克，狗脊 15 克，乌梢蛇 10 克，怀牛膝 15 克，菟丝子 15 克，蜈蚣 1 条，桃仁 10 克，红花 10 克，牡丹皮 10 克，干姜 5 克，甘草 10 克，大枣 6 枚，三七粉（冲服）3 克。每日 1 剂，连服 14 剂。

2019 年 3 月 16 日二诊：家属代诉服上方药后胸痛好转，稍有胸闷胸痛，可缓慢步行，夜间尚可平卧，腰痛，臀部疼痛，下肢麻木，无口干、口苦，纳寐一般，二便调。舌淡紫，苔稍白腻，脉弦缓。处方：继服上方，改黄芪 15 克，加苍术 10 克，14 剂。随访，胸闷胸痛明显缓解，稍有腰部疼痛，一般活动可。

病案举隅 2：

吕某，男，56 岁。胸闷痛 2 年，加重伴心悸、肩背痛 1 周。

2009 年 6 月 1 日初诊。患者两年来反复出现胸闷痛，含服硝酸甘油后缓解，1 周前左胸痛加重，连及肩背，痛有定处，如锥刺感，甚则下颌疼痛，伴有心悸，查：舌质紫暗，苔薄，脉弦；心电图示：V1 ～ V4 导联 T 波倒置，V4 ～ V6 导联 ST 段轻度下移。西医诊断：冠心病，不稳定型心绞痛；中医辨证为胸痹心痛（瘀血阻络）。治法：活血化瘀，行气止痛。处方：丹参 25 克，川芎 15 克，红花 15 克，郁金 15 克，木香 10 克，当归 15 克，枳壳 15 克，赤芍 15 克，姜黄 15 克，三七粉 10 克，延胡索 15 克，炙甘草 15 克。7 剂，每日 1 剂，水煎服。

2009 年 6 月 7 日二诊：服药后，胸闷、心悸明显减轻。查：舌质转淡，脉略细，故加黄芪 25 克，桂枝 15 克，以扶正气，增强益气活血温通心脉之效。7 剂，水煎服。

2009 年 6 月 15 日三诊：服上方后，胸中微觉憋闷，下颌已不痛。查：舌质正常，脉已不细，加陈皮 15 克。7 剂，每日 1 剂，水煎服。

2009 年 6 月 22 日四诊：服上方后，诸症皆消，查心电图示 T 波大致正常，脉略数，予上方去桂枝，续 7 ～ 8 剂，以善其后。

第二节 当归–丹参

单味功用：

当归为伞形科多年生草本植物当归的根。味甘、辛，性温。入心、肝、脾经。本品辛甘温润，以甘温和血，辛温散寒，为血中气药。《医学启源》记载："当归，气温味甘，能和血补血，尾破血，身和血。"《注解伤寒论》曰："脉者血之府，诸血皆属心，凡通脉者必先补心益血，故张仲景治手足厥寒，脉细欲绝者，用当归之苦温以助心血。"张介宾在其编纂的《本草正》中言："当归，其味甘而重，故专能补血，其气轻而辛，故又能行血，补中有动，行中有补，诚血中之气药，亦血中之圣药也。"它既补血、养血，又能柔肝止痛、活血止痛，用于治疗血虚所引起的头昏、目眩、心悸、疲倦、脉细等症；又能治疗血虚腹痛、月经不调、月经稀少、经期错后、经闭、痛经，以及跌打损伤、风湿痹痛、疮痈肿痛、冠心病心绞痛、血栓闭塞性脉管炎、浅部血栓性静脉炎等病症。另外，它还能养血润燥、滑肠通便，用于治疗阴血虚少所引起的肠燥便秘。

丹参又名紫丹参，为唇形科多年生草本植物丹参的根。味苦，性微寒。入心、心包、肝经。本品味苦色赤，性平而降，入走血分，《本草便读》言："（丹参）功同四物，能祛瘀以生新……"《妇人明理论》称丹参"活血，通心包络"，《本草备药》载其可"补心，生血，去瘀"，《本草分经》则曰其"味苦气降，入心与名络，去瘀生新"。此药既能活血化瘀，行血止痛，用于治疗心脉（包括心、心包）瘀阻所引起的冠心病心绞痛、气滞血瘀所致的胃脘痛（多见于溃疡病）、月经困难、痛经、产后恶露不尽、瘀滞腹痛等症；又能活血化瘀、去瘀生新，可用于治疗瘀血所引起的癥瘕包块（包括肝脾肿大、宫外孕等）以及血栓闭塞性脉管炎诸症；还能凉血清心、除烦安神，用于治疗湿热病热入营血，以致心烦、不寐等症；也可用于心血不足所致的心悸、失眠、烦躁不安等症。另外，还能凉血消痈，用于治疗痈肿疮毒诸症。

伍用功能：

"一味丹参饮，功同四物汤"。丹参活血祛瘀，当归补血行血，两者一温一凉，相须配伍，具有活血化瘀、通脉止痛的功效。临床上常用于胸痹、血虚血瘀证型者的治疗。现代研究证明，当归和丹参均具有抗氧化、清除氧自由基、抗血小板聚集、降脂及抗血栓的作用。王海涛等研究在体外抗氧化能力方面，两者配伍较单味药作用强。

现代药理：

当归凭借其活血补血、抗肿瘤、平喘、抗抑郁、抗氧化、镇痛、抗炎等广泛的药理活性，在现代临床心脑血管，抗肿瘤，妇科疾病等方面得到了广泛的应用。罗慧英等在研究当归挥发油对小鼠急性心肌缺血损伤作用的实验中发现，与模型组相比，各治疗组缺血所致心电图 J 点的上移均显著降低（$P < 0.01$）；血清 CTA、GSH-Px、SOD 活力增加（$P < 0.05$），LD 和 MDA 含量降低（$P < 0.05$）；心肌缺血损伤面积减少，有明显的保护作用。当归对缺血损伤的脑细胞，心肌细胞的保护作用体现在其本身是一种钙拮抗剂，能抑制细胞钙超载，并通过调节 Bax/Bcl-2 比值下降减少缺血区细胞凋亡的发生。丹参和当归是养血活血的常用中药，丹参以活血为主，当归尤善补血。研究表明，当归与丹参配伍，可以改善当归中主要成分阿魏酸的含量，提高药效，尤以当归、丹参 5：5 的质量比进行配伍时阿魏酸含量最高，表明配伍后丹参可有效促使当归中主要成分阿魏酸的溶出。在药对的配伍过程中，药对的不同配比对药效有重要的影响，也有研究基于体外抗血小板聚集优化

了丹参、当归的最佳配伍比例，结果显示丹参、当归以 1：3 配比时体外抗血小板聚集活性最强，同时不同配比的活性强于单味药。这些结果的原因可能是当归和丹参在合煎过程中，化学成分受热分解产生新的化合物或溶液 pH 的变化所导致。目前，对丹参当归药对的研究只停留在化学成分等基础研究上，药动学研究及作用机制研究甚少，丹参和当归的配伍比例变化对体内活性成分代谢的影响是研究丹参与当归配伍作用机制不可或缺的研究内容，因此，在今后对丹参当归药对的研究中，要加强对其药对体内活性成分吸收代谢等药动学研究，为进一步的作用机制等研究奠定基础。

病案举隅 1：

蒲某，女，56 岁。心前区疼痛 1 周，加重 2 小时。

2000 年 6 月 30 日初诊：患者 1 周前因心前区疼痛于外院就诊，口服补益心脾法之归脾汤加减调治后症状始终不见缓解，今日 2 小时前出现心前区剧痛，痛处固定不移，心悸，短气喘息，面色青紫，舌有紫暗瘀斑，六脉实牢。西医诊断：冠心病；中医诊断：真心痛（气滞血瘀）。方用：当归尾 15 克，川芎 20 克，赤芍 10 克，熟地黄 10 克，红花 12 克，桃仁 12 克，枳实 12 克，丹参 30 克，降香 9 克，石菖蒲 9 克，香附 10 克，延胡索 10 克。水煎服，上方连服 10 剂。

2000 年 7 月 15 日二诊：该患者服药后，真心痛已减，症状好转，原方去熟地黄、香附，加三七 12 克（冲服），五灵脂 10 克，8 剂，每日 1 剂，水煎服。

2000 年 7 日 25 日三诊：进服上方 8 剂后，真心痛豁然消除，各症均愈。

病案举隅 2：

王某，男性，59 岁。患者心前区不适感 9 年余，症状不重，未系统服药治疗。1 个月前做心脏 CT 诊断为多发性狭窄，最窄部位达 90% 以上，造影提示双支病变，狭窄 70%～90%，建议做心脏搭桥手术。患者无心痛症状，偶感心前区不适，症状轻。舌质暗红，苔薄有裂纹，脉弦。既往有肝内血管瘤病史，血脂偏高。中医诊断为胸痹，证属血脉瘀阻；西医诊断为冠心病。治以活血通脉为法：丹参 15 克，川芎 12 克，红花 12 克，赤芍 12 克，姜黄 12 克，桂枝 10 克，郁金 12 克，当归 15 克，鸡血藤 15 克，路路通 15 克，络石藤 15 克，现已服药 3 个月，患者诸症平稳，心前区症状基本消失。

第三节　乳香－没药

单味功用：

乳香为橄榄科小乔木卡氏乳香树及其同属植物皮部渗出的树脂。味辛苦，性温。入心、肝、脾经。本品辛散温通，能宣通经络、活血消瘀、消肿止痛、生肌长肉。用于治疗瘀血阻滞、心腹诸痛（包括心绞痛、胃痛、腹痛、痛经、产后腹痛等）、跌打损伤、痈疽疮疡，以及痹痛筋挛等症；又治疮疡溃烂、肌肉不长、经久不愈等症。

没药为橄榄科植物没药树或其他同属植物茎干皮部渗出的油胶树脂。味辛、苦，性平，入肝经。本品辛平芳香，既能通滞散瘀止痛，又能生肌排脓敛疮，为行气散瘀止痛之要药。用于治疗气血凝滞、经行腹痛、月经困难、胸胁腹痛，以及跌仆伤痛、风湿痹痛、疮痈肿毒等症。

伍用功能：

乳香、没药配伍应用始见于"乳香止痛散"《证治准绳》。乳香辛温芳香，善走窜而行气活血，舒筋活络，消肿止痛。没药性平，重在苦泄散血化瘀。《本草纲目》言："乳香活血，没药散血，皆能止痛、消肿、生肌，故二药每每相兼而用。"二药相须为用，可协同互补，增强药力，为宣通脏腑，流通经络之要药，故凡心胃胁痛，肢体关节诸痛皆能治之。二药参合，气血兼固，取效尤捷，共奏宣通脏腑、流通经络、活血祛瘀、消肿止痛、敛疮生肌之功。

现代药理：

乳香、没药在我国具有悠久的药用历史，可见其药理作用的灵活性与广泛性。乳香具有抗炎、抗菌、抗肿瘤、抗溃疡、抗氧化等药理作用，没药具有抗肿瘤、抗炎、抗寄生虫、凝血、镇痛、降血脂等药理作用。乳香、没药的配伍从中医理论的角度理解，其所涵盖的药物相互作用表现为同气相求，现代实验研究也发现，两药配伍的药效作用可呈现为药理作用的协同增效。乳香、没药配伍（1∶1）后对抑制血小板聚集、抗凝血酶活性表现为协同增效作用，在抗新型隐球菌、假单胞铜绿菌的实验研究中亦可发挥协同效应，且其抗无水乙醇致溃疡的协同作用与两药配伍比例相关，配伍用量比例1∶1时疗效最佳。现代药理实验研究发现，乳香、没药以1∶1比例配伍，药理作用可呈现为协同增效。特别是在抗凝血酶活性、抑制血小板聚集方面增效明显。由此可知，临床将两药按比例配伍使用是十分合理的。

病案举隅：

李某，43岁，男性。双下肢疼痛半年，加重3天。

2022年5月17日初诊：患者半年来双下肢疼痛反复发作，近3天疼痛加重，就诊于王教授门诊。现症见：双下肢疼痛，无明显水肿，饮食睡眠正常，二便可，舌暗苔白，脉沉弦。西医理化检测无明显异常。诊断：痹症（痛痹）。处方：黄芪20克，丹参15克，当归15克，乳香10克，没药10克，桂枝10克，白术15克，党参15克，茯苓10克。

每日 1 剂，水煎服，上方连服 10 剂。

2022 年 5 月 28 日二诊：疼痛较前减轻，舌暗，苔白，脉沉。效不更方，继续口服 10 剂。

2022 年 6 月 11 日三诊：双下肢疼痛又有反复，昨夜劳累，今晨疼痛加剧，不敢转侧，舌紫暗，苔白略腻，脉弦。前方易白术为苍术，加细辛 3 克。8 剂。

2022 年 6 月 19 日四诊：腿痛主症消失大半，自述无明显不适症状，舌淡暗，苔白，脉略沉。嘱其继服金匮肾气丸月余，以善其后。

第四节　蒲黄－五灵脂

单味功用：

蒲黄又叫生蒲黄，炒蒲黄、蒲黄炭，为香蒲科水生草本植物狭叶香蒲或香蒲属其他植物的花粉。味甘，性平，入肝、心包经。本品既能收敛止血，用于治疗咯血、衄血、吐血、尿血、便血、崩漏及创伤出血等症；又能行血祛瘀，用于治疗心腹疼痛，产后瘀阻腹痛、瘀血痛经、经闭等症；还能利尿通淋，用于治疗血淋涩痛等症。《神农本草经》中记载蒲黄"利小便，止血，散瘀血"。蒲黄既有止血作用，又有活血功效。但没有明确指出它生用行血，炒用止血。至宋代《日华子本草》始有"破血消肿生月，补血止血炒用"的记载。明代《本草纲目》也有同样叙述。因此流传下来一般认为蒲黄生用性滑，行血消肿；炒黑性涩，功专止血。然而根据临床实践及近期报道，认为生清黄也具有一定的止血作用，不必拘泥炒炭使用。至于炒炭后是增强还是降低止血作用，尚有待研究。

五灵脂为鼯鼠科动物复齿鼯鼠或其他近缘动物的粪便。本品如凝脂，受五行之灵气而得名。味苦、甘，性温。入肝、脾经。能通利血脉、散瘀止痛，用于治疗气血瘀滞，心（包括冠心病心绞痛）、腹（包括胃痛、疝痛）、胁、肋诸痛，以及痛经、经闭、产后瘀阻等症。

伍用功能：

蒲黄辛香行散，性凉而利，专入血分，功善凉血止血，活血消瘀；五灵脂气味俱厚，专走血分，功专活血行瘀，行气止痛。二药伍用，通利血脉、活血散瘀、消肿止痛的力量得以增强。

现代药理：

现代药理研究表明，蒲黄有明显抑制饮食性高脂血症所致的血清 TC、TG、LDL-C 值升高和脂质过氧化作用，并可通过调节脂质代谢、抗脂质过氧化等途径实现抗动脉粥样硬化的作用。蒲黄的特征性成分香蒲新苷可以有效抑制血管平滑肌细胞增殖，因此香蒲新苷可能是蒲黄防治动脉粥样硬化的活性成分之一。此外，蒲黄具有降低血小板聚集、抗血栓作用，蒲黄能抑制动静脉吻合血栓的形成，使血栓湿重降低，血栓抑制率高达43%，同时蒲黄能降低大鼠电刺激动脉血栓栓塞率，从而对抗在体实验性血栓形成。五灵脂具有抗动脉粥样硬化作用，唐绪刚等通过实验性动脉粥样硬化（AS）模型观察五灵脂水提取物对AS模型ICAM-1表达的影响。五灵脂水提取物组与模型组相比，大鼠血清中ICAM-1含量显著性下降，由此推测五灵脂通过降低ICAM-1表达，减轻血管内皮病变程度，从而达到抗动脉粥样硬化的目的。五灵脂水提物在体内外实验中均能显著抑制由腺苷二磷酸（ADP）、胶元等诱导的血小板聚集，五灵脂水提物能明显提高血小板内环磷酸腺苷（cAMP）水平，从而阻止Ca^{2+}离子从血小板致密体移出，使胞浆游离的Ca^{2+}离子减少，同时可以使血小板内血栓素A2（TAX2）的合成受到抑制，进而抑制聚集反应。

病案举隅：

王某，男，64岁。心前区闷痛气短反复发作1年，加重2周。

2012年5月22日初诊：一年前因心前区刺痛，在外院查心电图示：下壁异常Q波，且心肌肌红、心肌肌钙蛋白升高，诊断为"急性心肌梗死、原发性高血压病"，住院期间治疗予西药降压、扩冠、调脂、抗血小板聚集以及中成药心血通治疗，好转后出院。近2周前后步行约100米时即感气短、乏力，心前区闷痛，需休息及舌下含服硝酸甘油方需缓解时间较长，就诊于王教授门诊。症见：心前区憋闷而痛，气短，周身乏力，两胁作痛，咽部不适，双手有麻木感，口干，大便干，纳可，睡眠差，时有心烦。舌质紫暗，舌下脉络怒张，苔薄白，脉沉弦有力。诊断：中医诊断：胸痹心痛（气阴不足，瘀毒内结证）；西医诊断：冠心病，陈旧性下壁心肌梗死，高血压。治法：补益气阴，化瘀透络解毒，以四妙勇安汤加减。处方：当归15克，玄参15克，金银花50克，生蒲黄15克（包煎），五灵脂10克（包煎），麦门冬15克，骨碎补15克，川芎10克，地龙10克，瓜蒌皮15克，薤白20克，党参15克。水煎服，每日1剂，共7剂。

2012年5月30日二诊：患者服药后胸闷痛明显减轻，大便略干，自觉畅顺，气短减轻，仍有两胁作痛，右侧为主，自诉曾有胆囊炎病史，舌仍紫暗，舌下脉络怒张，脉沉弦有力，故去骨碎补、川芎，加醋柴胡15克，姜制厚朴10克，姜黄10克。7剂，每日1剂，水煎服。

2012年6月8日三诊：胸闷痛发作次数减少，活动范围较前增加，可步行300米左右，胁痛减轻，舌质同前，脉较前缓和。上方去瓜蒌皮、薤白，加炙黄芪30克，荜澄茄5克，每日1剂，继服10剂。

2012年6月19日四诊：病情较前明显好转，偶有胸痛发作，活动后略有闷感，口不渴，胁痛减。症情稳定，予前方继服，并配用生脉口服液以资巩固。

第五节 三棱-莪术

单味功用：

三棱又名京三棱，为黑三棱科植物黑三棱的块茎。味辛、苦，性平。入肝、脾经。本品苦平降泄，入肝脾血分，破血中之气，功专破血祛瘀、行气止痛、化积消块，用于治疗血瘀经闭、腹中包块、产后瘀滞腹痛，以及饮食停滞、胸腹胀满、疼痛之症；又可用于肝脾大、胁下胀痛、跌打损伤、疮肿坚硬。

莪术又名蓬莪术，为姜科多年生草本植物莪术、郁金或广西莪术的根茎。味辛、苦，性温。入肝、脾经。本品辛温行散，苦温降泄，入肝脾气分，功专行气破血、散瘀通经、消积化食。用于治疗气滞血瘀引起的经闭、痛经、腹中包块（相当于附件炎、卵巢囊肿等），以及癥瘕积聚、心腹疼痛、胁下胀痛（类似肝硬化时的肝脾肿大等）等症；又能治疗饮食积滞、脘胀满闷作痛，以及跌打损伤之症。另外，还有抗肿瘤作用，可用于治疗子宫颈癌、外阴癌、皮肤癌等。

伍用功能：

三棱、莪术为破血行气的代表药物，均具有破血逐瘀、行气、消积止痛之功效，二者配伍使用具有增效作用。三棱味辛、苦，性平，入肝脾血分，为血中气药，长于破血中之气，以破血通经；莪术苦辛温香，入肝脾气分，为气中血药，善破气中之血，以破气消积。二药伍用，均具行气破血，消积止痛功效，气血双施，活血化瘀、行气止痛、化积消块，此外二者又各具特色，其中，三棱为"血中之气药"，莪术为"气中之血药"，二者合用行气活血祛瘀，可行一身之气血。

现代药理：

三棱-莪术药对在心血管系统方面的作用，叶兰等研究发现，高剂量三棱、莪术药对能使大鼠海绵内新生肉芽组织侵入生长、血管数量、血管内皮生长因子（VEGF）蛋白及 mRNA 的表达量显著减少，表明三棱-莪术药对抑制海绵内新生肉芽组织血管新生的机制可能与抑制新生血管表达 VEGF 有关。叶兰等的另一项研究结果显示，一定剂量的三棱-莪术药对含药血清可使正常人脐静脉血管内皮细胞（HUVEC-1）排列紊乱，明显梭形化；能使 HUVEC-1 细胞 VEGF 蛋白及 mRNA 表达显著降低。谢海波研究发现三棱-莪术药对可降低动脉粥样硬化（AS）大鼠全血黏度（低切、中切、高切）、血浆黏度、血清总胆固醇及三酰甘油水平，其抑制细胞凋亡及增殖的作用机制可能与上调 Bcl-2 mRNA 表达，下调 Bax、VEGF、VEGF2、mRNA 表达。在三棱、莪术单味药及药对配伍对血瘀病证药理作用方面，Lin L 等对各自的异同点及配伍前后的药理作用变化开展了研究，实验筛选了 8 种代谢物（果糖、酪氨酸、柠檬酸、肉碱、胸腺嘧啶、甘露糖、环腺苷和 3–甲基氨基 –1，2– 丙二醇）作为评价指标。结果显示：莪术单味药组代谢物水平可与模型组显著区分，然而成分分析图（PCA）显示其控制作用有较大的偏差。三棱 – 莪术药对组的代谢物水平可与模型组显著区分，与阳性对照组呈相似水平，且血液流变学参数提高80%；进一步分析显示，治疗后包括中心碳代谢、氨基酸代谢等在内的多种代谢途径恢复到正常水平。

病案举隅：

于某，男，48 岁。甲亢症状反复发作 1 年，加重伴甲状腺触痛 1 周。

2011 年 11 月 12 日初诊：患者甲亢病史 10 余年，初发时曾间断使用丙硫氧嘧啶及中成药，具体剂量、成分不详，病情缓解后停药，后未予重视。近 1 年来自感甲亢症状反复，左侧甲状腺可触及多个结节，质略韧。甲状腺功能检查提示：FT3、FT4 均升高，TSH 降低。甲状腺 B 超提示：甲状腺左叶多发结节。触诊：甲状腺肿大。近 1 周，患者出现甲状腺肿大，触之疼痛，突眼，双手颤抖，喉中异物感，心悸，胸闷，咳嗽有痰，色白质稀，心烦易怒，纳差，大便溏，3 次 / 日，小便可。舌紫暗、边有瘀斑，苔薄黄，脉细涩。证属血瘀痰凝，治以活血化痰之法。处方：三棱 6 克，莪术 6 克，丹参 30 克，清半夏 10 克，白芥子 10 克，胆南星 10 克，浙贝母 10 克，川贝母 10 克，玫瑰花 20 克，山慈姑 10 克。7 剂，每日 1 剂，水煎服。

2011 年 11 月 19 日二诊：患者甲状腺触之疼痛感减轻，大便成形，心悸，胸闷缓解，手颤、咳嗽减轻，惟喉间仍有痰。上方加厚朴 15 克，紫苏 10 克，茯苓 20 克。7 剂，每日 1 剂，水煎服。

2011 年 11 月 27 日三诊：患者甲状腺疼痛感较上次减轻，喉间异物感消失，痰量减少。上方继服 7 剂。

第三章　平肝降压类

第一节　柴胡－白芍

单味功用：

柴胡：《神农本草经》言："味苦，平。主心腹，去肠胃中结气，饮食积聚，寒热邪气，推陈致新。"《本草经集注》谓："味苦，平、微寒，无毒。除伤寒心下烦热，诸痰热结实，胸中邪逆，五脏间游气，大肠停积水胀，及湿痹拘挛，亦可作浴汤。"《雷公炮制药性解》言："味苦，性微寒，无毒，入肝、胆、心胞络、三焦、胃、大肠六经。主伤寒心中烦热，痰实肠胃中，结气积聚，寒热邪气，两胁下痛，疏通肝木，推陈致新。柴胡气味升阳，能提下元清气上行，以泻三焦火，补中益气汤用之，亦以其能提肝气之陷者，由左而升也。凡胸腹肠胃之病因热所致者，得柴胡引清去浊而病谢矣，故入肝胆等经。"《本草经解》曰："气平，味苦，无毒。柴胡气平，禀天中正之气；味苦无毒，得地炎上之火味。胆者中正之官，相火之腑，所以独入足少阳胆经。气味轻升，阴中之阳，乃少阳也。其主心腹肠胃中结气者，心腹肠胃，五脏六腑也，脏腑共十二经，凡十一脏皆取决于胆；柴胡轻清，升达胆气，胆气条达，则十一脏从之宣化，故心腹肠胃中，凡有结气，皆能散之也。其主饮食积聚者，盖饮食入胃散精于肝，肝之疏散，又借少阳胆为生发之主也；柴胡升达胆气，则肝能散精，而饮食积聚自下矣。少阳经行半表半里，少阳受邪，邪并于阴则寒，邪并于阳则热；柴胡和解少阳，故主寒热之邪气也。春气一至，万物俱新，柴胡得天地春升之性，入少阳以生气血，故主推陈致新也。久服清气上行，则阳气日强，所以身轻。五脏六腑之精华上奉，所以明目。清气上行，则阴气下降，所以益精，精者阴气之英华也。"《长沙药解》载："味苦，微寒，入足少阳胆经。清胆经之郁火，泻心家之烦热，行经于表里阴阳之间，奏效于寒热往来之会，上头目而止眩晕，下胸胁而消硬满，口苦咽干最效，眼红耳热甚灵。降胆胃之逆，升肝脾之陷，胃口痞痛之良剂，血室郁热之神丹。"

白芍：《神农本草经》言其："味苦，平。主邪气腹痛，除血痹，破坚积，寒热，疝瘕，止痛，利小便，益气。"《名医别录》谓其："味苦、酸，平、微寒，有小毒。主治通顺血脉，缓中，散恶血，逐贼血，去水气，利膀胱大小肠，消痈肿，时行寒热，中恶，腹痛，腰痛。"《雷公炮制药性解》载其："味酸苦，性微寒有小毒，入肝经。主怒气伤肝，胸腹中积聚，腰脐间瘀血，腹痛下痢，目疾崩漏，调经安胎。赤者专主破血利小便，除热明眼目。白芍酸走肝，故能泻水中之火，因怒受伤之证，得之皆愈。积聚腹痛，虽脾之病，然往往亢而承制，土及似木之象也。经曰：治病必求于本。今治之以肝，正其本也。目疾与妇人诸证，皆血之病得之，以伐肝邪，则血自生而病自已，故四物汤用之，亦以妇人多气也。"《本草经解》言其："气平，味苦，无毒。芍药气平，禀天秋收之金气，入手太阴肺经；味苦无毒，得地南方之火味，入手少阴心经。气味俱降，阴也。腹者足太阴行之地，邪气者，肝木之邪气乘脾土作痛也；芍药入肺，气平伐肝，所以主之。血痹者，血涩不行而麻木也；芍药入心，苦以散结，故主之也。坚积，坚硬之积也；疝者，小腹下痛，肝病也；瘕者，假物而成之积也。寒热疝瘕者，其原或因寒或因热也，芍药能破之者，味苦散结，气平伐肝也。诸痛皆属心火，味苦清心，所以止痛。膀胱津液之出，皆由肺气；苦平清肺，肺气下行，故利小便。肺主气，壮火则食气；芍药气平益肺，肺清故益气也。"《长沙药解》言其："味酸、微苦、微寒，入足厥阴肝、足少阳胆经。入肝家而清风，走胆腑而泻热。善调心中烦悸，最消腹里痛满，散胸胁之痞热，伸腿足之挛急。吐衄悉瘳，崩漏胥断，泄痢与淋带皆灵，痔漏共瘰疬并效。"

伍用功能：

柴胡、白芍乃疏肝解郁之常用药对。柴胡清轻，长与疏达走窜，辛散善行，为疏风解郁之佳品；白芍之功以补养阴血见长，有能柔肝平肝。柴胡与白芍配伍，既能疏肝解郁以治肝用之不达，又能柔肝益阴以补肝之木体。二药为伍首见于《伤寒杂病论》之四逆散、大柴胡汤。四逆散为疏肝解郁、调和肝脾之祖方，而后世疏肝解郁诸方，多宗于此，如逍遥散、柴胡疏肝散等。徐大椿《医略六书杂病证治》曰："柴胡疏肝郁以调经……白芍敛阴血能资任脉。"《医方论》云："逍遥散……条达肝木，宣通胆气之法，最为解郁之善剂。"《血证论》谓："白芍益荣血以养肝……柴姜升发，木郁则达之。"二者相合，疏肝用与养肝体并举，为体用兼顾之最佳配伍。肝主疏泄为气之用，司藏血以阴为体，能调畅一身之气血；且肝脉布胁肋、上注胸中。故疏肝解郁，便能疏调气血。而欲疏调气血，则常用柴胡与赤芍、白芍并用，盖因活血之力，赤者为优。用柴胡芍药以调气和血，以治血行不畅，气血瘀滞诸证，则首推《医林改错》之血府逐瘀汤。方中柴胡、枳壳以疏肝理气，芍药、当归、川芎等以养血活血化瘀，为调气活血行瘀之良方，临证凡气血失于调畅，或气滞血瘀诸证解为本方之所宜。柴胡以疏达透散，向上向外为特征，重在祛除邪气，疏达郁滞，使客邪外达，郁滞疏通，气血调畅，脏腑和利，生机益然，故《神农本草经》有柴胡能"推陈致新"之说。芍药之用则以扶助正气为主，并能增强柴胡疏透宣达之力，两者相伍，一散一合，一泻一补，一气一血，相得益彰，故其用也广。

现代药理：

柴胡化学成分：本品主要含戊酸、亚麻酸、棕榈酸、硬脂酸、山柰酚、山柰苷、槲皮素、芸香苷、香橙烯、龙脑、大叶柴胡皂苷Ⅱ、桃金娘醇、α-菠菜固醇、去葡萄糖基柴胡皂苷α、柴胡皂苷等成分，另含春福寿醇等成分。药理研究：柴胡具有抗炎、解热、镇静、镇痛、镇咳及抗惊厥作用、减轻肝损伤和促进胆汁分泌；具有降血压、降低血清胆固醇以及溶血作用；具有抗溃疡、抗菌、抗病毒、抗肿瘤、升高血糖及抗辐射损伤等作用。白芍化学成分：本品含芍药苷、羟基芍药苷、苯甲酰芍药苷、芍药内酯苷、氧化芍药苷、白芍苷、常春藤皂苷元、芍药苷元酮、没食子酰芍药苷、山柰酚-3、葡萄糖苷、胡萝卜苷、β-谷固醇、芍药乳糖酮等成分，挥发油中主要含苯甲酸、牡丹酚等成分。药理研究：应用HPLC研究表明，芍药根经去皮、水煮后苷类成分略有下降，但其中的有害成分苯甲酸则明显降低。有解痉、镇痛、抗炎、抗心肌缺血等药理作用。白芍应用较广泛，有的学者认为许多作用类似"人参"，对中枢有抑制作用，可解热降温，镇静催眠，具有解痉、抗炎、抗溃、增强细胞免疫和体液免疫、扩张血管、增加血流量、耐缺氧、降血压、抑制血小板凝集、抗菌、保肝、抗诱变、抗肿瘤、抑制肥大细胞组织胺释放、神经接头去极化等作用。在降低血压、缓解焦虑、止痛等方面具有确切的效果。在镇静、镇痉方面有明显的协同作用。

病案举隅：

王某，女，49岁。既往原发性高血压病史3年，平素血压控制平稳。近1周来由于工作压力大，出现情绪不佳，闷闷不乐，头晕、头疼，失眠，心烦等症状，前来辽宁中医药大学附属医院就诊。诉时有头晕、头疼，胸胁闷胀，心中烦热，失眠，梦多，四肢发冷，口苦，小便黄，大便秘结，3日未大便。查：血压161/87毫米汞柱。患者性情急躁，舌质红，苔黄，脉弦数有力。证属肝郁气滞，郁而化火，肝火上炎，于火郁发之治之。处方：柴胡12克，白芍15克，川芎10克，枳壳10克，香附10克，黄连6克，黄芩10克，栀子10克，龙胆草12克，夏枯草15克，生地黄20克，甘草9克。7剂后患者诸症消失，血压正常。

第二节　龙骨-牡蛎

单味功用：

龙骨：《本草经集注》言："味甘，平、微寒，无毒。主治心腹鬼疰，精物老魅，咳逆，泄痢脓血，女子漏下，癥瘕坚结，小儿热气惊痫。治心腹烦满，四肢痿枯，汗出，夜卧自惊，恚怒，伏气在心下，不得喘息，肠痈内疽阴蚀，止汗，小便利，溺血，养精神，定魂魄，安五脏。"《雷公炮制药性解》言："味甘，性平，无毒，入肾经。主丈夫精滑遗泄，妇人崩中带下，止肠风下血，疗泻痢不止，得五色具者佳。"《神农本草经》曰："肾主骨，宜龙骨独入之。观其沾舌，大抵涩之用居多，故主精滑等症。"《神农本草经》曰："涩可去脱，是之谓耶。"《本草经解》言："气平，味甘，无毒。龙骨气平，禀天秋收之金气，入手太阴肺经；味甘无毒，得地中正之土味，入足太阴脾经；龙为东方之神、鳞虫之长、神灵之骨，入足厥阴肝经。气味降多于升，阴也。心腹太阴经行之地也，太阴脾气上升，则肺气下降，位一身之天地，而一切鬼疰精魅不能犯之矣。龙骨气平益肺，肺平则下降；味甘益脾，脾和则上升。升降如，而天地位焉，所以祛鬼疰精物老魅也。咳逆者，肝火炎上而乘肺也；泄痢脓血，清气下陷也；女子漏下，肝血不藏也。龙骨，味甘可以缓肝火，气温可以达清气，甘平可以藏肝血也。脾统血，癥瘕坚结，脾血不运而凝结也；气温能行，可以散结也。小儿热气惊痫，心火盛，舍肝而惊痫也；惊者平之，龙骨气平，所以可平惊也。"《长沙药解》言："味咸，微寒，性涩，入手少阴心、足少阴肾、足厥阴肝、足少阳胆经。敛神魂而定惊悸，保精血而收滑脱。"

牡蛎：《本草经集注》言："味咸，平、微寒，无毒。主治伤寒，寒热，温疟洒洒，惊恚怒气，除拘缓，鼠瘘，女子带下赤白。除留热在关节、荣卫虚热去来不定，烦满，止汗，心痛气结，止渴，除老血，涩大小肠，止大小便，治泄精，喉痹，咳嗽，心胁下痞热。久服强骨节，杀邪鬼，延年。"《雷公炮制药性解》言："味咸，性微寒，无毒，入肾经。主遗泄带下，喉痹咳嗽，荣卫虚热，去来不定，心胁下老痰痞积，宿血温疟，疮肿结核。火煅微红，杵绝细用。牡蛎本是咸水结成，故专归肾部，软坚收敛之剂也。"《本草经解》言："气平微寒，味咸，无毒。牡蛎气平微寒，禀天秋冬金水之气，入手太阴肺经、足太阳寒水膀胱经；味咸无毒，得地北方之水味，入足少阴肾经。气味俱降，阴也。冬不藏精，水枯火旺，至春木火交炽，发为伤寒热病，病在太阳寒水，所以寒热；其主之者，咸寒之味入太阳，壮水清火也。夏伤于暑，但热不寒，名为温疟，温疟阴虚，阴者中之守，守虚所以洒洒然也；其主之者，咸寒可以消暑热，气平入肺，肺平足以制疟邪也。肝虚则惊，肝实则恚怒；惊者平之，恚怒降之，气平则降，盖金能制木也。味咸足以软坚，平寒可除拘缓，故主鼠瘘，湿热下注于肾，女子则病带下，气平而寒，可清湿热，所以主之。久服强骨节，咸平益肺肾之功也。杀邪鬼，气寒清肃热邪之力也。能延年者，固涩精气之全功也。"《长沙药解》言："味咸，微寒，性涩，入手少阴心、足少阴肾经。降胆气而消痞，敛心神而止惊。"

伍用功能：

龙骨、牡蛎配伍使用多见于《伤寒杂病论》，如桂枝甘草龙骨牡蛎汤，两药相配为伍，相须为用，镇潜固涩，养阴摄阳，阴精得敛，阳气得潜，既能增强安神固涩之功，又能增强潜阳固精之效，从而使痰火不逆，虚火不冲，虚阳不上扰，阴阳调和，阴平而阳秘。柴胡加龙骨牡蛎汤，是由柴胡、龙骨、牡蛎、黄芩、人参、桂枝等药物组成，可治疗癫痫、神经官能症、原发性高血压，具有和解清热、镇惊安神等功效。龙骨、牡蛎合用可以增强镇静安神的作用，对于治疗失眠，心悸，心神不宁等，具有良好的作用，经常配伍远志、石菖蒲、龟板等药物。另外，龙骨、牡蛎有敛阳的作用，多用于肝阳上亢型，合用可提高治疗头晕、耳聋、耳鸣、头痛等作用，一般来说配着代赭石，让升得过高的阳气降下来。龙骨、牡蛎合用还有涩精、止汗、止崩漏等的作用，如桂枝加龙骨牡蛎汤，有治疗滑脱的作用，可配上芡实、浮小麦、糯稻根须、黄芪、白术等增强疗效。

现代药理：

龙骨的化学成分主要为碳酸钙、磷酸钙，尚含铁、钾、钠、氯、硫酸根等。药理作用：有镇静催眠，抗惊厥，促进血液凝固，降低血管壁的通透性，促进止血，减轻骨骼肌兴奋性的作用；龙骨能提高免疫功能，加速损伤组织的修复过程，有利于消除溃疡和促进伤口的恢复。牡蛎的化学成分主要为 80% ~ 95% 的碳酸钙、磷酸钙及硫酸钙，以及镁、铝、硅及氧化铁等。药理作用：其所含钙盐能降低血管渗透性，调节电解质平衡，抑制神经肌兴奋，缓解抽搐。因此，该药对平肝息风、收敛固涩的功效可能与其镇静、抗惊厥、降低血管壁的通透性等药理作用有关。龙骨、牡蛎二者合用具有增强镇静安神、抗惊厥等作用。

病案举隅：

李某，女，56 岁。自诉每晚彻夜不寐，白天也无困乏之感已有 2 个月，曾多次经中西医结合治疗，未见明显疗效，苦恼不已来诊。症见：情绪焦虑不安，烦躁，心乱，头晕，面红，胸胁胀满，昼夜不寐，夜间身重，难以转身，口苦，小便短少，大便干燥，舌质红，苔薄黄，脉弦数。证属：肝郁化火，肝阳上亢。治以解郁化火、平肝潜阳、泻热清里、镇惊安神。方以柴胡加龙骨牡蛎汤加减，处方：北柴胡 12 克，生牡蛎 25 克，生龙骨 25 克，黄芩 10 克，茯苓 15 克，大黄 6 克，生铁落 30 克，磁石 30 克，灯心草 5 克，黄连 6 克，黄芩 15 克，栀子 15 克，夏枯草 15 克，生地黄 20 克，桂枝 6 克。服 7 剂后，患者症状较前明显改善。

第三节　牛膝－桑寄生

单味功用：

牛膝：《本草经集注》言："味苦、酸，平，无毒。主治寒湿痿痹，四肢拘挛，膝痛不可屈伸，逐血气，伤热火烂，堕胎。治伤中少气，男子阴消，老人失溺，补中续绝，填骨髓，除脑中痛及腰脊痛，妇人月水不通，血结，益精，利阴气，止发白。久服轻身耐老。"《雷公炮制药性解》言："味苦、酸，性平，无毒，入肾经。补精气，利腰膝，填骨髓，除脑漏，祛寒湿，破血结，通月经，坠胎孕，理膀胱气化迟难，阴中作痛欲死。去芦，酒浸一宿用。丹溪云：牛膝引诸药下行，宜入足少阴以理诸疾，妇人得之，应归血海，故行血有功。"《本草经解》言："气平，味苦、酸，无毒。牛膝气平，禀天秋降之金气，入手太阴肺经；味苦酸无毒，得地木火之味，入足厥阴肝经、手厥阴心包络。气味俱降，阴也。肺热叶焦，发为痿痹；牛膝苦平清肺，肺气清则通调水道，寒湿下逐，营卫行而痿痹愈矣。湿热不攘，则大筋软短，而四肢拘挛，膝痛不可屈伸矣。牛膝苦酸，酸则舒筋，苦除湿热，所以主之也。逐血气者，苦平下泄，能逐气滞血凝也。伤热火烂者，热汤伤，火伤疮也；苦平清热，酸能收，敛则止，而疮愈也。苦味伐生生之气，酸滑伤厥阴之血，所以堕胎。久服则血脉流通无滞，所以轻身而耐老也。"《玉楸药解》言："味苦、酸，气平，入足太阳膀胱、足厥阴肝经。利水开淋，破血通经。牛膝疏利水道，治小便淋涩疼痛，疗膝胫痿痹拘挛，通女子经脉闭结，起男子宗筋软缩，破坚癥老血，消毒肿恶疮、木器刺伤。捣敷金疮，溃痈排脓。坠胎下衣、喉痹舌疮、扑伤打损、瘾疹风癫皆效。"

桑寄生：《本草经集注》言："味苦、甘，平，无毒。主治腰痛，小儿背强，痈肿，安胎，充肌肤，坚发齿，长须眉。主金创，去痹，女子崩中，内伤不足，产后余疾，下乳汁。"《雷公炮制药性解》言："主除腰痛，去风湿，健筋骨，充肌肤，愈金疮，益血脉，长须发，坚齿牙，安胎气，下乳汁，止崩漏，折其茎深黄色者真。"《玉楸药解》言："味苦，气平，入足少阴肾、足厥阴肝经。壮骨荣筋，止血通乳。桑寄生通达经络，驱逐湿痹，治腰痛背强，筋痿骨弱，血崩乳闭胎动，腹痛痢疾，金疮痈疽，坚发齿，长眉须。"

伍用功能：

两者合用见于《备急千金要方》的独活寄生汤，本证因痹证日久而见肝肾两虚，气血不足，遂佐入桑寄生、杜仲、牛膝以补益肝肾而强壮筋骨，且桑寄生兼可祛风湿，牛膝兼能活血以通利肢节筋脉。现两者多应用于肝肾阴虚、肝阳上亢之证型。合用增强益肝肾、潜虚阳之功。两药均入肝、肾经，功能补肝肾，散瘀血，通经络。张锡纯认为牛膝性善下行，"善治淋疼，通利小便"。桑寄生乃得桑树精英，尤胜于桑，其补肝肾、通血脉之功效卓著。

现代药理：

牛膝含皂苷。三萜皂苷水解后得齐墩果酸、葡萄糖醛酸等；另含蜕皮甾酮、牛膝甾酮、β-蜕皮甾酮、红苋甾酮、β-谷固醇、丝氨酸、谷氨酸、尿囊素、琥珀酸及有免疫活性的牛膝肽多糖 ABAB。药理成分：现代药理作用证实，其有抗生育作用，对子宫平滑肌有较强的兴奋作用。提取物有抗炎镇痛作用和降血糖、降血脂等作用。对免疫功能正常或低下动物均有免疫增强作用，对细胞免疫和体液免疫均能增强。此外，还被证实有延缓衰老和抗肿瘤的作用。对心脏有一定抑制作用，可扩张血管、降压，具有抗溃疡、抗炎镇痛、利胆、兴奋子宫、抗生育、抗凝血、抗瘀、降血糖、降脂、蛋白同化、增强免疫力、延缓衰老、利尿等作用。

桑寄生含黄酮类化合物，主要为广寄生苷、槲皮素及槲皮苷；叶中含金丝桃苷。另含萹蓄苷、右旋儿茶酚、槲皮素、槲皮苷等成分。药理研究：有降压、增加冠脉血流量、改善心肌收缩力作用，还有利尿、抗病原微生物作用，尚能抑制乙型肝炎病毒。桑寄生水浸出液、乙醇-水浸出液和30%乙醇浸出液，均对麻醉动物有降压作用；注射液对正常和颤动的豚鼠心脏冠状血管均有舒张作用。此外，还具利尿和抗病毒作用。牛膝与桑寄生合用对麻醉猫、犬均有短暂降压作用，还具有扩张外周血管及舒张冠状动脉等作用。

病案举隅：

吴某，男性，67岁。头晕、头痛近20年，加重3天。

2013年10月12日初诊：患者既往有原发性高血压近20年，血压常在160～190/80～110毫米汞柱波动，平素未系统治疗，经常发生头晕、头痛，偶服降压药略能缓解。本次因3天前劳累后加重来诊。刻诊：头晕、头痛，手足麻木，眼睛干涩，耳鸣，腰酸，走路双下肢发软无力，口干，小便频少，大便干结。查：血压190/106毫米汞柱，心率98次/分，心律齐，舌质暗红，有瘀斑，脉弦细，尺弱。头CT未见异常。此为肝肾阴虚，肝阳偏亢。治宜滋水涵木，滋阴潜阳。处方：桑寄生20克，淮牛膝20克，天麻15克，生地黄30克，麦门冬20克，钩藤20克，杜仲30克，丹参30克，黄芩10克，生代赭石30克，枸杞子20克，菊花15克，充蔚子30克，夏枯草30克。7剂，每日1剂，水煎服。

2013年10月20日二诊：患者自述头晕、头痛、肢麻均消失，耳鸣口干减轻。故效不更方，继续原方7剂。

2013年10月28日三诊：各症状基本缓解。血压稳定在140/90毫米汞柱左右。

第四节　白蒺藜－沙苑子

单味功用：

白蒺藜：《神农本草经》言："味苦，温。主恶血，破癥结积聚，喉痹，乳难。久服长肌肉，明目轻身。"《本草经集注》言："味苦、辛，温、微寒，无毒。主治恶血，破癥结积聚，喉痹，乳难。身体风痒，头痛，咳逆，伤肺，肺痿，止烦，下气。小儿头疮，痈肿，阴溃，可作摩粉。"《雷公炮制药性解》言："味苦辛，性温，无毒，入肺、肝、肾三经。主恶血块，癥结喉痹，产难乳闭，小儿头疮，皮肤风痒，头痛，咳逆肺痿，除烦下气，明眼目，去燥热，疗肿毒，止遗泄。其叶可作浴汤治风，杵去刺，酒蒸炒用，沙苑蒺藜，主补肾添精，强阴种子。蒺藜利血，宜入肝经，下气宜入肺经，恶血等证，皆二经病也，故俱主之。其所以入肾者，因肺为之母，肝为之子，未有子母俱利，而肾不受其益者，故能止遗泄。产沙苑者，诚续嗣神丹，而《本草》不言，惜哉。"《本草经解》言："气温，味苦，无毒。白蒺藜气温，禀天春和之木气，入足厥阴肝经；味苦无毒，得地南方之火味，入手少阴心经；气升味降，秉火气而生阳也。主恶血者，心主血，肝藏血，温能行，苦能泄也，症者有形可征也，有形之积聚，皆成于血。白蒺藜能破之者，以入心肝而有苦温气味也。痹者闭也，喉痹，火结于喉而闭塞不通也。温能散火，苦可去结，故主喉痹。乳难，乳汁不通也，乳房属肝。气温达肝，其乳自通。白蒺藜一名旱草，秉火气而生，形如火而有刺，久服心火独明，火能生土，则饮食倍而肌肉长，肝木条畅，肝开窍于目，故目明。木火通明，元阳舒畅，所以身轻也。"《玉楸药解》言："味苦，微温，入足少阴肾、足厥阴肝经。泻湿驱风，敛精缩溺。蒺藜子疏木驱风，治肝气输泄，精滑溺数，血淋白带。白者良，与沙苑同性。"

沙苑子：性味归经：甘，温。归肝、肾经。《本草衍义》言："补肾。"《本草纲目》言："甘，温，无毒。补肾，治腰痛泄精，虚损劳乏。"《本草从新》言："补肾，强阴，益精，明目。治带下，痔漏，阴癩。性能固精。"《医林纂要》言："坚肾水，泻邪湿，去症瘕痔瘘。"《会约医镜》言："止遗沥，尿血，缩小便。"《本草求原》言："治肺痿，肾冷，尿多，遗溺，明目，长肌肉。亦治肝肾风毒攻注。"

伍用功能：

两药配伍：清代杨时泰《本草述钩元》云："刺蒺藜入肺与肝，沙苑蒺藜入肺与肾；刺蒺藜为风脏血剂，其治上者多；沙苑蒺藜为肾脏气剂，其补下者专。"陈士铎《本草新编》则曰："蒺藜子，沙苑子者为上，白蒺藜次之，而明目祛风则一。但白蒺藜善破癥结，而沙苑蒺藜则不能也；沙苑蒺藜善止遗精溺，治白带、喉痹，消阴汗，而白蒺藜则不能也。"虽然两者有功用之不同，但也常常配伍使用，主要用于肝肾阴虚，虚风内动，风邪上扰，症见头晕，耳鸣，眼睛干涩，局部瘙痒等。一擅入肾补虚，一偏入肝平肝，合用则补肾疏肝并施，滋水涵木，共奏补肾养肝，疏肝明目之功。

现代药理：

沙苑子的化学成分主要有三萜糖苷、黄酮及多种糖苷、异黄酮苷、氨基酸和多种脂肪酸类化合物及大量微量元素。药理研究：具有适应原样、收缩子宫和缩尿、降压、抗炎、保肝、改善血液流变性和抑制血小板聚集、增加脑血流量、调血脂等作用。

白蒺藜的化学成分为叶含刺蒺藜苷（tribuloside）、紫云英苷（astragalin）、山奈素 -3- 芸香糖苷（kaempferol-3-rutinoside）及山奈素；并含生物碱哈尔满碱和哈尔明碱、山奈酚、山奈酚 -3- 葡萄糖苷、山奈酚 -3- 芸香糖苷、刺蒺藜苷、木犀草素、薯蓣皂苷元、海可皂苷元、哈尔明碱等成分，以及少量挥发油和油脂。药理研究：抗心肌缺血；延缓衰老；有性强壮作用；有抗乙酰胆碱等作用。药理实验表明蒺藜水提取部分有轻度降压作用，生物碱部分有轻度利尿作用，并对在体蛙心呈抑制作用。比外，蒺藜水提取部分有抗变态反应，对 2，4- 二硝基氯苯引起的小鼠接触性皮炎有抑制作用。白蒺藜与沙苑子二者合用具有增强降压、抗缺血等作用。

病案举隅：

刘某，男性，56 岁。眩晕半个月，加重 2 天。

2015 年 9 月 11 日初诊：患者既往患原发性高血压 10 余年，平素口服硝苯地平控制血压，维持在 140/80 毫米汞柱左右。半个月前因生气出现头晕，眼花，胸闷，口服一片硝苯地平后缓解，近 2 天，眩晕症状加重，伴双下肢无力，平素腰酸，口苦，纳少，少寐多梦，大便稍干，小便偏黄。查：血压：186/115 毫米汞柱，心率 103 次 / 分，面红，舌质暗红，苔薄黄，脉弦数。心电图示：窦性心动过速，左心室肥厚伴劳损。证属肝肾阴虚，肝阳上亢，肝风内动。治以补益肝肾，息风潜阳。处方：白蒺藜 20 克，沙苑子 20 克，怀牛膝 30 克，生赭石 30 克，生龙骨 30 克，生牡蛎 30 克，生龟板 20 克，白芍 15 克，玄参 15 克，天门冬 15 克，川楝子 6 克，生麦芽 6 克，茵陈 6 克，甘草 4 克。7 剂，每日 1 剂，水煎服。

2015 年 9 月 29 日二诊：患者自述服药后头晕眼花等症状减轻，血压降至 145/86 毫米汞柱。续调方治疗。

第五节 石决明－珍珠母

单味功用：

石决明：《本草经集注》言："味咸，平，无毒。主治目障翳痛，青盲。久服益精，轻身。"《名医别录》言："味咸，平，无毒。主目障翳痛，青盲。"《雷公炮制药性解》言："味咸，性平，无毒，入肝经。主风热青盲内障，骨蒸劳热，久服益精，九孔、七孔者良。以面裹煨，磨去其外黑处并粗皮，捣碎，于乳钵中再研绝细。石决明，本水族也，宜足以生木而制阳光，故独入肝家，为眼科要药。命曰决明者，丹溪所谓以能而名也。"《玉楸药解》言："味咸，气寒，入手太阴肺、足太阳膀胱经。清金利水，磨翳止淋。石决明清肺开郁，磨翳消障，治雀目夜昏、青盲昼暗，泻膀胱湿热、小便淋漓，服点并用。"

珍珠母：《饮片新参》言："咸平，凉，微腥。平肝潜阳，安神魂，定惊痫，消热痞眼翳。"《吉林中草药》："止血。治吐血，衄血，崩漏。"《中药大辞典》言："平肝，潜阳，定惊，止血。治头眩，耳鸣，心悸，失眠，癫狂，惊痫，吐血，衄血，妇女血崩。"《中华本草》言："味甘；咸；性寒，入肝、心经，平肝潜阳；安神定惊；清肝明目。主头痛眩晕；心悸失眠；癫狂惊痫；肝热目赤；翳膜遮睛。"

伍用功能：

两者组合见于《千家妙方》的神衰汤，功效平肝潜阳，和胃安神。主治神经衰弱，证属肝阴不足，肝阳上亢，心火偏旺，胃失和降者。石决明本品咸寒清泄，质重镇潜，专入肝经，略兼滋阴。善平肝潜阳、清肝明目，为治肝阳上亢及肝热目疾之要药。珍珠母本品咸寒质重，入心、肝经，善镇潜肝阳、清肝明目、安神定惊，治阳亢头痛眩晕、肝火目赤肿痛、惊悸失眠。珍珠母与石决明皆系贝类药物，皆为咸寒之品，均入肝经，具平肝潜阳、清肝明目之功效。同治疗肝经有热，肝阳上亢所致的头晕头痛，耳鸣耳聋，目赤肿痛及翳障等证。

现代药理：

石决明化学成分主要含碳酸钙。亦含有机质和少量的镁、铁、硅酸盐、硫酸盐、磷酸盐、氯化物和极微量的碘。药理研究：有清热、镇静、降血压、拟交感神经、抗感染、降低谷丙转氨酶、抗凝、耐氧作用，以及扩张气管、支气管的平滑肌，免疫抑制等作用。珍珠母含92%以上的碳酸钙，内层角壳蛋白水解后可得甘氨酸、丙氨酸和亮氨酸等17种氨基酸。尚含铝、铜、铁、镁等多种无机元素。药理研究：本品对抗实验性白内障，四氯化碳引起的实验性肝损伤有保护作用，对大鼠应激性胃溃疡有明显的抑制作用，并有镇静及抗惊厥作用。石决明与珍珠母合用具有增强镇静、抗惊厥、降压等作用。

病案举隅：

胡某，男性，63 岁。头晕耳鸣 1 周，加重伴失眠 4 天。

2014 年 5 月 19 日初诊：患者既往有原发性高血压病史 10 余年，平素血压控制可。1 周前患者因生气后出现头晕耳鸣，服用中西医药物后缓解，近 4 天，头晕耳鸣加重，甚至头脑如蝉鸣响，彻夜难眠，每晚需服大量安定才能入睡 3 小时左右，痛苦难忍来诊。现症见：患者脑内如蝉鸣，昼轻夜重，头晕眼花，目赤干涩，心烦，喜忘，腰酸乏力，饮食无味，口干口苦，夜不能寐。查：血压 150/85 毫米汞柱，心率 87 次 / 分，面红，目赤，舌质暗红，苔薄黄，脉弦细。头 CT 检查未发现异常。辨证为肝肾阴虚，阴虚阳亢，肝阳化火上忧心神及脑窍，导致脑鸣长期发作，缠绵不愈。治以补益肝肾，平肝潜阳，用以建瓴汤加减。处方：怀山药 30 克，生赭石 30 克，生龙骨 30 克，生牡蛎 30 克，怀牛膝 15 克，生地黄 20 克，白芍 20 克，柏子仁 20 克，炒酸枣仁 25 克，珍珠母 20 克，石决明 20 克，天麻 15 克，石菖蒲 10 克，合欢皮 10 克，蝉蜕 6 克。共 7 剂，每日 1 剂，水煎服。同时嘱调达情志，怡养心神，适当体育锻炼。

2014 年 5 月 27 日二诊：患者自觉脑鸣有所减轻，睡眠好转。之后随症调整方药，症状平稳改善明显。

第六节　磁石－石决明

单味功用：

磁石：《神农本草经》言："味辛，寒。主周痹，风湿，肢节中痛不可持物，洗洗酸痟，除大热，烦满及耳聋。"《本草经集注》言："味辛，咸，寒，无毒。养肾脏，强骨气，益精，除烦，通关节，消痈肿鼠瘘，颈核喉痛，小儿惊痫，炼水饮之。亦令人有子。"《雷公炮制药性解》言："味辛咸，性寒无毒，入肾经。主周身湿痹，肢节中痛，目昏耳聋，补劳伤，除烦躁消肿毒，令人有子。能吸重铁者佳，入火煅红，醋淬七次，研绝细用。磁石入肾，何也？盖以性能引铁，取其引肺金之气入肾，使子母相生尔，水得金而清，则相火不攻自去，故主治如上。"《本草经解》言："气寒，味辛，无毒。磁石气寒，禀天冬寒之水气，入足少阴肾经；味辛无毒，得地西方之金味，入手太阴肺经。气味降多于升，阴也。其主周痹风湿、肢节中痛不可持物、洗洗酸痟，盖湿流关节，痛而不可持物，湿胜筋软也。湿而兼风，风属木，木曰曲直，曲直作酸，洗洗酸痟，所以为风湿周痹也。磁石味辛入肺，金能平木，可以治风，肺司水道，可以行湿也。肾水藏也，水不制火，浊气上逆，则大热烦满；磁石入肾，气寒壮水，质重降浊，所以主之。肾开窍于耳，肾火上升则聋；磁石气寒可以镇火，所以主耳聋也。"《玉楸药解》言："味辛，微寒，入足少阴肾、手太阴肺经。补肾益精。吸铁石收敛肺肾，治耳聋目昏，喉痛颈核，筋羸骨弱，阳痿脱肛，金疮肿毒，咽铁吞针。敛肝止血，种种功效，悉载《本草》。庸工用之，殊无应验，非药石中善品也。"

石决明性味归经功效等见上。

伍用功能：

两者合用见于《重订通俗伤寒论》新加玉女煎，功用：清肝镇冲，育阴潜阳。肝挟胆火，化风上翔，冲气上而冲心，心中痛热，甚则为气咳，为呃逆，为晕厥，名冲咳、冲呃、冲厥。方中石决明、磁石均咸寒质重，具平肝潜阳之功。然石决明主入肝经，长清肝热、潜肝阳；磁石偏走肾经，有养肾益阴之功。二药合用，主要用于肝肾阴虚、肝阳上亢之头晕、目眩、头痛、耳鸣耳聋、失眠多梦等。具有滋肾水，涵肝木，有水、木相生之妙用，共奏滋肾平肝、潜阳安神之功。

现代药理：

磁石的主要化学成分为四氧化三铁，其中氧化铁占31%，三氧化二铁占69%。此外尚含有铝、硅、磷、钙、镁等27种元素。药理研究：主含超分散磁石微粒，可使实验大鼠血液中血红蛋白、红细胞和白细胞数增加，血液凝固时间延长，血浆纤维蛋白分解活性增加，同时中性粒细胞吞噬反应增加。混悬液有镇静、镇痛、抗惊厥、消炎和止血作用。两药合用具有增强镇静、抗惊厥、抗凝、降压等作用。

病案举隅：

武某，女性，58岁。眩晕6年，加重伴头胀耳鸣3天。

2016年6月1日初诊：患者自觉头晕间断发作6年，重时视物旋转，站立不稳，现眩晕加重伴头胀痛，耳鸣，就诊于王教授门诊。现症见：头部昏沉感，无视物旋转，无恶心呕吐，无肢体乏力，两目干涩，平素失眠多梦，腰膝酸软，小便调，大便干，舌质稍红而暗，少苔，脉弦细。诊断为眩晕，证属肝肾阴虚，肝阳上亢。治疗以滋养肝肾，平肝息风。用以天麻钩藤饮加减。处方：天麻10克，钩藤15克（后下），石明子25克，磁石30克，刺蒺藜15克，女贞子15克，旱莲草15克，夏枯草30克，丹参15克，桑寄生30克，怀牛膝15克，合欢皮15克，夜交藤30克，火麻仁30克。7剂，每日1剂，水煎服，分2次温服。

2016年6月8日二诊：患者自述头部昏沉感较前好转，耳鸣、两目干涩、失眠多梦、腰膝酸软程度较前减轻，大便已不干，小便调，舌质稍红而暗，少苔，脉弦细。之后随症调整方药，症状明显改善。

第七节　天麻－钩藤

单味功用：

天麻：《神农本草经》言："味辛，温。主杀鬼精物，蛊毒，恶气。久服益气力，长阴，肥健，轻身，增年。"《本草经集注》言："味辛，温。主杀鬼精物，蛊毒，恶气，消痈肿，下肢满疝，下血。久服益气力，长肥健，轻身增年。"《雷公炮制药性解》言："味辛，性平无毒，入肝、膀胱二经。疗大人风热眩晕，治小儿惊悸风痫，祛诸风麻痹不仁，主瘫痪语言不遂，利腰膝，强筋力，活血脉，通九窍，利周身，疗痈肿。湿纸裹煨用，无畏忌。天麻去风，故入厥阴。去湿，故入膀胱。真有风湿，功效若神。痈肿之证，湿生热也，宜亦治之。"《本草经解》言："气平，味辛，无毒。主诸风湿痹，四肢拘挛，小儿风痫惊气，利腰膝，强筋力。久服益气，轻身长年。天麻气平，禀天秋平之金气，味辛无毒，得地西方之金味，入手太阴肺经。得天地之金气独全，故为制风木之上药。气降味升，阳也。肝为风木，诸风皆属于肝，肝主血，血涩不通，则湿感成痹也；其主之者，天麻气平味辛，入肺而通水道，能活血而散风也。四肢脾主之，因于湿则大筋软短而成拘挛也，肺亦太阴，水道通调，则太阴湿行，而脾湿解拘挛愈矣。小儿风痫惊气，皆肝经血虚气亢，以致气逆而惊痫也；天麻味辛，辛则润血气平，平则镇惊也；辛平之品，润肝、血而平肝气，肝主筋而位居下，故能利腰膝而强筋力也。久服辛平益肺，肺主气。所以益气，气充身自轻，而年自长也。"《玉楸药解》言："味辛，微温，入足厥阴肝经。通关透节，泻湿除风。治中风瘫痪瘫痪，腰膝牵强，手足拘挛之证，兼消壅肿。"

钩藤：《本草经集注》言："微寒，无毒。主治小儿寒热，十二惊痫。"《雷公炮制药性解》言："味甘苦，性微寒无毒，入十二经。主小儿寒热，诸种惊痫，胎风客忤，热壅夜啼。舒筋活血，色黄而嫩钩多者佳。"《玉楸药解》言："味甘，微温，入足厥阴肝经。泻湿清风，止惊安悸，治木郁筋惕、惊悸瘈疭。"

伍用功能：

两药配伍见于《杂病证治新义》中的天麻钩藤饮，天麻甘平，入肝经，为治风之神药，凡肝阳上亢之头痛眩晕、肝风内动之痉挛抽搐，无论寒热虚实均可应用。钩藤味甘性凉，主入肝经，功能清肝热，平肝阳，息肝风，为热极生风、肝阳化风之要药，亦为平肝潜阳之要药。用于肝风内动，惊痫抽搐及肝阳上亢或肝火上攻之头痛、眩晕。二药配伍，钩藤质轻气薄，清轻走上善于清热镇痉；天麻之质地柔润，厚重坚实，能养阴增液，平肝息风。二药相得益彰，共奏清热平肝，息风止痉之效，可广泛用于头痛眩晕，四肢麻木等肝风内动证，对肝热阳亢者尤宜。

现代药理：

天麻的主要成分主要含天麻苷、天麻素、天麻醚苷、天麻核苷、胡萝卜苷、巴利森苷A、腺苷、微量生物碱、多糖等，另含镍、铬、钡、锰、锌、铜等微量元素。药理研究：动物试验证明，天麻浸膏及水煎液有镇静、镇痛、抗惊厥作用；天麻多糖有增强实验动物机体非特异性免疫及细胞免疫和抗炎作用。另有延缓衰老，抑制血小板聚集，保护心肌细胞等作用。钩藤的主要成分含钩藤碱、异钩藤碱、毛钩藤碱、去氢毛钩藤碱等生物碱。另含有喜果苷、金丝桃苷、三叶豆苷、异去氢钩藤碱、去氢钩藤碱、异钩藤碱Ⅳ、氧化物、左旋、表儿茶素、东莨菪素等成分。药理研究：药理实验表明，具有降低血压、影响血流动力学、增强心肌电生理、抗心律失常、抑制血小板聚集和抗血栓形成、镇静抗惊厥、收缩平滑肌等作用。两药合用具有增强镇静、抗惊厥、降压，抑制血小板聚集等作用。

病案举隅：

陈某，女，78岁。失眠3年，加重1周。

2021年4月12日初诊：患者自述3年来失眠时发时止，间断服用艾司唑仑1片后可入睡。近1周遇事多思虑后失眠加重，每晚均需服用1片艾司唑仑方可入睡，伴多梦，醒时乏力。患者2年前体检发现血压160/100毫米汞柱，同型半胱氨酸14.3毫摩尔/升。不规则服用降压药与叶酸1个月余后自行停药。2年间自测血压偏高则短期口服西药降压，因服药后易出现头痛，伴耳鸣，反复调整降压药物及剂量均有头痛、耳鸣等不适表现，自行停药，长期监测血压，血压控制不平稳，自诉平素血压在110～140/60～80毫米汞柱。近1周测血压138～162/82～98毫米汞柱。患者担心西药安眠药加量使用后会出现不良反应，同时拒绝服用西药以降压，故寻求中医治疗。诊见：患者神疲懒言，自觉口干，饮水不多，心烦，头部沉重，如负重物，有耳鸣，尚未影响听力，胃纳欠香，二便尚可。舌淡红、舌尖伴见点刺、苔薄白，脉沉细稍涩。血压156/92毫米汞柱。中医诊断：不寐病（气虚血瘀、心失所养证）。治以益气活血，养心安神。处方：黄芪30克，淮小麦30克，川牛膝30克，当归20克，石决明15克，川芎10克，地龙10克，钩藤10克（后下），天麻9克，酸枣仁9克，大枣7枚，炙甘草6克。7剂，每日1剂，水煎服。

2021年4月19日二诊：患者自述服药后头痛、耳鸣较前好转，晨起时仍有头痛，仍有入睡困难，必要时需服用艾司唑仑片。血压148/90毫米汞柱，舌淡红、点刺较前减少、苔薄白，脉沉细。守一诊方加丹参15克。7剂，每日1剂，水煎，早晚分服。

2021年4月29日三诊：患者入睡较前好转，本周未服用艾司唑仑片均可入睡，无头痛，仍有乏力，大便偏溏薄，每天1次，自测血压128～140/70～82毫米汞柱，舌淡红、苔薄白，脉细稍弦。守二诊方，去决明子，加葛根15克。7剂，每日1剂，水煎服。其后，门诊随诊 1 个月余，随症加减，均述未服用西药安眠药而睡眠尚可，血压控制在 130/74 毫米汞柱左右。

第八节 钩藤－牛膝

单味功用：

配伍应用见于《杂病证治新义》中的天麻钩藤饮，本方为肝肾不足，肝阳偏亢，肝风上扰的常用方，以头痛、眩晕、失眠，舌红苔黄，脉弦为辨证要点。常用于治疗原发性高血压、急性脑血管病、更年期综合征等属肝肾不足，肝阳上亢者。可以说，钩藤与牛膝是中医中药里经典的降压搭档。

方中的钩藤味甘，性微寒，归肝经和心经，能清热平肝和息风止痉。对于原发性高血压而言，有很多患者属于肝阳上亢，肝气逆乱而致。钩藤在这里起的作用就是清肝，降肝火。

牛膝性平，味苦酸，归肝经和肾经，属于典型的苦降之品。它的主要作用在于引血下行，让上逆的气血重新归于平静，同时还兼有活血之效。

伍用功能：

二者合用，钩藤以清热平肝为主，牛膝以活血、引血下行为要，清上引下，肝肾同治，共奏平肝息风之功。

现代药理：

现代药理研究其中起主要降压作用的钩藤，是通过抑制血管运动中枢，扩张外周血管，降低外周阻力来实现降压的。同时，它还可以阻滞交感神经和神经节，抑制神经末梢递质的释放。这种降压是比较平稳的，降压曲线呈平稳的斜坡状。但两者合用也增强了降压、镇静、抗惊厥等作用。

病案举隅：

丁某，男，92 岁。失眠半个月，加重 1 周。

2021 年 3 月 1 日初诊：发现血压升高 15 年，长期服用缬沙坦钾片，每次 80 毫克，每天 1 次，自诉血压控制可。近半月来睡眠质量下降，入睡困难，每晚入睡时间超过 1 小时，甚至需要 2~3 小时方可入睡。每晚睡眠时间 6~7 小时，多梦，易醒，起夜 2~3 次。白天精神不佳，上午 10 时左右容易犯困。有多年午睡习惯，半月来午睡后乏力感加重。精神力差，记忆力减退明显。1 周前出现彻夜难以入睡，于当地医院就诊，测血压

180/100 毫米汞柱，同型半胱氨酸 18.1 毫摩尔 / 升。改用氯沙坦钾片，每次 100 毫克，硝苯地平控释片，每次 30 毫克，叶酸 1 片，联合控制血压，并予艾司唑仑片、安神补脑液改善睡眠。服药后血压控制为 140 ~ 160/85 ~ 92 毫米汞柱，入睡困难，白天神疲未明显改善。诊见：患者神疲乏力，白天嗜睡仍有，腰酸，听力下降，口唇色暗，大便偏干，1 ~ 2 天 1 次。测血压 160/88 毫米汞柱。舌淡有瘀斑、苔白，脉稍紧沉取无力。中医诊断：不寐病（气虚血瘀、肾精亏耗证）。治以益气活血，固肾安神。处方：黄芪 30 克，生龙骨 30 克（先煎），生牡蛎 30 克（先煎），川牛膝 30 克，当归 20 克，钩藤 15 克（后下），决明子 15 克，首乌藤 15 克，川芎 10 克，地龙 10 克，天麻 9 克，三七粉（冲服）0.5 克，炒甘草 5 克。每日 1 剂，水煎服，共 7 剂。

2021 年 3 月 8 日二诊：患者服药后入睡较前好转，白天精神较前改善，仍感乏力，已停用艾司唑仑片、安神补脑液，西药降压药服用同前，自测血压在 145/85 毫米汞柱左右，大便次数增多，每天 1 ~ 3 次，大便成形，舌淡红、瘀斑退、苔薄白，脉沉。守二诊方去决明子。7 剂，每日 1 剂，水煎服。

2021 年 3 月 15 日三诊：患者述夜间入睡明显改善，白天仍感乏力，大便 2 天 1 次，近觉胃脘不适，餐后明显，腰背酸痛，血压 140 ~ 150/80 ~ 88 毫米汞柱，舌淡红、苔白，脉沉稍弦。守二诊方去三七粉，加益母草 15 克，陈皮 6 克，炒鸡内金 10 克。7 剂，每日 1 剂，水煎服。

2021 年 3 月 22 日四诊：患者述睡眠情况恢复，白天精神尚可，自测血压 110/68 毫米汞柱，无头晕心悸等不适，自行停用硝苯地平控释片，门诊测血压 134/76 毫米汞柱，嘱定期复测血压，继续服用氯沙坦钾片，每次 100 毫克，每天 1 次。胃脘不适好转，大便 2 天 1 次，舌淡红、苔薄白，脉沉稍弦。守三诊方去龙骨、牡蛎、首乌藤，加桂枝 6 克。7 剂，每日 1 剂，水煎服。

其后，患者继续门诊随症治疗 1 个月余，西药以氯沙坦钾片降压，每次 100 毫克，每天 1 次，血压控制为 130 ~ 140/74 ~ 80 毫米汞柱。患者认为治效满意而停用中药，3 个月后随访，诉已改用缬沙坦钾片，每次 80 毫克，每日 1 次，血压控制可。

第九节　夏枯草 - 决明子

单味功用：

夏枯草：《神农本草经》言："味苦、辛，寒。寒热瘰疬，鼠瘘，头疮，破癥，散瘿，结气，脚肿，湿痹，轻身。"《雷公炮制药性解》言："味苦辛，性寒，无毒，入肝经。主瘰疬瘿瘤，湿脾脚肿，肝虚目痛，冷泪畏光，散血破症，生肌解毒。夏枯草三四月开花，是时正厥阴风木主令，其为肝经之药明矣。丹溪曰：夏至即枯者，盖禀纯阳之气，得阴气则枯也。"《本草经解》言："气寒，味苦辛，无毒。夏枯草气寒，禀天冬寒之水气，入足太阳膀胱寒水经；味苦辛无毒，得地火金之味，入手少阴心经、手太阴肺经。遇火令而枯，禀金水之气独全，水制火，金平木，故专主少阳相火，风木胆经之证。气味轻清，少阳也。太阳主表，表邪外入，则太阳有病而恶寒发热矣；其主之者，味辛可以散表寒，味苦可以清热也。瘰疬鼠瘘，皆少阳胆经风热之毒；夏枯草禀金水之气味，所以专入少阳，解风热之毒也。头乃太阳行经之地，膀胱湿热则生头疮；其主之者，气寒清热，味苦燥湿也。积聚而有形可征谓之症，乃湿热结气也；味辛可以散结，味苦可以燥湿热，所以主之也。瘿亦少阳之症，其主之者，以夏枯草专治少阳之症，而辛散之功也。湿邪伤下，脚肿湿痹，无非湿也；苦能燥湿，所以主之。且入肺与膀胱，而有祛湿之力，湿胜则身重，既有祛湿之功，所以能轻身也。"《玉楸药解》言："味苦、辛，气寒，入足厥阴肝、足少阳胆经。凉营泻热，散肿消坚，治瘰疬瘿瘤、扑伤、血崩带下、白点汗斑诸证。"

决明子：《神农本草经》言："味咸，平。主青盲，目淫，肤赤，白膜，眼赤痛，泪出。久服益精光，轻身。"《本草经集注》言："味咸、苦、甘、平、微寒，无毒。"《雷公炮制药性解》言："味咸苦甘，性平无毒，入肝经。主青盲赤白翳膜，时有泪出，除肝热，疗头风；研末涂肿毒，贴脑止鼻红。决明专入厥阴，以除风热，故为眼科要药。鼻红肿毒，咸血热也。宜其疗矣。"

伍用功能：

两药配伍见于《临证指南医案》的草决明汤，组成：决明子、霜桑叶、夏枯草、小胡麻、谷精草、牡丹皮。功用：肝胆气热，目痛偏左，翳膜红丝，脉左弦涩。决明子与夏枯草均味苦性寒，皆归经于肝，均具有清肝明目之功效。二药苦寒泄热，既能清泄肝火，又可兼散风热，消肿止痛，用治于肝火上炎，风热上冲，目赤肿痛，羞明多泪，头痛眩晕者。虚实目疾，二药均可应用，实为明目之佳品。也可用于肝肾不足、虚火上炎所致之目疾。

现代药理：

夏枯草的化学成分：薄层层析鉴定证明，不同生长时期的果穗（红棕色、青色、黑色）均含熊果酸、齐墩果酸、咖啡酸、没食子酸、夏枯草皂苷 A、夏枯草皂苷 B、伞形花内酯、油酸等成分，黑色果穗所含熊果酸的量较低，而根和茎叶检不出熊果酸和齐墩果酸。药理研究：夏枯草茎叶、花穗及全草均能降压，但花穗的作用较弱。煎剂的降压有快速耐受现象。由夏枯草提取的结晶 A（齐墩果酸司熊果酸混合物及以 A 为主要苷元的总皂苷，亦具降压活性，总皂苷并有抗心律失常作用。对早期炎症反应有显著抑制作用，夏枯草煎剂还能兴奋离体兔子宫及增强肠蠕动。煎剂对痢疾杆菌、伤寒杆菌、霍乱弧菌、大肠埃希菌、变他杆菌、葡萄球菌、人型结核杆菌等有不同程度抑制作用。醇浸剂能抑制绿脓杆菌。

决明子的化学成分：含游离羟基蒽醌衍生物，为橙黄决明素、大黄酚、大黄素、大黄素甲醚、大黄素蒽酮、大黄素 –6– 葡糖苷、决明素、黄决明素、钝叶素、钝新素、决明蒽酮、决明子苷等多种成分。可用 HPLC 法测定其大黄酚或决明子苷 A 的含量。药理研究：具有抗菌、预防动脉粥样硬化、抗血小板凝集的作用；抑制细胞免疫功能，对体液免疫功能无影响，可增强巨噬细胞吞噬功能；保肝；泻下；促进胃液分泌；抑制 15–羟基前列腺素脱氢酶的作用。毒性：致癌及有生殖毒性。其水浸液有降压、利尿作用，并有缓泻、收缩子宫作用；其醇浸出液对葡萄球菌及白喉、巨大芽孢、伤寒、副伤寒、乙型副伤寒、大肠等杆菌均有抑制作用；其水浸剂对多种致病性皮肤真菌均有抑制作用，并有降血脂的作用。两药合用具有增强降压、抗菌、抗动脉硬化等作用。

病案举隅：

张某，女性，45 岁。患者发现血压偏高（血压：145/90 毫米汞柱）1 年，口服氨氯地平片后，仍发现血压不稳定。遂来辽宁中医药大学附属医院就诊。刻诊：头脑胀痛，目赤口苦，急躁易怒，尿黄，便秘。查：血压 140/90 毫米汞柱，心率 78 次 / 分，面红，目赤，舌红，苔薄黄，脉弦滑。中医辨证为肝阳上亢型眩晕。选用夏枯草 10 克，决明子 10 克，绿茶 5 克。当茶饮用，一般可冲泡 3 ~ 5 次。7 剂，每日 1 剂，水煎服。服用 1 周后，大便正常，血压平稳，上述病症逐渐消失，无任何不适症状。

第十节　半夏 – 夏枯草

单味功用：

半夏：《神农本草经》言："味辛，平。主伤寒，寒热，心下坚，下气，喉咽肿痛，头眩胸胀，咳逆肠鸣，止汗。"《本草经集注》言："味辛，平、生微寒、熟温，有毒。主治伤寒寒热，心下坚，下气，喉咽肿痛，头眩，胸胀，咳逆，肠鸣，止汗。消心腹胸中膈痰热满结，咳嗽上气，心下急痛坚痞，时气呕逆，消痈肿，胎堕，治痿黄，悦泽面目。生令人吐，熟令人下。用之汤洗，令滑尽。"《雷公炮制药性解》言："味辛，平，性生寒熟温，有毒，入肺、脾、胃三经。下气止呕吐，闭郁散表邪，除湿化痰涎，大和脾胃。须汤淋十遍，姜、矾、甘草制用。半夏味辛入肺，性燥入脾胃。"《本草经解》言："气平，味辛，有毒。半夏气平，禀天秋燥之金气，入手太阴肺经；味辛有毒，得地西方酷烈之金味，入足阳明胃经、手阳明大肠经。气平味升，阳也。主伤寒寒热心下坚者，心下脾肺之区，太阴经行之地也，病伤寒寒热而心下坚硬，湿痰在太阴也；半夏辛平，消痰去湿，所以主之。胸者肺之部也，胀者气逆也；半夏辛平，辛则能开，平则能降，所以主之也。

咳逆头眩者，痰在肺，则气不下降，气逆而头眩晕也。东垣曰：太阴头痛，必有痰也；半夏辛平消痰，所以主之。咽喉太阴经行之地，火结则肿痛，其主之者，辛能散结，平可下气，气下则火降也。肠鸣者，大肠受湿，则肠中切痛，而鸣濯濯也；辛平燥湿，故主肠鸣。下气者，半夏入肺，肺平则气下也。阳明之气本下行，上逆则汗自出矣；平能降气，所以止汗也。"《长沙药解》言："味辛，气平，入手太阴肺、足阳明胃经。下冲逆而除咳嗽，降浊阴而止呕吐，排决水饮，清涤涎沫，开胸膈胀塞，消咽喉肿痛，平头上之眩晕，泻心下之痞满，善调反胃，妙安惊悸。"

伍用功能：

两药配伍见于《疬科全书》解郁化痰丸，功用：解郁化痰。主头风疬。挟头风而来，多因肝气郁结而成者。夏枯草清肝火，散瘀结；半夏燥湿化痰，降逆止呕，消痞散结。夏枯草得至阳之气而生，半夏得至阴之气而长。二药伍用，调和肝胆，平衡阴阳，交通季节，顺应阴阳，引阳入阴。治疗痰热为患，遏阴中焦，以致胸闷、头昏、头痛、失眠等症。另外，还可用于神经衰弱，证属阴阳失调者。另外合用具有安神的作用，外用有散结止痛作用。半夏治疗失眠在《黄帝内经》中即有应用，如半夏秫米汤主治"胃不和，卧不安"者；后世在《冷庐医话》治疗顽固性失眠之"经验方"中有用半夏配伍夏枯草治疗因痰扰所致的失眠等有良效。对于其散结作用，生品外用对于治疗恶疮、久败疮等亦有良效。

现代药理：

半夏的主要成分：含挥发油，内含 3- 乙酰氨基 -5- 甲基异唑等 60 余种成分及 16 种氨基酸和多种无机元素。其中，所含的草酸钙针晶为半夏的刺激性成分之一，经炮制后，晶形发生变化，含量急剧下降，刺激性明显减弱。另含琥珀酸、丁基乙烯基醚、苯甲醛、半夏蛋白、姜辣醇、胰蛋白酶抑制剂等。药理研究：具有镇吐、催吐、镇咳、祛痰、抗癌、抗生育、抗早孕、抗心律失常、抗实验性溃疡、抗矽肺、促使外周淋巴细胞分裂等作用。两药合用具有增强降压、镇静、镇咳、祛痰、抗菌等作用。

病案举隅：

杨某，女性，35 岁。双乳胀痛 1 年，加重 3 天。

2021 年 1 月 1 日初诊：患者双侧乳腺增生伴胀痛 1 年余，近 3 天因情志因素出现胀痛加重。现症见：双乳胀痛，情绪急躁，肋胀，心烦意乱，头沉，喜甜食，多梦，口腻，小便调，大便黏腻。查：血压 130/70 毫米汞柱，心率 92 次 / 分，面红，舌质淡，边红，苔白腻，脉弦涩。彩超：双侧乳腺结节，BI-RADS3 级。辨证肝郁痰凝，治以疏肝理气，健脾豁痰。当以逍遥蒌贝散加减。处方：柴胡 10 克，半夏 10 克，夏枯草 10 克，浙贝母

15 克，牡蛎 25 克，瓜蒌 10 克，橘核 10 克，荔枝核 10 克，海藻 15 克，昆布 15 克，猫爪草 20 克，山慈姑 15 克，当归 15 克，赤芍 10 克，麦芽 10 克。7 剂，每日 1 剂，水煎服，早晚分服。

2021 年 1 月 8 日二诊：患者自述服药后乳腺胀痛减轻，头沉、急躁也有所缓解，晨起口苦，月经量少，多梦，二便可。舌中后部苔黄，舌尖红，脉涩，肝经不畅，心神不安。处方：上方加延胡索 15 克，路路通 10 克，合欢皮 20 克，首乌藤 20 克。7 剂，每日 1 剂，水煎服，早晚分服。

2021 年 1 月 16 日三诊：患者自述仍有乳胀，疼痛频次明显减少，晨起口苦好转，月经量少，纳可，眠安，二便调。舌体胖大，苔厚腻，舌尖红，脉涩。故嘱续服 7 剂，每日 1 剂，水煎服。早晚分服。之后患者复查乳腺 B 超，患者来电反馈，检查结果显示双侧乳腺未见结节，已愈。

第四章　宁心安神类

第一节　茯苓－茯神

单味功用：

茯苓：《神农本草经》言："味甘，平。主胸胁逆气，忧恚，惊邪，恐悸，心下结痛，寒热烦满，咳逆，口焦舌干，利小便。久服安魂养神，不饥，延年。"《本草经集注》言："味甘，平，无毒。止消渴唾，大腹淋沥，膈中痰水，水肿淋结，开胸腑，调脏气，伐肾邪，长阴，益气力，保神守中。久服安魂魄，养神，不饥，延年。"《雷公炮制药性解》言："味淡微甘，性平无毒，入肺、脾、小肠三经。主补脾气，利小便，止烦渴，定惊悸，久服延年。去皮心研细，入水中搅之浮者，是其筋也，宜去之，误服损目。赤者专主利水。茯苓色白，是西方肺金之象也。味淡，是太阳渗利之品也。微甘，是中央脾土之味也，故均入之。夫脾最恶湿，而小便利则湿自除，所以补脾。既能渗泄燥脾，似不能生津已，洁古何为称其止渴，良由色白属金，能培肺部，肺金得补，则自能生水。"且《黄帝内经》曰："膀胱者，州都之官，津液藏焉，气化则能出矣。诚以其上连于肺，得肺气以化之，津液从之出尔。"《本草经解》言："气平，味甘，无毒。茯苓气平，禀天秋降之金气，入手太阴肺经；味甘无毒，得地中正之土味，入足太阴脾经；气平味和，降中有升，阴也。胸者肺之分也，胁者肝之分也，肝主升而肺主降，肺金不足则气不降，肝木有余则气上逆，逆于肝肺之分，故在胸胁间也；茯苓入肺，气平则降，味甘可以缓肝，所以主之。脾为土，肺为金，脾肺上下相交，则五脏皆和，位一身之天地矣，若脾肺失中和之德，则忧恚惊邪恐悸，七情乖戾于胸，发不中节而为病；茯苓味甘和脾，气平和肺，脾肺和平，七情调矣，心下脾之分也，湿热在脾则结痛，湿热不除，则流入太阳而发寒热，郁于太阴而烦满，湿乘肺金而咳逆；茯苓甘平淡渗，所以能燥脾伐水清金，治以上诸症也。人身水道不通，则火无制，而口焦舌干矣；茯苓入肺，以通水道，下输膀胱，则火有去路，故止口舌干焦。水道通，所以又利小便也。肝者魂之居也，而随魂往来者神也。久服茯苓，则肺清肃，故肝木和平，而魂神安养也。不饥延年者，脾为后天之本，肺为元气之腑，脾健则不饥，气足则延年也。"

《长沙药解》言："味甘，气平，入足阳明胃、足太阴脾、足少阴肾、足太阳膀胱经。利水燥土，泻饮消痰，善安悸动，最豁郁满。除汗下之烦躁，止水饮之燥渴，淋癃泄痢之神品，崩漏遗带之妙药，气鼓与水胀皆灵，反胃共噎膈俱效。功标百病，效著千方。"

茯神：《本草经解》言："气平，味甘，无毒。入手太阴肺经、足太阴脾经。主辟不祥，疗风眩风虚，五劳口干，止惊悸，多恚怒，善忘，开心益智，安魂魄，养精神。茯神气平，禀天秋平之金气，入手太阴肺经；味甘无毒，得地中正之土味，入足太阴脾经。气平味和，降中有升，阴也。茯神味甘气平，得中正之气味，和脾肺，位一身之天地，所以能辟不祥也。诸风皆属肝木，木虚则风动而眩；其主之者，味甘性缓可以益肝伤，气平清金可以定风木也。五劳，五脏劳伤其神也，五劳神伤，则阴火动而口干矣；茯神甘平安神，故止口干。惊悸多恚怒善忘，皆心肾不交而肝木不宁之症；茯神气平益肺，肺气下降则心亦下交；味甘益脾，脾气上升则肾亦上交。盖天地位则水火宁，土金实则风木定，五行相制之道也。其开心益智者，皆气平益肺之功，肺益则水道通而心火有制，所以心神开朗而光明。肺益则金生肾水，所以伎巧出而智益也。肝者魂之居，肺者魄之处；茯神气平益肺，肺宁肝和，故安魂魄。精者阴之华，神者阳之灵；茯神味甘益脾，脾和则饮食纳，而精神得所养也。"《本草崇原》言："气味甘平，无毒。主辟不祥，疗风眩、风虚、五劳、口干，止惊悸，多恚怒、善忘，开心益智，安魂魄，养精神。"《药性论》言："味甘，无毒。主惊痫，安神定志，补劳乏；主心下急痛坚满，小肠不利。"

伍用功能：

两药配伍见于《太平惠民和剂局方》的妙香散，主治：补气宁神，行气开郁。治心气不足，志意不定，惊悸恐怖，悲忧惨戚，虚烦少睡，喜怒无常，夜多盗汗，饮食无味，头目昏眩，梦遗失精。茯苓、茯神本于一体，性味功效略同。茯苓：利水渗湿，健脾补中，宁心安神。本品甘淡而平，甘能补，淡能渗。既能补脾益心，又能利水渗湿。茯神：为茯苓菌的菌核抱松根而生的部分。功用与茯苓相似，但主入心经，宁心安神为其所长。《神农本草经》只言茯苓，《名医别录》始添茯神。后世医家治心病必用茯神。金·张洁古云："风眩心虚非茯神不能除。"然而茯苓入脾肾之用多，茯神入心之用多。茯苓以通心气于肾，使湿热从小便出为主，茯神入心以养心安神为要。二药合用，相须配对，尚有引经之功，除可增强健脾益气、利水消肿之功外，还能入心经以通心气、安心神。用治水火不济之心慌，少气，懒言，夜寐不安，健忘等症状。

现代药理：

茯苓的化学成分：含三萜羧酸，有茯苓酸、土莫酸、松苓酸、松苓新酸等，还含有多聚糖，主要为茯苓聚糖，含量最高可达75%，经结构改造后可得到具有较强抗肿瘤活性的茯苓次聚糖。此外，尚含有组氨酸、腺嘌呤、胆碱、β-茯苓聚糖酶、蛋白酶、脂肪酸、脂肪、卵磷脂、麦角甾醇、茯苓素、茯苓新酸、3-氢化松苓酸、麦角甾-7，22-二烯-3β-醇、7，9（11）-去氢茯苓酸等。药理研究：可降低胃酸，预防胃溃疡；对肝损伤有防治作用；抗癌；能加快心率；利尿、抗菌；能提高机体的免疫能力等。此外，还有降低血糖、增强离体心脏心缩等作用。茯神的化学成分：含多糖、三萜、树胶、蛋白质和脂肪酸等，还有麦角甾醇、胆碱、腺嘌呤、卵磷脂、组氨酸茯苓聚糖分解酶、蛋白酶及钙、镁、磷、铁、钠、钾、锰等无机元素。药理研究：有镇静作用。实验动物用茯神10~20克/千克灌胃后，进入安静欲睡状态，但无睡眠现象；对于苯甲酸钠咖啡因兴奋之小鼠，以茯神煎剂5克/千克作腹腔注射，能使其镇静，镇静率为90%，镇静指数3.11；若改用20克/千克灌胃，则镇静率为85.7%，镇静指数1.64。还有催眠、养心、安神的作用，能对抗咖啡因引起的兴奋状态。二药合用具有增强抗惊厥、镇静、安神等作用。

病案举隅：

王某，女，51岁。发作性心慌气短5年，加重1周。

2020年9月1日初诊：患者近5年反复心慌、气短、郁郁寡欢，曾于外院诊断为"抑郁症"，平素服用抗抑郁药物帕罗西汀，症状好转，近1周症状加重，服用帕罗西汀自觉效果欠佳，为寻求进一步中医治疗，来诊。现症见：心慌，气短，神疲乏力，情绪低落，郁郁寡欢，时感惊恐，咽喉不适，有异物感，口干，喜温饮，纳差，寐差，入睡困难，易醒，大便溏，小便调。查：血压110/70毫米汞柱，心率88次/分，面黄，体瘦，舌体胖大，有齿痕，舌淡红，苔薄白，脉弦细。中医辨证：郁病（心脾两虚证）。治以健脾益气、宁心安神为主。当以归脾汤加减，处方：黄芪30克，党参片20克，麸炒白术15克，当归10克，龙眼肉15克，炒酸枣仁20克，陈皮10克，制远志10克，木香5克，茯苓15克，山药15克，大枣15克，炙甘草10克，郁金15克，香附10克，合欢花15克。7剂，每日1剂，水煎服，早晚分服。

2020年9月8日二诊：患者自述治疗后，情绪较前改善，乏力情况好转。仍见心慌气短，时感惊恐，入睡困难，大便溏。舌淡红，苔薄白，脉弦细。中药守上方加茯神20克，醋五味子10克，续服14剂。

2020年9月17日三诊：患者情绪明显好转，心慌、气短等症状基本消失，睡眠质量明显提高。

第二节　合欢花－首乌藤

单味功用：

合欢花：《神农本草经》言："味甘，平。主安五脏，利心志，令人欢乐无忧。久服轻身，明目，得所欲。"《雷公炮制药性解》言："花主小儿撮口，煎汤洗拭，跌打伤疼，热酒调下。"《饮片新参》言："味苦、甘，平。调和心志，开胃，理气解郁，治不眠。"

首乌藤：《本草纲目》言："味甘、涩，性温无毒，白者入气分，赤者入血分，能养肝血益肝，固精益肾，健筋骨，乌须发，为滋补良药，不寒不热，功在地黄天门冬诸药之上。"《本草再新》言："补中气，行经络，通血脉，治劳伤。"《饮片新参》言："苦涩微甘。养肝肾，止虚汗，安神催眠。"

伍用功能：

两药合用见于《临证医案医方》的安眠汤，组成：首乌藤 15 克，合欢花 9 克，炒枣仁 12 克，龙齿 9 克，茯神 9 克，麦门冬 9 克，石斛 12 克，珍珠母 30 克（先煎），白芍 9 克，夏枯草 9 克，朱砂 1 克（冲），琥珀 1.5 克（冲）。功用：镇静，安神。主治失眠，梦多，头昏，头胀，舌质红，脉细数。两药主要有养血解郁、宁心安神等作用。首先首乌藤具有养血安神，通络祛风等功效，而合欢花具有解郁、理气、开胃等功效。其次首乌藤、合欢花都具有宁心安神的作用。一起使用后增强养血解郁、宁心安神等功效，通常用来治疗因为阴虚血少、心神失养等因素导致的忧郁不乐、虚烦不眠、多梦易醒等症状。

现代药理：

首乌藤的化学成分：含蒽醌类化合物，尚含 β-谷甾醇、苷类化合物、鞣质、大黄素 -8- 葡萄糖苷、大黄酚、大黄素甲醚、木犀草素 -5-0- 木糖苷等成分。药理研究：具有镇静催眠，降脂，抗炎、抗抑郁，促智，抗氧化等作用。

合欢花的化学成分：花中鉴定了 25 种芳香成分，主要芳香成分为反 - 芳樟醇氧化物（linalooloxide），芳樟醇（linalool），异戊醇（isopentanol），α- 罗勒烯（a-ocimene）和 2，2，4- 三甲基噁丁烷（2，2，4- trimethylixetane）等。此外，还含矢车菊素 -3- 葡萄糖苷（cyanidin-3-glucoside）。药理研究：具有抑制神经中枢，抗抑郁，镇静，催眠等作用。两者合用有增强镇静，催眠，抗抑郁等作用。

病案举隅：

刘某，男,47 岁。近半个月因工作压力大，导致情志郁结而失眠，时有心慌，夜寐差，入睡困难，易醒。自我调节后未见缓解，来诊。证见：情志抑郁，时有心慌，嗳气，口略苦，纳少，夜寐差，入睡困难，易醒，大小便可。查：血压 130/70 毫米汞柱，心率 80 次 / 分，面少华，舌淡红，苔薄白，脉弦细。中医诊断：失眠（肝郁气滞，心失所养证）。治以疏肝解郁、宁心安神为主。处方：夜交藤 10 克，合欢花 10 克。7 剂，每日 1 剂，水煎服，早晚分服。随诊，患者睡眠逐渐改善。

第三节　琥珀 – 甘松

单味功用：

琥珀：《本草经集注》言："味甘，平，无毒。主安五脏，定魂魄，杀精魅邪鬼，消瘀血，通五淋。"《雷公炮制药性解》言："味甘，性平，无毒，入心、脾、小肠三经。主辟百邪，安五脏，定魂魄，止心痛，消瘀血，利水道，通五淋，破癥结，去目翳，敷金疮。琥珀乃松脂入地千载化成，得土既久，宜入脾家。松之有脂，犹人之有血与水也。且成珀者，有下注之义，又宜入心与小肠。"《黄帝内经》曰："主不明则十二官危，便道闭塞而不通，服琥珀则神室得令，五脏安，魂魄定，邪何所附，病何自生邪？于是使道通而瘀血诸证靡弗去矣。夫目得血而能视，心宁则荣和而翳何足虞？金疮者，惟患其血逆于滕尔，能止之和之，未有不瘳者也。"丹溪曰："古方用以燥脾土有功，脾能运化，则肺气下降，故小便可通。若血少不利者，反致其燥急之苦。"《别说》云："茯苓生成于阴者也，琥珀生于阳而成于阴者也，故皆主安心利水而治荣。"《本草经解》言："气平，味甘，无毒。琥珀气平，禀天秋平之金气，入手太阴肺经；味甘无毒，得地中正之土味，入足太阴脾经。气味降多于升，阴也。色赤专入血分，五脏藏阴者也，血有所凝，则五脏为之不安；琥珀甘平和血，故安五脏也。随神往来者谓之魂，并精出入者谓之魄，魄阴而魂阳也；琥珀气平入肺，肺主气，味甘入脾，脾统血，质坚有镇定之功，所以入肺脾而定魂魄也。魂魄定则神气内守，而精魅邪鬼不得犯之，所以云能杀鬼魅也。气平则通利，味甘则缓中，所以能消瘀血也。气平入肺，肺通水道，所以治五淋。"《玉楸药解》言："味辛、甘，气平，入手太阴肺、足厥阴肝经。明目去翳，安魂定魄。琥珀凉肺清肝，磨障翳，止惊悸，除遗精白浊，下死胎胞衣，涂面益色，敷疔拔毒，止渴除烦，滑胎摧生。"

甘松：《汤液本草》言："味辛甘温，归脾胃经，理亢气，去气郁。"《本草纲目》言："甘松，芳香能开脾郁，少加入脾胃药中，甚醒脾气。"《本草求真》言："甘松，虽有类山柰，但山柰气多辛窜，此则甘多于辛，故书载能入脾开郁也。"《本草汇言》言："甘松，醒脾畅胃之药也。"《中药大辞典》言："理气止痛，醒脾健胃。治胃痛，胸腹胀满，头痛，癔病，脚气。"《现代实用中药》言："适用于头痛，腹痛及精神忧郁等证，并能驱虫，凡因蛔虫而发惊痫者，用此有效。"

伍用功能：

两者合用见于中成药稳心颗粒，由党参、黄精、三七、琥珀、甘松等成分组成的。可以益气养阴，活血化瘀。用于气阴两虚，心脉瘀阻所致的心悸不宁、气短乏力、胸闷胸痛等症状。琥珀活血散瘀，定惊安神。甘松行气开郁醒脾，补而不滞。共同起到安神定惊、理气开郁的作用。

现代药理：

甘松的化学成分：根和根茎含多种倍半萜类成分，缬草萜酮，甘松新酮，1（10）－马兜铃烯，9－马兜铃烯－2－酮，1，8，9，10－四去氢马兜铃烷－2－酮，9－马兜铃烯醇，1，2，9，10－四去氢马兜铃烷，青木香酮，广藿香醇，β－广藿香烯，甘松香醇 A，β－橄榄烯（β－maaliene），甘松环氧化物，甘松香酮，异甘松新酮，甘松新酮二醇，甘松呋喃等。药理研究：中枢镇静作用：甘松有类似缬草样的镇静作用，宽叶甘松的挥发油也似有镇静作用，并具有一定的安定作用。抗心律不整作用：甘松所含缬草酮有抗心律失常作用。对实验性异位性室性节律的抑制强于奎尼定及甘松挥发油；对损伤性心房扑动及乌头碱性心房颤动方面的抑制，则与奎尼定相同。松弛平滑肌作用：在给豚鼠喷射组织胺的前、后，应用宽叶甘松可使支气管扩张。醇提取物在离体平滑肌器官上（小肠、大肠、子宫、支气管），具有拮抗组织胺、5－羟色胺及乙酰胆碱的作用；还能拮抗氯化钡引起的痉挛，故对平滑肌有直接松弛作用。此外，尚有镇痛作用，可用于头痛、齿痛及脘腹疼痛等。

琥珀的化学成分：主含树脂、挥发油、二松香醇酸、琥珀银松酸、琥珀树脂醇、琥珀松香醇、琥珀酸、龙脑、琥珀氧松香酸、琥珀松香醇酸，还含有钠、锶、硅、铁、钨、镁、铝、钴、镓等元素。药理研究：可使小鼠自发性活动明显减少，体温下降，还能延长戊巴比妥钠的睡眠时间；对小鼠听源性惊厥与电休克反应有保护作用；对士的宁、氨基脲引起的惊厥，可延长其出现时间。两者合用增强镇静，抗心律失常等作用。

病案举隅：

赵某，女，32 岁。心悸、乏力 1 年，加重 1 周。

2020 年 3 月 1 日初诊：患者于 1 年前出现心悸、乏力，于外院诊断为甲状腺功能减退，口服优甲乐治疗（为系统监测）。近 1 周症状加重，于社区医院就诊服用丹参滴丸、银杏片，静点川芎嗪等治疗，症状缓解不佳，就诊于王教授门诊。现症见：心悸，胸闷刺痛，心烦不安，神情紧张，乏力，手足冰凉，颜面轻度水肿，纳少，腹胀，梦多易醒，小便频少，大便稀。查：血压 110/70 毫米汞柱，心率 45 次 / 分，心律齐，心音弱，口唇发绀，舌质紫暗，苔薄白，脉沉细迟。心脏 B 超：心包积液（少量），主动脉瓣少量反流，左室舒张功能减退。甲功三项：FT 30.01，FT 40.06。心电图：窦性心动过缓。中医诊断：心悸（心脾阳虚、瘀浊互阻）；西医诊断：甲减性心脏病，心律失常，心动过缓。治以温阳化瘀，安神定悸。应以通瘀煎合桂枝附子汤配甘松。处方：桃仁 10 克，赤芍 10 克，蒲黄 10 克，泽泻 10 克，姜黄 12 克，琥珀（冲服）6 克，枳实 10 克，白术 20 克，郁金 10 克，桂枝 20 克，制附子 10 克，甘松 12 克。7 剂，每日 1 剂，水煎服，早晚分服。

2020 年 3 月 8 日二诊：患者自述心慌、乏力等症减轻，效不更方，续服半个月，将本方配成颗粒处方。

　　调理治疗 1 个月，患者一般状态明显好转，心电图示心率 52 次 / 分，动态心电图提示：窦性心动过缓，偶发房早，窦性停搏，最长间歇 2.21 秒。后以本方配为颗粒，阶段性维持治疗，电话随访，心悸乏力基本消失。

第四节　黄连 - 肉桂

单味功用：

　　黄连：《神农本草经》言："味苦，寒。主热气，目痛，眦伤，泣出，明目，肠澼，腹痛，下利，妇人阴中肿痛。久服，令人不忘。"《本草经集注言》："味苦，寒、无毒。五脏冷热，久下泄澼脓血，止消渴，大惊，除水，利骨，调胃，浓肠，益胆，治口疮。"《雷公炮制药性解》言："味苦，性寒无毒，入心经。主心火炎，目疾暴发，疮疡红肿，肠红下痢，痞满泄泻小儿疳热，消口中疮，惊悸烦躁，天行热疾。黄连味苦泻心，治心火诸病不可缺。泻痢虽属脾经，正由火不能生土，况心与小肠相为表里，心火泻则小便亦利，而肠胃自浓矣。"《本草经解》言："气寒，味苦，无毒。主热气目痛 伤泪出，明目，肠腹痛下痢，妇人阴中肿痛，久服令人不忘。（酒炒，吴萸同炒，姜汁炒）黄连气寒，禀天冬寒之水气，入足少阴肾经；味苦无毒，得地南方之火味，入手少阴心经。气味俱降，阴也。其主热气目痛者，心主火，火气热，心病舍肝，肝开窍于目也；黄连苦寒，所以清火也。手少阴之正，出于面，合目内 ，手少阴为心火，火盛则心系急而泪出，眦伤泪出皆心火也；黄连清心，所以主之。实则泻其子，心者肝木之子也。清心则肝邪泻，所以明目也，大肠为庚金之腑，心火乘之，则津液化成脓血，痛而下痢矣；其主之者，寒以清火，苦以泄热也。北方黑色，入通于肾，开窍于二阴，妇人阴中乃肾窍也，热胜则肿，肿痛者火盛也，黄连入肾，寒苦清火，所以主之。其久服令人不忘者，入心清火，火清则心明，能记忆也。"《长沙药解》言："味苦，性寒，入手少阴心经。清心退热，泻火除烦。"《本草经集注》言："菌桂：味辛，温，无毒。主治百疾，养精神，和颜色，为诸药先聘通使。久服轻身，不老，面生光华媚好，常如童子。"

　　肉桂：味甘、辛，大热，有小毒。主温中，利肝肺气。心腹寒热，冷疾，霍乱，转筋，头痛，腰痛，出汗，止烦，止唾，咳嗽，鼻齆，堕胎，温中，坚筋骨，通血脉，理疏不足，宣导百药，无所畏。久服神仙，不老。《雷公炮制药性解》言："味辛甘，性大热有毒，其在下最浓者，曰肉桂。去其粗皮，为桂心，入心、脾、肺、肾四经。主九种心疼，补劳伤，通九窍，暖水脏，续筋骨，杀三虫。散积气，破瘀血，下胎衣，除咳逆，疗腹痛，止泻痢，善发汗。其在中次浓者，曰官桂，入肝脾二经。主上焦有寒，走肩臂而行枝节。桂在下，有入肾之理，属火，有入心之义。而辛散之性，与肺部相投。甘温之性，与脾家相悦，故均入焉。官桂在中，而肝脾皆在中之脏也。"且《黄帝内经》曰："肝欲散，急食辛以散之，以辛补之。又曰：脾欲缓，急食甘以缓之，以甘补之。桂味辛甘，二经之所由入也。薄桂在上，而肺胃亦居上，故宜入之。"《本草经解》言："气大热，味甘辛，有小毒，利肝肺气，心腹寒热冷疾，霍乱转筋，头痛腰痛，出汗，止烦，止唾，咳嗽，鼻衄，堕胎，温中，坚筋骨，通血脉，理疏不足，宣导百药无所畏，久服神仙不老。肉桂气大热，禀天真阳之火气，入足少阴肾经；补益真阳，味甘辛，得地中西土金之味，入足太阴脾经、手太阴肺经；有小毒，则有燥烈之性，入足阳明燥金胃、手阳明燥金大肠。气味俱升，阳也。肉桂味辛得金味，金则能制肝木，气大热，禀火气，火能制肺金，制则生化，故利肝肺气。心腹太阴经行之地，寒热冷疾者，有心腹冷疾而发寒热也，气热能消太阴之冷，所以愈寒热也。霍乱转筋，太阴脾经寒湿证也，热可祛寒，辛可散湿，所以主之。"《黄帝内经》云："头痛巅疾，过在足少阴肾经，腰者肾之腑，肾虚则火升于头，故头痛腰痛也；肉桂入肾，能导火归原，所以主之。辛热则发散，故能汗出。虚火上炎则烦，肉桂导火，所以主止烦也。肾主五液，寒则上泛；肉桂温肾，所以止唾。辛甘发散，疏理肺气，故主咳嗽鼻衄。血热则行，所以堕胎。肉桂助火，火能生土，所以温中。中者脾胃也，筋者肝之合也，骨者肾之合也；甘辛之味，补益脾肺，制则生化，所以充肝肾而坚筋骨也。其通血脉理疏不足者，热则阳气流行，所以血脉通而理疏密也，宣导百药无所畏者，藉其通行流走之性也。久服神仙不老者，辛热助阳，阳明故神，纯阳则仙而不老也。"《玉楸药解》言："味甘、辛，气香，性温，入足厥阴肝经。温肝暖血，破瘀消癥，逐腰腿湿寒，驱腹胁疼痛。肝属木而藏血，血秉木气，其性温暖。温气上升，阳和舒布，积而成热，则化心火。木之温者，阳之半升，火之热者，阳之全浮也。人知气之为阳，而不知其实含阴精，知血之为阴，而不知其实抱阳气。血中之温，化火为热之原也，温气充足，则阳旺而人康，温气衰弱，则阴盛而人病。阳复则生，阴胜则死，生之与死，美恶不同，阳之与阴，贵贱自殊。蠢飞蠕动，尚知死生之美恶，下士庸工，不解阴阳之贵贱，千古祸源，积成于贵阴贱阳之家矣。欲求长生，必扶阳气，扶阳之法，当于气血之中培其根本。阳根微弱，方胎水木之中，止有不足，万无有余，世无温气太旺而生病者。其肝家痛热，缘生意不足，温气抑郁而生风燥，非阳旺而阴虚也。肉桂温暖条畅，大补血中温气。香甘入土，辛甘入木，辛香之气，善行滞结，是以最解肝脾之郁。金之味辛，木之味酸，辛酸者，金木之郁，肺肝之病也。盖金之性收，木之性散，金曰从革，从则收而革则不收，于是作辛。木曰曲直，直则散而曲不散，于是作酸。辛则肺病，酸则肝病，以其郁也，故肺宜酸收而肝宜辛散。肺得酸收，则革者从降而辛味收，肝得辛散，则曲者宜升而酸味散矣。事有相反而相成者，此类是也。肝脾发舒，温气升达，而化阳神。阳神司令，阴邪无权，却病延年之道，不外乎此。凡经络埋瘀、脏腑癥结、关节闭塞、心腹疼痛等证，无非温气微弱，血分寒冱之故。以至上下脱泄，九窍不守，紫黑成块，腐败不鲜者，皆其证也。女子月期产后，种种诸病，总不出此。悉宜肉桂，馀药不能。肉桂本系树皮，亦主走表，但重厚内行，所走者表中之里。究其力量所至，直达脏腑，与桂枝专走经络者不同。"

伍用功能：

两者合用出自《韩氏医通》中的交泰丸，主要用治心肾不交而导致的失眠。黄连大苦大寒，具有清热燥湿，泻火解毒之功效，善清中焦湿热，及清心、胃之火；肉桂辛热以散寒，辛甘以化阳，故有益火消阴之功，为温补肾阳要药。二药配伍，黄连泻心火，制亢阳，驱心中之阳下降至肾而不独亢；肉桂温肾阳，引火归源，致肾中之阴得以气化而上济于心。二药一寒一热，一阴一阳，辛开苦降，使肾水和心火升降协调，彼此交通。用于治疗肾阳不足，不能蒸腾肾阴上济于心，使心火独亢于上，扰动心神，即水火未济。又黄连清热燥湿，为治湿热痢疾要药；肉桂振奋脾阳，通利血脉，防止苦寒伤中，二药配伍，寒温并有，相反相成，具有燥湿解毒，通阳止痢作用。故近代名医张锡纯在《医学衷中参西录》中，治疗痢疾的燮理汤，是用治下痢服前药未痊愈者，若下痢已数日，亦可运用此汤。表明二药为对，可治痢疾未愈而正气有虚者，用此药对，以平调阴阳，正好符合脾胃寒热之喜恶，故而用于治多种胃肠道病症。

现代药理：

黄连的化学成分：含小檗碱，并含黄连碱、甲基黄连碱、掌叶防己碱、小檗红碱、表小檗碱、黄连碱、巴马汀、药根碱等。用磁共振氢谱法可鉴别黄连的真伪。小檗碱为黄连中主要有效成分。药理研究：动物试验表明，小檗碱有抗菌、抗病毒及原虫、利胆、抗腹泻、抗炎和抗脑缺血、抗微生物、降压、抗心肌缺血及心肌梗死、抗心律失常、抑制中枢神经系统、止腹泻、抗溃疡、利胆、降血糖、抑制DNA的合成、抑制血小板聚集等作用。

肉桂的化学成分：肉桂含挥发油1.98%～2.06%，其主要成分为桂皮醛，占52.92%～61.20%，还有乙酸桂皮酯、苯甲酸苄酯、反式桂皮酸、桂皮苷等成分。药理研究：对肠胃有缓和的刺激作用，并能解除胃肠平滑肌痉挛，具有很强的抗溃疡作用；可拮抗血小板聚集，具有改善心血管系统的作用，调节机体免疫功能；对中枢神经系统，具有镇静、镇痛、解热、抗惊厥等作用；对阳虚、阴虚模型有预防和保护作用；具有一定的抗炎作用；具有很强的杀真菌作用；抗肿瘤；升高小鼠血清三酰甘油有明显降低作用，能延长亚硝酸钠中毒小鼠的存活时间。肉桂中含有的桂皮醛对小鼠有明显的镇静作用，表现为自发活动减少，对抗甲基苯丙胺（Methamphetamine）所产生的过多活动、转棒试验产生的运动失调以及延长环己巴比妥钠的麻醉时间等。两者合用具有扩张血管、促进血液循环、使血管阻力下降、镇静、抗菌等作用。

病案举隅：

李某，女，47岁。失眠半年，加重1周。

2019年8月13日初诊。患者自诉失眠已半年以上，平素口服地西泮，可入睡3～4小时，近一周症状加重，就诊于王教授门诊。现症见：失眠，烦躁难入眠，心悸不安，白昼头昏昏然思睡，腰酸，时有洪热，口干，大便干，小便少，舌尖红，少苔，脉细弦。证属心火上炎，肾阴亏虚，心肾不交。治以滋阴泻火，交通心肾。当以黄连阿胶汤及交泰丸加减，处方：黄连6克，肉桂2克，阿胶9克（烊化），白芍10克，生地黄20克。7剂，每日1剂，水煎服，早晚分服。

2019年8月21日二诊：患者自述服药后，睡眠显著改善，续方7剂治愈。

第五节　石菖蒲－远志

单味功用：

石菖蒲：《神农本草经》言："味辛，温，主风寒湿痹，咳逆上气，开心孔，补五脏，通九窍，明耳目，出声音。久服轻身，不忘，不迷惑，延年。"《本草经集注》言："味辛，温，无毒。主耳聋，痈疮，温肠胃，止小便利，四肢湿痹，不得屈伸，小儿温疟，身积热不解，可作浴汤，益心智，高志不老。"《雷公炮制药性解》言："味辛，性温，无毒，入心、脾、膀胱三经。主风寒湿痹，咳逆上气，鬼疰邪气，通九窍明耳目，坚牙齿，清声音，益心志，除健忘，止霍乱，开烦闷，温心腹，杀诸虫，疗恶疮疥癣。勿犯铁器，去根毛用。"《本草经解》言："气温，味辛，无毒。菖蒲气温，禀天春和之木气，入足厥阴肝经；味辛无毒，得地西方之金味，手入太阴肺经。气味俱升，阳也。风寒湿三者合而成痹，痹则气血俱闭；菖蒲入肝，肝藏血，入肺，肺主气，气温能行，味辛能润，所以主之也。辛润肺，肺润则气降，而咳逆上气自平。辛温为阳，阳主开发，故开心窍。辛润肺，肺主气，温和肝，肝藏血，血气和调，五脏俱补矣。通九窍者，辛温开发也，辛温为阳，阳气出上窍，故明耳目。肺主音声。味辛润肺，故出音声，主耳聋，即明耳目之功也。治痈疮者，辛能散结也。肠胃属手足阳明经，辛温为阳，阳充则肠胃温也。膀胱寒，则小便不禁；菖蒲辛温，温肺，肺乃膀胱之上源，故止小便利也。久服轻身，肝条畅也；不忘不迷惑，阳气充而神明也；延年，阳盛则多寿也；益心智高志，辛温为阳，阳主高明也；不老，温能活血，血充面华也。"《玉楸药解》言："味辛，气平，入手少阴心经。开心益智，下气行郁。菖蒲辛烈疏通，开隧窍瘀阻，除神志迷塞，消心下伏梁，逐经络湿痹，治耳目瞆聋，疗心腹疼痛。止崩漏带下，胎动半产，散痈疽肿痛，疗癣痔瘘。生石中者佳。四川道地，莱阳出者亦可用。"

远志：《神农本草经》言："味苦，温。主咳逆，伤中，补不足，除邪气，利九窍，益智慧，耳目聪明，不忘，强志倍力。久服，轻身不老。"《本草经集注》言："味苦，温，无毒。主治咳逆伤中，补不足，除邪气，利九窍，益智慧，耳目聪明，不忘，强志，倍力。利丈夫，定心气，止惊悸，益精，去心下膈气，皮肤中热，面目黄。久服轻身，不老，好颜色，延年。"《雷公炮制药性论》言："味苦，性温，无毒，入心肾二经。补不足，除邪气，益智慧，明耳目，宁怔忡，定惊悸，利九窍，治健忘，壮阳道，益精气，长肌肉，助筋骨，及妇人血禁失音，小儿惊风客忤，皮肤热，面目黄，久服悦颜色，延年。甘草汤泡，去心用。远志苦入心经，温能滋肾，而不足等证，咸本二经，故都治之。"《本草经解》言："气温，味苦，无毒。远志气温，禀天春和之木气，入足厥阴肝经；味苦无毒，得地南方之火味，入手少阴心经；气温味苦，入手厥阴心包络。气升味降，阳也。中者脾胃也，伤中，脾胃阳气伤也；远志味苦下气，气温益阳，气下则咳逆除，阳益则伤中愈也；补不足者，温苦之品，能补心肝二经之阳不足也。除邪气者，苦温之气味，能除心肝包络三经郁结之邪气也。气温益阳，阳主开发，故利九窍，九窍者，耳目鼻各二，口大小便各一也。味苦清心，心气光明，故益智慧。心为君主，神明出焉。天君明朗，则五官皆慧，故耳目聪明不忘也。心之所之谓之志，心灵所以志强。肝者敢也，远志畅肝，肝强故力倍。久服轻身不老者，心安则坎离交济，十二官皆安，阳平阴秘，血旺气充也。"《玉楸药解》言："味辛，微温，入手少阴心、足少阴肾经。开心利窍，益智安神。远志辛散开通，治心窍昏塞，胸膈痹痛。补肾壮阳，敛精止泄。疗骨疽乳痛，一切疮疡肿毒。"

伍用功能：

两药合用见于《备急千金要方》中的枕中丹，主要用于治疗心神不安、健忘失眠者。除治失眠之外，此二味药对还用于治疗痰迷心窍或心神而导致的神志不清等临床疗效显著。二者应用比例以1：1多见。合用具有增强安神定志，除痰开窍的疗效。远志味苦而温，既能开心气而宁心安神，又能通肾气而强志不忘，为交通心肾，安定神志之佳品。李时珍《本草纲目》云："远志入足少阴肾经，非心经药也。其功专于强志益精，治善忘。盖精与志，皆肾经之所藏也。肾精不足，则志气衰，不能上通于心，故迷惑善忘。"远志兼能祛痰开窍，安神益智。石菖蒲辛温行散，苦温除痰湿，入心，则芳香以开窍；入胃，则芳香化湿以和中。适于痰浊闭窍及湿阻中焦等证。二药同归心经，均具有祛痰开窍之功，但石菖蒲偏于辛散以宣其痰湿，远志偏于苦降以定上逆之痰滞。二药合用，相济奏效，使气自顺而壅自开，气血和畅不复上逆，痰浊消散不蒙清窍，神志自可清明，是临床常用的祛痰开窍药对之一。

现代药理：

远志的化学成分：含多种三萜类皂苷，主要有远志皂苷A、B、C、D、E、F、G，由细叶远志皂苷元等与不同的糖结合而成，皂苷以皮部含量最多。另含细叶远志皂苷、细叶远志素、远志咕吨酮Ⅰ、远志咕吨酮Ⅱ、1,6-二羟基-3,7-二甲氧基咕吨酮、α-菠固醇、豆固醇、远志皂苷、西伯利亚远志糖、细叶远志定碱、细叶远志素等。药理研究：远志有镇静、催眠、抗惊厥、祛痰、镇咳、降压等作用。

石菖蒲的化学成分：主含挥发油。挥发油中主要成分为细辛醚及黄樟油素、α-细辛脑、β-细辛脑、欧细辛脑、菖蒲二烯、柏木烯、α-雪松醇、桂皮醛、α-雪松烯、土青木香酮、石菖醚、菖蒲碱甲、菖蒲碱乙、丁香酚等32种微量成分。药理研究：具有镇静、抗惊厥、改善记忆再现缺失、镇咳祛痰、解痉、抗菌、抗心律失常、降血脂、开窍、抗肿瘤等药理作用。两药合用具有增强镇静、抗惊厥、祛痰、镇咳、抗心律失常等作用。

病案举隅：

黄某，女，17岁。半个月前夜晚放学回家，途中突受惊吓，此后常感心悸易惊，神思不定，虚烦不眠，梦中惊叫，伴胸闷气短，四肢无力，面色无华，大小便可。查：血压115/70毫米汞柱，心率102次/分，心脏听诊心律齐，舌淡，脉沉细。心电图检查为窦性心动过速。此乃素体虚弱，加受惊吓，心气虚怯，阴血暗耗，心神失宁，而为惊悸。治以益气镇惊，宁心安神。方用孔圣枕中丹加味。处方：石菖蒲10克，远志10克，龟板20克（先煎），龙骨30克（先煎），黄芪10克，熟地黄15克，炒酸枣仁10克，茯神10克。7剂，每日1剂，水煎服，早晚分服。服用7剂后，惊悸好转，继以原方7剂，诸症悉平。

第六节　酸枣仁－柏子仁

单味功用：

酸枣仁：《神农本草经》言："味酸，平。主心腹寒热，邪结气聚，四肢酸疼，湿痹。久服安五藏，轻身延年。"《本草经集注》言："味酸，平，无毒。主治烦心不得眠，脐上下痛，血转、久泄、虚汗、烦渴。补中，益肝气，坚筋大骨，助阴气，令人肥健。"《雷公炮制药性解》言："味酸，性平无毒，入心脾肝胆四经。主筋骨酸寒，夜卧不宁，虚汗烦渴，安和五脏，大补心脾。炒熟去皮尖研用，生者治嗜卧不休。枣仁味酸，本入肝经，而心则其所生者也，脾则其所制者也，胆又其相依之腑也，宜并入之。"《太平圣惠方》云："胆虚不眠，寒也，炒熟为末，竹叶汤调服。盖以肝胆相为表里，血虚则肝虚，肝虚则胆亦虚，得熟枣仁之酸温，以旺肝气，则木来克土。脾主四肢，又主困倦，所以令人多睡。"《本草经解》言："气平，味酸，无毒。枣仁气平，禀天秋敛之金气，入手太阴肺经；味酸无毒，得地东方之木味，入足厥阴肝经、手厥阴风木心包络经。气味俱降，阴也。心者胸臆之分，手厥阴心包络脉起之处；腹者中脘之分，足厥阴肝经行之地。心包络主热，肝主寒，厥阴主散，不能散则寒热邪结气聚矣。枣仁味酸，入厥阴，厥阴和，则结者散。四肢者手足也，两厥阴经行之地也，酸痛湿痹，风湿在厥阴络也；枣仁味酸益血，血行风息，气平益肺，肺理湿行，所以主之也。心包络者，心之臣使也，代君行事之经也，肝者生生之脏，发荣之主也。久服枣仁，则厥阴阴足，所以五脏皆安。气平益肺，所以轻身延年也。"《长沙药解》言："味甘、酸，入手少阴心、足少阳胆经。宁心胆而除烦，敛神魂而就寐。"

柏子仁：《神农本草经》言："味甘，平。主惊悸，安五藏，益气，除湿痹。久服，令人悦泽美色，耳目聪明，不饥，不老，轻身，延年。"《本草经集注》言："味甘，平，无毒。治恍惚、虚损，呼吸历节，腰中重痛，益血，止汗。"《雷公炮制药性解》言："味甘、辛，性平，无毒，入肺、脾、肾三经。主安五脏，定惊悸，补中气，除风湿，兴阳道，暖腰膝，去头风，辟百邪，润皮肤，明耳目。柏子仁辛归肺，甘归脾，浊阴归肾，故均入之。"《本草经解》言："气平，味甘，无毒。柏仁气平，禀天秋平之金气，入手太阴肺经；味甘无毒，得地中正之土味，入足太阴脾经；以其仁也，兼入手少阴心经。气升味和，阳也。心者神之舍也，心神不宁，则病惊悸；柏仁入心，惊者平之，气平，平惊悸也。益气者，气平益肺气，味甘益脾气，滋润益心气也。治风先治血，血行风自灭；柏仁味甘益脾血，血行风息而脾健运，湿亦下逐矣。盖太阴乃湿土之经也，五脏藏阴者也，脾为阴气之原，心为生血之脏，肺为津液之腑；柏仁平甘益阴，阴足则五脏皆安矣。久服甘平益血，令面光华，心为君主，主明则十二官皆安，耳目聪明矣。味甘益脾，不饥不老，气平益肺，轻身延年也。"《长沙药解》言："味甘、微辛，气香，入手太阴肺经。润燥除烦，降逆止喘。"《玉楸药解》言："味甘、辛，气平，入足少阴脾、手阳明大肠、手少阴心、足厥阴肝经。润燥除湿，敛气宁神。柏子仁辛香甘涩，秉燥金敛肃之气，而体质则极滋润，能收摄神魂，宁安惊悸，滑肠开秘，荣肝起痿，明目聪耳，健膝强腰，泽润舒筋，敛血止汗。燥可泻湿，润亦清风，至善之品。烧沥取油，光泽须发。涂抹癣疥，搽黄水疮湿，最效。"

伍用功能：

两药合用见于《摄生秘剖》中的天王补心丹，具有滋阴养血、补心安神之功效，主要治疗阴亏血少、心神失宁所导致的失眠多梦、心悸不宁等病症。当代名家施今墨擅用此二味药对治疗心脏病之心悸者，临床疗效显著。酸枣仁甘酸性平，甘补酸收，主入心、肝、胆经。善养心益肝而安神，用治心肝阴血亏虚，心失所养，心悸失眠健忘等。又敛阴以止汗，尤善治虚烦不眠兼体虚多汗者。亦可敛阴生津，为治疗阴液亏虚之口渴咽干的常用药物。柏子仁甘平，质润多脂，为平补润燥之品。入心、肾经，能补阴血而养心安神，善治阴血亏虚之虚烦不眠；入大肠经，能润肠燥而通便，可治阴血亏虚之肠燥便秘。二药质润，性平，均善于养心安神，益智宁神。酸枣仁，兼能清肝胆虚热，对木火相煽，心肝火旺之心阴不足，虚烦不眠尤为适宜；而伍用柏子仁，一者增强其安神之功，二者柏子仁具清香之气，耐寒冷，禀少阴寒水之气，入心肾而利交通，可使虚火得安，神气自宁。相得益彰，共奏补肝益心，养血安神之功。

现代药理：

酸枣仁的化学成分：含脂肪油、挥发油、糖分、枣酸、蛋白质、谷甾醇、苦味质、有机酸、维生素 C、酸枣仁皂苷、黄酮苷、酸枣仁碱、槲皮素、麦珠子酸、白桦脂醇、白桦脂酸、鞣质等成分。并含有植物甾醇、三萜类化合物及 GMP 活性物质。药理研究：有中枢抑制作用：镇静催眠、镇痛、抗惊、降体温；抗心律失常和抗心肌缺血；降压；降血脂和防治动脉粥样硬化；抗缺氧、抗血小板凝结；治烧伤；增强免疫；兴奋子宫。

柏子仁的化学成分：种子含皂苷、脂肪油及挥发油。还含谷甾醇、柏木醇、红松内酯、脂肪酸等化合物。药理研究：改善记忆再现障碍、记忆消去及获得障碍。单方注射液可使猫的慢波睡眠深睡期明显延长，并具有显著的恢复体力作用。

两药合用具有增强镇静安神等作用。

病案举隅：

孙某，女，61 岁。失眠 2 年，加重 1 个月。

2019 年 1 月 15 日初诊：患者自诉失眠有 2 年，靠服艾司唑仑维持睡眠。近 1 个月因情志因素失眠逐渐加重，入睡难，甚则彻夜不眠，服用安眠药仅能睡眠一两个小时来诊。刻诊：心悸，胸闷，心烦意乱，气短，倦怠，头晕，目干涩，口干，手足心热，小便少，大便干。查：血压 135/75 毫米汞柱，心率 97 次 / 分，心律不齐，面少华，偏瘦，舌暗红、少苔，脉细数时促。心电图：频发房性早搏。辨证：心阴亏虚、心失所养，心神不安。治法：滋阴养血、补心安神当以处方天王补心丹加减。处方：酸枣仁 25 克，柏子仁 15 克，生地黄 20 克，当归 15 克，天门冬 15 克，麦门冬 15 克，远志 15 克，茯神 15 克，党参 10 克，苦参 10 克，丹参 10 克，桔梗 10 克，五味子 10 克，生龙骨 30 克（先煎），白茅根 30 克，甘草 10 克。7 剂，每日 1 剂，水煎服，早中晚分服。

2019 年 1 月 23 日二诊：患者自述睡眠逐渐好转，能睡三四个小时，心情平稳，大便通畅，每日 1 次，舌淡红、苔白干，脉细偶促。嘱停服西药，上方去丹参、桔梗，加首乌藤 30 克，生牡蛎 30 克（先煎）。7 剂，每日 1 剂，水煎服，早晚分服。

2019 年 2 月 2 日三诊：患者自述每日睡眠达 5～6 个小时，但多梦，自觉早搏未作，余症均减，舌淡红、苔白，脉滑。守法治疗，服药 2 个月余，睡眠正常，查心电图正常。随访两年未复发。

第五章 益气强心类

第一节 人参-附子

单味功用:

人参:本品首载于《神农本草经》,为五加科植物人参 Panax ginseng C.A.Meyer 的干燥根和根茎。由于人参药用价值高,价格昂贵,现多人工栽培,称为"园参",播种于山中野生环境的被称为"林下山参"。性甘、微苦,微温。归脾、肺、心、肾经。本品为甘温大补元气之品,常作为回阳救脱之要药,入肺、脾经而补脾益肺,生津养血。元气充足则心气得养,肾气充沛,使得心神安宁,心智聪慧,固有安神益智之效。本品作为补虚药,治疗虚劳内伤,被认为可治"无论男女一切虚证",被各医家推崇,仲景以人参补血,认为血不自生,需以阳气之药乃生,阳生阴长,单以补阴药生血,孤阴无阳血难生也。李杲在仲景的基础上认为"人参,能补肺中之气,肺气旺则四脏之气皆旺,肺主气故也"。但应用时应注意不宜与藜芦、五灵脂合用。因其为甘温之品,实证、热证或正气盛者亦不宜应用。《神农本草经》言:"主补五脏,安精神,定魂魄,止惊悸,除邪气,明目、开心、益智。"《药性论》言:"主五脏气不足,五劳七伤,虚损瘦弱,吐逆不下食,止霍乱烦闷呕哕,补五脏六腑,保中守神。消胸中痰,主肺痿吐脓及痫疾,冷气逆上,伤寒不下食,患人虚而多梦纷纭,加而用之。"《医学启源》言:"治脾胃阳气不足及肺气促,短气、少气,补中缓中,泻肺脾胃中火邪。"《本草纲目》言:"治男妇一切虚证,发热自汗,眩晕头痛,反胃吐食,痎疟,滑泻久痢,小便频数,淋沥,劳倦内伤,中风,中暑,痿痹,吐血,嗽血,下血,血淋,血崩,胎前产后诸病。"《得配本草》言:"茯苓为之使。畏五灵脂,恶皂荚,反藜芦。"

附子:本品首载于《神农本草经》,为毛茛科多年生草本植物乌头 Aconitum carmichaelii Debx 的子根的加工品。生用有毒,一般炮制为"黑顺片""盐附子""白附子"三种。性辛、甘,大热。归心、肾、脾经。本品被称为"回阳救逆第一品药",能峻补欲竭之真阳,入心、肾、脾三经,能上助心阳,中补脾阳,下滋肾阳。故不仅可以治疗心气暴脱，阳气衰微而引起的大汗淋漓、四肢厥逆，又可以治疗脾阳不足导致的畏寒肢冷、腹痛腹泻，还可以治疗肾阳不足引起的水肿尿少，小便不利，水湿寒停。本品药性另一特点为"走而不守"，秉性辛温走窜，通行十二经而无所不至，五脏六腑而无所不往，善治一切阴寒，风湿，为缓解诸寒湿痛之良药。其热性之强在《本草正义》中被称之为"诸脏诸腑，果有真寒，无所不治"，但药性峻猛且有毒，用之应慎。附子被诸多医家广为应用，张元素尤为善用附子，除了将之与白术配伍，称之为治疗寒湿之圣药，凡治疗湿邪，皆可稍加之以引经，还借由附子创立了"益火之原，以消阴翳"的治法。朱震亨认为附子虽热，但辨证论治，借附子走窜之性，治疗气虚热甚患者时可"少用附子以行参、芪"。本草记载《神农本草经》："味辛温。主风寒，咳逆邪气。温中，金疮。破癥坚，积聚、血瘕，寒湿踒躄，拘挛，膝痛不能行步。"《本草纲目》言："治三阴伤寒，阴毒寒疝，中寒中风，痰厥气厥，柔痓癫痫，小儿慢惊，风湿麻痹，肿满脚气，头风，肾厥头痛，暴泻脱阳，久痢脾泄，寒疟瘴气，久病呕哕，反胃噎膈，痈疽不敛，久漏冷疮。合葱涕，塞耳治聋。"《本草正义》言："附子，本是辛温大热，其性善走，故为通行十二经纯阳之要药。外用则达皮毛而除表寒，里则达下元而温痼冷。"《本草备要》言："补肾命火，逐风寒湿。"

伍用功能：

人参为大补元气的名贵药材，虽有作为独参汤单独使用的情况，但更多的是配伍使用，正如《本草新编》言："……然而人参亦有单用一味而成功者，如独参汤，乃一时权宜，非可恃为常服也。"认为人参应有辅佐之品，相辅相成，以达疗效。其中人参 – 附子作为人参配伍的经典药对已有千年的应用历史，人参甘温入肺脾经而大补元气，使后天得固；附子辛甘大热，走窜五脏六腑，通行十二经脉，温元阳以扶先天。《删补名医方论》云："补后天之气，无如人参，补先天之气，无如附子。"因此二者配伍被后世称为"回阳救逆之要药"。二者合用益气壮阳，温肾暖脾，利水消肿，回阳救逆。

现代药理：

人参对神经系统的影响：早期研究发现人参对于中枢神经，尤其是高级中枢有很强的作用，加强神经兴奋过程，提高神经反射的灵活性，具有很强的抗疲劳作用。随着研究的加深，发现大剂量人参有镇静的作用，明确了人参对神经的影响具有双向性，使得兴奋和抑制取得平衡，从而达到抗抑郁的作用。

人参对人体生理反应的影响：该影响主要体现在帮助人体对抗各种不良刺激上，被称之为"适应原"样作用。具体表现为大量失血后的血压回升、缓解各类严重的炎症反应、减少重症感染的急性死亡率等方面。人参对心血管系统的作用：人参对于心血管系统作用广泛，而且也多表现为双向性，小剂量时收缩血管，提高心率，升高血压。大剂量时扩张血管，一定程度上减轻心脏收缩力从而减缓心率，一过性降血压。但在治疗剂量血压波动不明显。而且在严重心功能不全时，有很好的抗休克作用。除此之外，人参对物质代谢有一定的影响，尤其是糖的代谢，一定程度上降血糖但没有明确依据可以纠正代谢异常，有待进一步研究。

附子对心血管系统作用：在治疗剂量下，附子能升高大鼠心肌 Na^+–K^+–ATP 酶的活性和 cAMP，PKA 的含量，最终使心率减慢，具有一定的抗心律失常的作用。但中毒量可直接作用于心肌导致心动过速，极易导致心室纤维颤动，处理不当致死率很高，高浓度钙拮抗，如今炮制方法相对成熟，达到高效低毒的成果，但临床仍需注意。相较于对心率的影响，其强心作用更为多用，有研究其水溶性物质可以兴奋和激动 β 受体，释放儿茶酚胺进而达到强心的作用，而且经研究表明久煎有利于有效物质的析出，从而达到更好的疗效。另有学者研究发现，附子有一定的降压和改善心肌缺血状态的作用。抗炎、镇痛作用：最早就有学者发现熟附子煎剂口服对于踝关节肿有很好的抗炎镇痛效果，后来随着研究的深入发现 3 种单酯型生物碱苯甲酰乌头原碱（BAC）、苯甲酰中乌头原碱（BMA）、苯甲酰次乌头原碱（BHA）对刺激产生的巨噬细胞均有抗炎作用。除此之外，附子还有一定的抗肿瘤、抗衰老、提高免疫力等作用。附子的毒性除了心脏系统外，还表现为乌头碱可抑制呼吸中枢，使得呼吸频率变慢，对局部的皮肤黏膜有刺激性，使感觉神经末梢先兴奋，表现为烧灼感或瘙痒感，后使神经抑制，表现为麻木和知觉丧失。

由于参附注射液的推广和使用，有很多对于人参和附子配伍后有效成分的研究，总体结论是两者配伍后对各自有效成分的析出影响不大，而且两者合用确实对于心力衰竭的治疗疗效确切，但应注意的是制备条件的不同会影响有效成分的多少，两者相较于干燥粉剂更适用于汤剂，尤其是附子的主要有效成分为水溶性，提示我们临床久煎更利于有效成分的析出。对于配伍后毒性的研究中，研究发现人参对于附子的心肌毒性有很好的抑制作用，加入配伍不同比例人参血清后，附子对于心肌损伤均有所下降，且当附子和人参的比例在 2∶1 时其抑制毒性的作用就可达到最佳。

病案举隅：

王某，男，72 岁。心悸、喘促反复发作 3 年，加重 10 天。

2019 年 2 月 2 日初诊：患者 3 年前自觉胸闷心悸、喘促气短并出现双下肢水肿，就诊于当地医院，行相关检查，诊断为"心力衰竭"，对症治疗后好转，后上述症状反复发作，近 10 天前无明显诱因，上述症状加重，故来诊，现症见：心悸、喘促，双下肢水肿，畏寒肢冷，神疲乏力，失眠多梦，小便少，大便可。舌淡暗，苔白，脉细涩。中医诊断：心衰病（阳虚血瘀证），当以益气温阳，祛瘀利水。处方：人参 20 克，附子 20 克，黄芪 20 克，肉桂 10 克，丹参 15 克，泽泻 12 克，北五加皮 6 克，白芍 6 克，桂枝 6 克，白术 6 克，炙甘草 6 克。15 剂，每日 1 剂，水煎服，早晚分服。

浓煎口服治疗 15 天后，患者水肿较前缓解，心悸喘促明显好转，续服 7 剂以巩固疗效。

第二节　人参－五味子

单味功用：

人参（见上文）。

五味子：本品首载于《神农本草经》，为木兰叶木质藤本植物五味子 Schisandra chinensis (Turcz.) Baill. 的干燥成熟果实，一般称为"北味子"或华子五味子 Schisandra sphenanthera Rehd. et Wils. 的干燥果实，一般被称为"南五味子"。其果实甘酸，核辛苦而有咸味，尤其得名五味子。性酸、甘，温。归肺、心、肾经。本品味酸能收，甘温能补，为少有的收涩、滋补兼备的药物。入肺、肾经，上能收敛上冲之肺气，下能固涩滑脱之肾精，可用于治疗肺气上逆之咳喘，肾虚滑脱之遗尿遗精。而且其收涩力量不弱，还可涩肠止泻，固表止汗。但因此也当注意，表邪未解，余邪未清，应谨慎应用防止敛邪成患。本品性甘而酸，酸甘化阴，有养阴生津之妙，常用于治疗消渴等津伤疾病。且入心经而甘温，甘温益气，加之其养阴的特性，补肾宁心，尤其适用于治疗心肾不交的失眠、心悸等症。对于五味子作为补药，孙思邈十分推崇，认为"五月常服五味子以补五脏气……六月常服五味子，以益肺金之气，在上则滋源，在下则补肾"。五味子作为补药应用时往往炮制，如《本草纲目》："五味子，入补药熟用，入嗽药生用。"本草记载《神农本草经》："主益气，咳逆上气，劳伤羸瘦，补不足，强阴，益男子精。"《名医别录》："养五脏，除热，生阴中肌。"《本草备要》："补肺肾，涩精气。性温，五味俱备，皮甘、肉酸，核中苦辛，都有咸味。酸咸为多，故专收敛肺气而滋肾水。"《药性赋》："味酸，性温，无毒。降也，阴也。其用有四：滋肾经不足之水，收肺气耗散之金，除烦热生津止渴，补虚劳益气强阴。"《本草通玄》："固精，敛汗。"

伍用功能：

人参大补元气，补脾益肺，生津养血。五味子敛汗生津，补肾宁心。一重在补气，一重在生津，两者合用益气养阴，适用于气阴两虚证。本草有言："……以五味子治之，咸用其酸敛生津，保固元气而无遗泄也。然在上入肺，在下入肾，入肺有生津济源之益，入肾有固精养髓之功。故孙真人用生脉散，以五味配人参、麦门冬，夏月调理元虚不足之人。"可见人参－五味子配伍重在调理素体虚弱，而后各种原因伤阴的患者。

现代药理：

对神经系统的作用：五味子对神经系统的作用主要体现在镇静安眠、益智健脑，抗抑郁和惊厥三个方面。五味子的主要成分木脂素、五味子醇甲和五味子醇乙等均具有明显的镇静催眠作用，且一定程度上抗抑郁。有实验表明而其中五味子醇甲可以通过抗氧化，清除自由基的途径保护神经细胞提高小鼠的学习能力和增加小鼠的记忆保持率。有学者研究发现五味子有一定的抗惊厥作用，尤其是对强制性惊厥的效果显著。对心血管系统的作用：五味子通过多靶点保护心肌细胞，改善微循环，近些年来有学者研究发现其对大鼠心肌缺血引起的再灌注损伤有保护作用，而且对之后活动耐量有一定的提高，认为其有一定的强心作用。对代谢的影响：能影响糖脂代谢，五味子多糖对 2 型糖尿病模型大鼠有降低空腹血糖值，提高胰岛素抵抗指数和糖耐量的作用，而且可以降低脂肪分解，从而减轻糖尿病症状，被认为对糖尿病患者有益。除此之外，五味子对肝脏有保护肝细胞，改善肝功能的作用，在消化系统上，可改善肠道蠕动，缓解因胃肠道疾病引起的腹泻症状，尤其对于应激性腹泻效果更好。北五味子与人参相似的"适应原"性作用，相比于人参力量弱但同时副作用也不明显，对于帮助人体适应一些急性应激性反应有帮助。有学者对人参五味子单煎和合煎后产生的有效成分的量进行了比较，发现相较于单煎五味子，合煎后五味子中的有效成分五味子乙素明显升高，其他有效成分像五味子甲素、醇甲、醇乙和酯甲等虽然变化不大，但均有上升的趋势，主要原因是认为人参皂苷类化合物有利于五味子成分的析出。相较于单煎人参，合煎后人参主要成分人参皂苷 Rh2、PPT 的含量明显增加，主要因为加入五味子后溶液 pH 下降，使得人参皂苷 Re、Rb1、Rb2 和 Rg1 的糖链断裂和转化。现阶段研究证明这种转化是有宜的，使得其更容易被人体吸收，也拥有了更好的药物活性。可见人参五味子配伍在现代药理学上被证明是有益的。

病案举隅：

黄某，女，54 岁。心悸反复发作 1 年，加重 3 天。

2014 年 6 月 1 日初诊：患者 1 年前自觉心慌伴睡眠不佳，就诊于当地医院，行相关检查，未明确病因，嘱其注意休息，予倍他乐克口服以降低心率，后上述症状时好时坏，近 3 天前多食辛辣刺激之物，上述症状加重，故来诊，症见：心慌，烦躁易惊，坐卧不安，口干口渴，汗多乏力，少气懒言，夜不能寐，二便尚可。舌红少苔，脉细数。中医诊断：心悸（气阴两虚证），当以益气养阴，清心除烦。处方：人参 15 克，五味子 15 克，麦门冬 15 克，竹叶 10 克，甘松 10 克，浮小麦 10 克，大枣 6 克，熟地黄 6 克，白芍 10 克，香附 6 克，酸枣仁 10 克，首乌藤 10 克，炙甘草 3 克。7 剂，每日 1 剂，水煎服，早晚分服。

2014 年 6 月 8 日二诊：患者自述烦躁汗出较前好转，仍心悸，加龙骨 15 克，牡蛎 15 克。5 剂，每日 1 剂，水煎服，早晚分服，以巩固疗效。

第三节　附子－干姜

单味功用：

附子（见上文）。

干姜：本品首载于《神农本草经》，为姜科多年生草本植物姜 Zingiber officinale Rosc. 的干燥根茎。性辛，热。归脾、胃、肾、心、肺经。功效特点：干姜，辛、热，但与附子不同，张元素言："干姜本辛，炮之稍苦，故止而不移，所以能治里寒，非若附子行而不止也。"与附子的走而不守不同，普遍认为干姜走守兼备，入肺、脾，善入中焦脾胃而温脾胃之阳，散脾胃之寒，为温中散寒之良药。兼入肺经，温肺散寒，尤擅于温化寒饮。也入心、肾经，回阳之力不及附子，但常附子配伍。朱震亨认为干姜虽为热药，但可以引血药入气分生血，其言："干姜，入肺中利肺气，入肾中燥下湿，入肝经引血药生血，同补阴药亦能引血药入气分生血。"后世应用此法治疗吐血、下血等症，并进一步拓展凡一切有阴无阳证皆可使用，称之为"热因热用"。《神农本草经》曰："主胸满，咳逆上气，温中，止血，出汗。逐风湿痹，肠澼下痢。生者尤良。"《药性论》曰："治腰肾中疼冷，冷气，破血，去风，通四肢关节，开五脏六腑，去风毒冷痹，夜多小便。治嗽，主温中，霍乱不止，腹痛，消胀满冷痢，治血闭。病人虚而冷，宜加用之。"《名医别录》曰："大热，无毒。主治寒冷腹痛，中恶，霍乱，胀满，风邪诸毒，皮肤间结气，止唾血。"《唐本草》曰："治风，下气，止血，宣诸络脉，微汗。"《本草求真》曰："干姜，大热无毒，守而不走。凡胃中虚冷，元阳欲绝，合以附子同投，则回阳立效。"

伍用功能：

《本草求真》言："附子无干姜不热。"附子为辛温大热之品，走而不守，通行十二经脉，无论体表脏寒，还是上中下三焦之寒，皆可用附子。干姜虽走守兼备但相较于附子味厚而入脾胃，温中散寒，守而不走。二者合用，一守一走，附子得姜之辛而热，互相为用，使散寒之力倍增。附子入心脾肾经，温补元阳，使肾阳得复，干姜入心脾肺经，温中散寒，使脾阳得健，两药配伍，附子养先天以助后天，干姜温后天以养先天，共同固守元阳，以回阳复脉，是回阳救逆的基本药对。

现代药理：

对心血管系统作用：干姜的水提物和挥发油对去甲肾上腺素的血小板聚集作用有抑制效果，抑制的强弱与剂量有相关性，从而达到抑制血小板和抗血栓的作用。干姜的提取物还有一定的抗氧化所用，其中柠檬醛的抗氧化作用最强，机制普遍认为与减缓耗氧速度相关。基于这个作用，有学者进一步研究干姜是否对缺氧缺血的心肌细胞有保护作用，结果表明干姜能降低细胞乳酸脱氢酶的产生，从而减轻心肌细胞的损伤。在慢性损伤，如心衰方面，有学者用干姜提取物干预心衰兔，结果表明其可明显改善的心肌舒缩性能，从而缓解症状，效果与剂量呈正相关。镇痛抗炎作用：干姜的镇痛抗炎作用显著，无论是醚提物和水提物均有不错效果，但其中具体发挥效应的水溶性成分尚未可知，而醚提物的抗炎作用研究相比而言更加深入，认为其抗炎镇痛的机制为促进肾上腺皮质激素的释放。消化系统作用：主要体现在抗溃疡形成和抗腹泻作用上，提取方法的不同表现为不同的作用，其中醚提物能对抗水浸应激性溃疡的形成，抗蓖麻油引起的腹泻，但对番泻叶引起的腹泻作用欠佳，而水提取物则能对抗番泻叶引起的腹泻，对抗结扎幽门性溃疡形成。综合来看，干姜在抗溃疡形成和抗腹泻的作用上有待于进一步研究。除此之外，干姜有一定的抗肿瘤作用，原理与其提取物具有抗肿瘤启动子活性的作用。还有一定的抗菌作用，抑制伤寒致病菌引起的发热反应。

针对于"附子无姜不热"的说法，有学者专门进行了研究，选取了生姜、干姜、炮姜分别于附子煎煮，观察其总生物碱的含量，结果表明干姜能使总生物碱含量增加。生姜和炮姜使总生物碱减少，其中配伍炮姜的生物碱含量最低。经过对多种成分的研究，认为生姜和炮姜减少了附子有效成分的溶出，降低了辛热之性，可能会影响其回阳救逆的作用，但能使附子更好地发挥温经散寒的疗效。干姜则促进了附子有效成分的析出，最大程度地保留了附子的辛热之性，使其发挥其回阳救逆的功效。可见"附子无姜不热"有现代药理学理论支持，其中姜也非所有姜，应当为干姜。也因为干姜最大程度保留了附子的有效成分，相较与生姜，配伍干姜后被认为是附子主要毒性来源的酯型生物碱的含量要更高。证明了生姜确实在减毒方面更有优势，与古人认为的生姜杀附子之毒相吻合。干姜和附子现代主要应用于心血管方面，认为其能改善冠脉血流，改善心力衰竭预后，附子与干姜配伍后，其心脏毒性显著降低，在保证回阳救逆的作用下，有一定的安全性。

病案举隅：

关某，男，72岁。心悸、喘促反复发作10年，加重7天。

2018年4月14日初诊：患者10年前突发心肌梗死，就诊于当地医院紧急行PCI术，术后1个月出现心悸、喘促，伴下肢水肿，诊断为"心力衰竭"，对症治疗后好转，近10年上述症状反复发作，近7天前无明显诱因，上述症状加重，伴下肢水肿，夜间不能平卧，收入院治疗，症见：心悸，喘息不能平卧，面色㿠白，神疲乏力，四肢欠温，胃脘冷痛，下肢水肿，口唇发绀，寐差不欲食，尿少便溏，舌淡胖有瘀点，脉沉细。中医诊断：心水病（阳虚水泛），当以温阳益气，祛瘀利水。处方：制附子15克，干姜15克，人参15克，白术10克，茯苓10克，芍药10克，葶苈子10克，大腹皮3克，淫羊藿3克，甘草3克。3剂，每日1剂，水煎服，早晚分服。配合西医治疗，浓煎顿服治疗3天后，患者水肿渐消，心悸喘促较前好转，续服 15 剂后出院，病情基本平稳。

第四节　麻黄－浮萍

单味功用：

麻黄：本品首载于《神农本草经》，为麻黄科亚灌木草本植物麻黄（Ephedra sinica Stapf）、中麻黄（Ephedra intermedia Schrenk et C.A.Mey.）或木贼麻黄（Ephedra equisetina Bge.）的干燥草质茎。本品中空漂浮，故古人认为其长于发散。性辛、微苦，温。归肺、膀胱经。功效特点：麻黄被《本草通玄》称为"发表第一药"，其性辛温发散，又入肺与膀胱经长于宣通肺气，开腠理，使外感之邪随汗而出，其发汗之力之强，被称为辛温解表之峻剂，用于治疗恶寒无汗，脉浮紧之风寒表实证。其入肺经，发散之力甚强，一能祛风透疹，治疗风邪郁闭之风疹、麻疹不出，二能宣通肺气，治疗由肺气壅滞导致的咳嗽喘促。又入膀胱经，利水消肿，治疗风水表证引起的水肿。其温通发散之性，散经络之寒，使风寒之邪随汗而出，治疗风寒痹症。由于麻黄发汗之力强，应用当因人而异，在《医学衷中参西录》中有言："盖南方气暖，其人肌肤薄弱，汗最易出，故南方有麻黄不过钱之语。北方若至塞外，气候寒冷，其人之肌肤强厚，若更为出外劳碌，不避风霜之人，又当严寒之候，恒用至七八钱始得汗者。"故应用时应当因人取量，防止汗出过多而伤气伤津或汗不出而留邪。本草记载《神农本草经》："主中风，伤寒头痛，温疟。发表出汗，去邪热气，止咳逆上气，除寒热，破癥坚积聚。"《汤液本草》言："夫麻黄治卫实之药，桂枝治卫虚之药，桂枝、麻黄，虽为太阳证药，其实荣卫药也。肺主卫（为气），心主荣（为血），故麻黄为手太阴之剂，桂枝为手少阴之剂。故伤寒伤风而嗽者，用麻黄桂枝，即汤液之源也。"《本草正义》言："麻黄轻清上浮，专疏肺郁，宣泄气机，是为治感第一要药，虽曰解表，实为开肺，虽曰散寒，实为泄邪，风寒固得之而外散，即温热亦无不赖之以宣通。"《本草纲目》言："麻黄乃肺经专药，故治肺病多用之。仲景治伤寒，无汗用麻黄，有汗用桂枝。"《药品化义》言："麻黄，为发表散邪之药也。但元气虚及劳力感寒或表虚者，断不可用。若误用之，自汗不止，筋惕肉瞤，为亡阳症。"

浮萍：本品首载于《神农本草经》，为浮萍科多年生草本植物紫萍（Spirodela polyrrhiza（L.）Schleid.）的干燥全草。性辛，寒。归肺经。功效特点：浮萍生于水中，其体轻上浮，故其性最为升散，入肺经，上宣通肺气，疏风解表，发汗邪热，主治外感风热之邪引起的感冒，其虽性寒，但寒凉不甚且辛散，亦可配伍麻黄、羌活等药用于治疗风寒感冒。浮萍多用于发汗，但张寿颐言："近人止以为发汗之药，而不知清热正其专长，殊觉未尽其用。且其质最轻，气味皆薄虽曰发汗，性非温热，必无过汗之虑。"可见浮萍性相对平和，风寒风热有汗无汗的表证皆可应用。其发散之力尤强，历代医家亦有用其与薄荷、蝉蜕配伍用于治疗风疹、麻疹邪郁不透，瘙痒难耐之证。其宣通肺气又下输膀胱而通调水道，可治疗由表证引起的水肿尿少。本草记载《神农本草经》言："主暴热身痒，下水气，胜酒，长须发，止消渴。"《本草图经》言："治时行热病，亦堪发汗。"《滇南本草》言："发汗，解毒。治疔癫，疥癣，祛皮肤瘙痒之风。"《本草纲目》言："浮萍，其性轻浮，入肺经，达皮肤，所以能发扬邪汗也。"《本草经疏》言："表气虚而自汗者勿用。"

伍用功能：

麻黄与浮萍配伍体现了《黄帝内经》中宣肺、利水、活血的治水三法，《素问·汤液醪醴论》中有言："帝曰：其有不从毫毛而生，五脏阳以竭也。岐伯曰：治于权衡，去菀陈莝，微动四极，以复其形，开鬼门，洁净府，精以时服，五阳已布，疏涤五脏。"麻黄与浮萍配伍宣通肺气，通调水之上源以"开鬼门"，温通阳气，利水以"洁净府"。麻黄辛温，浮萍辛寒，一温一寒，相辅相成，防止麻黄温热太过而伤气，浮萍寒凉太过而阳郁。两药相配不重在发汗，而重于宣通肺气，使肺气宣发肃降的功能恢复正常，进而利水。麻黄温化膀胱，浮萍入膀胱经，通调水道，共同使膀胱利水而消肿。

现代药理：

麻黄：对心血管系统作用：麻黄中的麻黄碱主要使血管收缩，舒张作用很小，其收缩血管的作用温和，持续时间长，由此适用于鼻黏膜肿胀等疾病。其在冠脉血管表现出不同的作用，使冠脉扩张，增加血流量。与垂体后叶素联合应用升压时，可拮抗大剂量垂体后叶素导致的冠脉血管收缩和心脏抑制。其药理表现适用于心源性休克患者，但临床应用很少，主要原因是虽然麻黄碱有很强的心脏兴奋作用，但大剂量或反复应用，导致心律失常的概率大大增加，尤其是与洋地黄合用时，极易引起心律失常，故临床应用不多。对呼吸系统作用：相较于心血管系统，在呼吸系统上应用相对较多，其对支气管平滑肌有很好的解痉作用，其在痉挛状态下效果更强，持续时间也很长，可见中医用其治疗咳嗽喘促有一定的药理学理论支持。经研究麻黄碱并没有直接的发汗作用，在一般情况下不能诱导汗液排出，但在高温状态下，应用麻黄碱的组别相较于对照组汗液更多，皮下注射麻黄碱也不能引起特异性的汗液排除，由此推断麻黄碱的发汗作用可能干预了中枢神经。介于这个特点与中医应用基本相符，应用麻黄发汗时应注意保暖和热饮以帮助发汗。除此之外，麻黄对于平滑肌的解痉作用在胃肠道上也有体现，使胃肠道蠕动变慢，但能增加膀胱括约肌的肌力，对遗尿反而有利。对骨骼肌有抗疲劳作用，可用于治疗肌无力。

浮萍：对心血管系统作用：有研究显示浮萍提取物对奎宁引起的心力衰竭蛙模型有强心的作用，大剂量效果不明显反而使心脏在舒张期停止跳动，具体机制尚未明确，有可能与浮萍富含醋酸钾、氯化钾、多种水溶性维生素等有效物质，收缩血管使血压升高相关。抗氧化作用：浮萍具有很好的抗氧化作用，使得它在抗动脉粥样硬化上效果显著，且它许多药理作用都与其抗氧化作用息息相关，如抗肿瘤作用、抗机体炎症、抗衰老作用等。除此之外，芹菜素是浮萍中的重要化学成分之一，一种天然的黄酮类物质，它可以抗菌、抗病毒、降血压、改善内分泌循环等。对浮萍的研究尚不全面，其有利水的作用，但尚未找到明确的靶点和机制。其各种有效成分口服吸收较差，在体内蓄积较少，故应用尚不广泛，相信在以后突破这项难题后会有更好的发展空间。现代药理学表明麻黄浮萍均有一定的强心作用，且能利水，虽无具体研究探究两者合用后强心力量是否有所增加，但也为临床应用两药提供了一定的理论支持。

病案举隅：

王某，女性，71 岁。胸闷反复发作 10 余年，喘息不能平卧 1 天。

患者冠心病病史 10 余年，5 年前因急性心肌梗死行 PCI 术，高血压病史 10 余年。平素服用阿司匹林、美托洛尔缓释片、厄贝沙坦等药物控制病情。3 年前患者出现喘促、下肢水肿严重，诊断为"心力衰竭"，1 天前受凉后出现喘促难卧，端坐呼吸，伴心悸、双下肢凹陷性水肿，尿少，舌暗少苔，脉沉细涩。辅助检查：ECG 示陈旧性心肌梗死。心脏彩超示射血分数 42%，全心增大，重度肺动脉高压。BNP：2936 皮克 / 毫升。紧急送往医院，诊断为"急性心衰"收入院。入院后紧急予抗感染、强心、利尿等常规西医治疗。四诊合参，辨属肺失宣降、心阳亏损、瘀水互结证，治以宣肺利水、益气温阳、活血化瘀。处方：炙麻黄 30 克，茯苓 15 克，浮萍 30 克，葶苈子 15 克，桂枝 15 克，猪苓 15 克，泽泻 15 克，干姜 15 克，益母草 12 克，人参 6 克，炙甘草 3 克。3 剂，每日 1 剂，浓煎，早晚分服。3 天后患者病情逐渐平稳，随症加减续服至出院。

第六章　温阳利水类

第一节　茯苓 - 白术

单味功用：

茯苓：《史记·龟策传》作伏灵，盖松之神灵之气，伏结而成，故谓之伏灵、伏神也。有赤白之分，虽《本草》言："赤泻丙丁，白入壬癸，然总不失为泻物，故能利窍去湿。"陈修园曰："茯苓气平入肺，味甘入脾。肺能通调，脾能转输，其功在于利小便。胸为肺之部位，胁为肝之部位，其气上逆则忧恚惊邪恐悸，七情之用因而弗调。心下为太阳之部位，水邪停留则结痛；水气不化则烦满；凌干太阴则咳逆；客干营卫则发热恶寒；内有宿饮则津液不升，为口焦舌干，唯得小便一利，则水行而气化诸疾俱愈矣。久服安魂养神、不饥延年者，以肺金为天，脾土为地，位一身之天地，而明其上下交和之效也。"《名医别录》谓："无毒，止消渴，好唾，大腹淋沥，膈中痰水，水肿淋结，开胸府，调藏气，伐肾邪，长阴，益气力，保神守中，其有根者，名茯神。"《药性赋》记载："茯苓，味甘淡，性平，无毒。降也，阳中阴也。其用有六：利窍而除湿，益气而和中，小便多而能止，大便结而能通，心惊悸而能保，津液少而能生。白者入壬癸，赤者入丙丁。"《本草纲目》谓："茯苓，本草言利小便，伐肾邪。至东垣、王海藏乃言小便多者能止，涩者能通，同朱砂能秘真元，而丹溪又言阴虚者不宜。义似相反，何哉？茯苓气味淡而渗，其性上行，生津液开腠理，滋水之源而下降，利小便。故洁古谓其属阳，浮而升，言其性也；东垣谓其为阳中之阴，降而下，言其功也。"

白术：《景岳全书》中记载其味甘辛，气温，气味俱厚，可升可降，阳中有阴，气中有血。其性温燥，故能益气和中，补阳生血，暖胃消谷，益津液，长肌肉，助精神，实脾胃，止呕逆，补劳倦，进饮食，利小水，除湿运痰，消浮去胀，治心腹冷痛、胃虚下痢、痃癖癥瘕。制以人乳，欲润其燥；炒以壁土，欲助其固；佐以黄芩，清热安胎。以其性涩壮气，故能止汗实表。而痈疽得之，必反多脓；奔豚遇之，恐反增气；及上焦燥热而气多壅滞者，皆宜酌用之。然冬术甘而柔润，夏术苦而燥烈，此其功用大有不同，不可不为深辨也。《本草崇原》曰："白术气味甘温，质多脂液，乃调和脾土之药也。"白术主治风寒湿痹者，《素问·痹论》云："风寒湿三气杂至，合而为痹。"白术味甘，性温，补益脾土，土气运行，则肌肉之气外通皮肤，内通经脉，故风寒湿之痹证皆可治也。夫脾主肌肉，治死肌者，助脾气也。又脾主四肢，痉者，四肢强而不和。脾主黄色，疸者，身目黄而土虚。白术补脾，则痉疸可治也。止汗者，土能胜湿也。除热者，除脾土之虚热也。消食者，助脾土之转运也。太阴主湿土而属脾，为阴中之至阴，喜燥恶湿，喜湿恶寒。然土有湿气，始能灌溉四旁，如地得雨露，始能发生万物。若过于炎燥，则止而不行，为便难脾约之证。白术作煎饵，则燥而能润，温而能和，此先圣教人之苦心，学者所当体会者也。

伍用功能：

茯苓、白术为临床常用中药，始载于《神农本草经》均列为"上品"。茯苓配白术更为最为常见的中药药对。白术、茯苓的配伍，可见于四君子汤（《太平惠民和剂局方》）、六君子汤（《医学正传》）、香砂六君子汤（《时方歌括》）等健脾著名方剂，更有白术茯苓汤，以茯苓、白术两味药组成，出自著名的《伤寒杂病论》，方中白术甘温补中，补脾燥湿，益气生血，和中消滞，固表止汗；茯苓甘淡渗利，健脾补中，利水渗湿，宁心安神。白术以健脾燥湿为主，茯苓以利水渗湿为要。两药配伍，一健一渗，水湿则有出路。

现代药理：

茯苓中的化学成分以三萜类和多糖类为主，同时还有氨基酸、挥发油等成分，具有抗炎、抗肿瘤、利尿等药理作用。茯苓中提取的茯苓多糖 PS1 和 PS2 均可显著抑制小鼠巨噬细胞中 TNF·α mRNA 的表达，增强非特异性免疫和细胞免疫功能，提示茯苓多糖 PS1 及 PS2 具有抗炎作用。茯苓的三萜类和经过修饰的多糖类化合物可以增强正常细胞的免疫功能，通过影响免疫因子的分泌来增强机体相关细胞免疫反应，也能修复由肿瘤细胞所抑制的免疫系统。茯苓乙醇提取物可增加大鼠的排尿量、尿液中 Na^+、Cl^- 等电解质浓度及 Na^+/K^+ 比值。茯苓多糖具有明显的抗高尿酸血作用，其机制可能是上调有机阴离子转运体 1 的表达、下调尿酸转运体 1 的表达，从而增加尿酸的排泄。从茯苓中提取鉴定的新型茯苓酸如茯苓新酸 ZM 和茯苓新酸 ZP 也可以减轻肾脏纤维化，其机制可能是茯苓酸可调控小鼠的氧化还原信号通路和芳基烃受体信号通路。

现代药理研究表明，白术提取物或从中分离的单个化合物具有保肝、抗菌抗炎、抗肿瘤、调节胃肠功能、调节免疫系统、调节神经系统、调节脂质代谢、抗抑郁等多种生物活性。白术中所含的白术多糖具有良好的保肝活性；白术挥发油对大肠埃希菌、铜绿假单胞菌、肠道沙门氏菌、金黄色葡萄球菌和枯草芽孢杆菌的生长均有抑制作用；白术的活性多糖不仅能调节肠道微生物产生短链脂肪酸，还能调节宿主和肠道微生物消化食物养分、代谢氨基酸和胆汁酸、产生尸胺等代谢产物的能力；白术精提物能有效调节高脂大鼠血脂紊乱，尤其对升高高密度脂蛋白－胆固醇有显著疗效，其作用机制可能与抑制内源性胆固醇合成，增加脂质代谢转运有关；其通过抑制海马神经元炎症而预防抑郁和焦虑样行为。

病案举隅：

李某某，男，55岁。胸闷气短3个月，加重2周。

2021年6月20日初诊。患者于2021年3月因双下肢水肿于河南省中医院就诊，诊断为：心力衰竭，后长期口服螺内酯、呋塞米、芪苈强心胶囊等治疗。症状得到改善，近两周症状加重，遂寻求中医治疗。现症见：心悸气短、胸痹憋闷，遇劳咳喘发作，休息可缓解，面颊紫红，口唇发绀，舌质瘀暗，脉细数，双下肢水肿。中医诊断：心水病（心血瘀阻证），当活血利水。处方：当归15克，丹参30克，红花15克，五灵脂10克，黄芪15克，葶苈子15克，茯苓15克，白术10克，川芎10克，三七花10克，大枣5枚。14剂，每日1剂，水煎服，早晚分服。

2021年7月5日二诊：患者自述心悸、胸闷、双下肢水肿较前好转，但仍有遇劳咳喘，故在上方基础上加大葶苈子与车前子用量至25克。14剂，每日1剂，水煎服，早晚分服。

2022年7月20日三诊：查双下肢水肿基本消失，患者自述活动耐量增加，偶有心烦不寐、口干咽燥，舌红少津，脉细数。于上方减葶苈子20克，车前子20克，加太子参20克，麦门冬20克，五味子10克，玉竹20克。7剂，每日1剂，水煎服，早晚分服。定期随诊，患者病情稳定好转。

第二节　茯苓－益母草

单味功用：

茯苓：古注茯苓，皆云松脂入地所结，无苗叶花实。今之茯苓，皆有蔓可种，疑古今有异同也。味甘平。主胸胁逆气，忧患，惊邪恐悸，心下结痛，寒热烦满，咳逆，皆脾虚不能化水，痰饮留结诸经之疾。口焦舌干，胸有饮，则水下聚而津液不升。利小便。淡渗利水道。久服，安魂养神，不饥延年。心脾和通之效。其生山谷之中，得松柏之余气，其味极淡，故为调补脾阴之药，义见石斛条下。凡人邪气郁结，津液不行，则为痰为饮。痰浓稠为火之所结，饮清稀为水之所停。故治痰则咸以降之，治饮则淡以利之。若投以重剂，反拒而不相入，唯茯苓极轻淡，属土，土胜水能疏之涤之，令从膀胱以出，病渐去而不觉也。观仲景猪苓汤等方，五苓散义自见矣。《本草疏证》云："用茯苓诣在补不在泄，茯苓之用在泄不在补。"脾为中土丰运化水谷，为水液代谢之枢纽，若脾土虚弱，则水液代谢失常，水漫停聚。用茯苓之利水渗湿之功，可使三焦通调，津液得以输布，则脾胃之气调和，气机调畅，水湿去而脾胃功能自复。如四君子汤，党参白术等即是此意。另在心脾气虚之时，痰湿生聚而不化，扰动心神，神不守舍，以致心神不安，也多用茯苓安神，取茯苓淡渗利湿作用。湿去痰化，心神无扰则自安。《进补斋》曰："云苓为治痰主药，痰之本，水也。"云苓可行水，痰之动湿也，茯苓又可以利湿。

益母草：益母草为唇形科植物益母草和细叶益母草的干燥全草，野生或栽培。全国大部分地区均产。原植物益母草生于溪边、路旁、山坡、草地；细叶益母草生于石质山坡、砂质草地或松林中。喜温暖湿润气候，对土壤要求不严。味苦、辛，性微寒。归肝、心包经。功效活血调经、利尿消肿。临床用名有益母草、酒益母草。《本草衍义补遗》言："产前产后诸疾，行血、养血、难产作膏服。此草即益母草也。"其苗捣其汁服，主水肿下水。《本草纲目》记载："益母草活血、破血、调经、解毒。治胎漏难产，胎衣不下，血晕，血风，血痛，崩中漏下，尿血，泻血，疳、痢、痔疾，打扑内损瘀血，大便、小便不通等。"

伍用功能：

茯苓甘淡渗湿、分消化浊，兼可健脾胃、强筋骨，与益母草配伍既可增强利湿化浊功效，又可顾护脾胃，扶助正气，温阳利水。李时珍认为其"活血破血，调经解毒，治胎漏产难，胎衣不下，血运血风血痛，崩中漏下，尿血泻血，疳痢痔疾，打扑内损瘀血，大便小便不通"。可知益母草具有活血、利尿、解毒等多种功能，一药而兼化瘀利水，水瘀互结可用之。益母草常伍茯苓有利尿消肿之功，又具有活血化瘀之效，为对水瘀互阻的水肿尤宜。

现代药理：

茯苓多糖对急性胰腺炎大鼠肠道屏障功能损伤和炎症反应的作用，茯苓多糖均可减少 AP 大鼠的腹水量，降低血清淀粉酶和脂肪酶含量；增加小肠黏膜厚度和绒毛高度，减少上皮损伤；降低 TNF-α、IL-1β 和 IL-6 水平；抑制 JAK2，STAT3 的磷酸化；以上作用均呈剂量依赖性。茯苓多糖可缓解 AP 大鼠肠道屏障和炎症反应等病理损伤可能与抑制 JAK2/STAT3 通路有关。茯苓多糖可以增强机体的免疫功能，增强细胞免疫和体液免疫、抗胸腺萎缩、抗脾脏增大。此外还具有一定的抗抑郁、抑菌、降血糖等功效。可显著降低血清 ALT、AST 水平以及肝组织中 MDA、IL-1β、IL-6 和 TNF-α 水平，显著升高 SOD 活性，通过抑制机体氧化应激，降低炎症介质的释放，从而保护肝损伤。

对益母草化学成分的研究集中在益母草生物碱，主要以益母草碱、水苏碱为主。益母草可改善弥漫性血管内凝血时的淋巴循环障碍。进一步观察发现，益母草可扩张 DIC 大鼠肠系膜一级微静脉、一级微动脉口径，改善微血流流态，其机制可能与解除微血管平滑肌的痉挛有关。益母草注射液对失血性休克时的淋巴微循环障碍亦有改善作用。益母草改善血液流变学、改善微循环和抗血栓等作用可能与其所含的生物碱类、萜类等成分密切相关。此外益母草碱能明显减轻水肿和肺瘀血，对心力衰竭后的心功能有一定保护作用。

病案举隅：

张某，男，65 岁。患者双下肢水肿 6 年，加重 1 个月。

2021 年 3 月 4 日初诊：患者 6 年来间断出现双下肢水肿，时有憋喘，于家中休息后可缓解，近 1 个月双下肢水肿加重，现患者双下肢Ⅱ度水肿，足踝部明显，时有憋喘乏力，动则喘甚，咳嗽，咳吐白色泡沫黏痰，腰部酸痛，纳可，寐安，二便正常。舌暗紫、苔白腻，脉弦细。ELG 提示：心肌缺血；胸部 X 线查提示：肺瘀血。西医诊断：心源性水肿；中医诊断：水肿（阳虚不运，水瘀互结证）。治以温阳通脉，化瘀利水，予以血府逐瘀汤加减。处方：当归 20 克，生地黄 15 克，桃仁 10 克，红花 10 克，枳壳 10 克，赤芍 15 克，柴胡 15 克，甘草 10 克，桔梗 10 克，川芎 15 克，川牛膝 10 克，益母草 40 克，地龙 15 克，白僵蚕 10 克，水蛭 10 克，炙甘草 10 克，桂枝 20 克，车前子 30 克（包煎），茯苓 30 克，泽泻 20 克，醋延胡索 20 克。7 剂，每日 1 剂，水煎服，早晚分服。

2021 年 3 月 12 日二诊：双下肢Ⅰ度水肿，微喘，时有咳嗽，咳吐白色泡沫黏痰，舌暗淡。前方加桂枝 30 克，薤白 15 克以温通心阳。7 剂，每日 1 剂，水煎服，早晚分服。

2021 年 3 月 20 日三诊：患者诸症平稳，水肿基本消失，效不更方，守方 14 剂告愈。

第三节　防己－黄芪

单味功用：

防己：防己之名首见于《神农本草经》："防己亦名解离，味辛平，生川谷。治风寒温疟，热气诸痫，除邪，利大小便。"《本草崇原》云："防己气味辛平，色白纹黑，禀金水相生之气化。其茎如木，木能防土，己者土也，故有防己之名。主治风寒温疟热气者，风寒之邪，藏于肾脏，发为先热后寒之温疟。温疟者，热气有余之疟也。"《黄帝内经》云："温疟者，先热后寒，得之冬中于风寒，此病藏于肾。防己行在下之水精而输转于外，故治风寒温疟热气也。诸痫除邪者，心包受邪，发为牛马猪羊鸡诸痫之证。防己中空藤蔓，能通在内之经脉，而外达于络脉，故治诸痫除邪也。利大小便者，土得木而达，木防其土，土气疏通，则二便自利矣。"《本草思辨录》曰："防己之根，外白内黄，有黑纹如车辐解，气味辛平，故治由肾以抵脾肺风湿之病。肺主皮毛，将毋从皮毛而散乎？然车能环转不能外溢，故防己绝不发汗而直泄于小便。如金匮己椒苈黄丸（义见大黄），千金三物木防己汤可按也。"陶隐居云："防己是疗风水要药。水与饮皆湿类也，故防己黄芪汤治风湿，防己茯苓汤治水，木防己汤治饮，名虽有三，理无少异。唯风水二字，诚有不得而析者，风阳邪而风从外入，令人振寒，风寒初受，即宜汗解，防己非其责也。内伏之风，若内无阴邪，亦未能独存，故水饮湿悉其所因依，水饮湿去，则风与俱去。如此之风，方可治以防己。然苓术不能而防己独能之者，以黑纹如车辐解，正有风水相随之妙。"《名医别录》云："味苦，温，无毒。主治水肿，风肿，去膀胱热，伤寒，寒热邪气，中风，手脚挛急，止泄，散痈肿、恶结，诸蜗疥癣，虫疮，通腠理，利九窍。二月、八月采根，阴干。杀雄黄毒，恶细辛，畏萆薢。"《药笼小品》曰："辛苦寒，行十二经，开太阳膀胱，通腠利窍，泻下焦血分湿热，为疗风水之要药。木通苦寒，泻气分湿热；防己苦寒，泻血分湿热。兼治脚气、水肿。若下焦无湿热忌。出汉中，根大而中通，名汉防己，治湿；更有木防己，治风。"《药性歌括四百味》："防己气寒，风湿脚痛，热积膀胱，消痈散肿。"《药鉴》谓："气寒，味苦，阴之阴也。疗腰以下至足，湿热肿盛脚气，通行十二经。"又曰："去下焦湿肿痛，并膀胱火邪，必用防己、龙胆草、黄柏、知母，固矣。若遇饮食劳倦，元气已亏，阴虚内热，而以防己泄大便，则重亡其血，此不可用一也。如大渴引饮，此热在上焦肺经气分，宜渗泄之，若防己，乃下焦血药，如之何用之，此不可用二也。如外伤风寒，邪传肺经，气分湿热，而小便黄赤，乃至不通，此不可用三也。如人久病，津液不行，上焦虚渴，用此苦寒之剂，则速危，此不可用四也。观此，凡上焦有湿热者，皆不可用，必下焦真有湿热，流入十二经，以致二阴不通者，可审用之。"

黄芪：《药鉴》曰："气薄味甘性温，无毒，升也，阳也。其用有四：温分肉而实腠理，益元气而补中焦，内托阴症之疮痍，外固表虚之盗汗。如痈疽已者多用，从里托毒而出。又能生肌收口，补表故也。大都表邪旺者不可用，用之反助邪气。就阴气弱者论之，亦宜少用；若用之以升元气于表，则内反虚耗矣。又表虚有邪，发汗不出者，服之自汗。此药大益胃气，能解肌热，故人参、黄芪、甘草三味，退虚热之胜药也。入手少阳、足太阴、少阴肾命门之剂。蜜炙用之，大能止汗，生用又能发汗。人参非此则不能补，故为补中益气之要药也。用之于痘家，与前参同，但实热之症，参尤加谨焉。恶鳖甲。"《药笼小品》谓："西产为佳。虽系种者，亦金井玉栏，体糯而甜，新货为上，稍久则色味尽减，不可用矣。去头去粗皮，切片蜜水拌炒，欲达肌肤，连皮生用。黄芪补气，亚于人参，然当归补血汤中，用黄芪倍于当归者。盖谓：有形之血，不能速生；无形之气，须当急固。故重用之也，然则黄芪兼能补血明矣。治阳虚自汗，人尽知之，阴虚盗汗，人皆不察，只须兼凉血之品，六黄汤用此一味是也。惟肺家有火，表邪未清、胃气壅实者，咸宜忌之。"《药性歌括四百味》言："黄芪性温，收汗固表，托疮生肌，气虚莫少。绵软如箭竿者。疮疡生用，补虚蜜水炒用。"《神农本草经百种录》曰："黄芪味甘，微温。主痈疽，久败疮，排脓止痛，（除肌肉中之热毒）大风癞疾，（去肌肉中之风毒）五痔，鼠瘘，（去肌肉中之湿毒）补虚，（补脾胃之虚）小儿百病。（小儿当补后天，后天者，肌肉之本也）黄芪甘淡而温，得土之正味、正性，故其功专补脾胃。味又微辛，故能驱脾胃中诸邪。其皮最厚，故亦能补皮肉，为外科生肌长肉之圣药也。"

伍用功能：

防己与黄芪合用有除湿利水之功，两药合用见于防己黄芪汤方剂，主治：表虚之风水或风湿。汗出恶风，身重或肿，或肢节疼痛，小便不利，舌淡苔白，脉浮。关于防己黄芪汤的记载见于《金匮要略》，其曰："风湿，脉浮，身重，汗出，恶风者，防己黄芪汤主之。防己一两，甘草半两（炒），白术七钱半，黄芪一两一分（去芦），上剉麻豆大，每抄五钱匕，生姜四片，大枣一枚，水盏半，煎八分，去滓，温服，良久再服。喘者，加麻黄半两。胃中不和者，加芍药三分。气上冲者，加桂枝三分。下有陈寒者，加细辛三分。服药后当虫行皮中，从腰以下如冰，后坐被上，又以一被绕腰以下，温，令微汗，瘥。"另一条论及防己黄芪汤主治"风水，脉浮身重，汗出恶风者，防己黄芪汤主之，腹痛加芍药"。关于防己黄芪汤的应用，如今已拓展到呼吸系统，循环系统，泌尿系统，以及骨关节疾病的治疗。防己黄芪汤在对于慢性心衰患者的治疗上具有较好的疗效，适用于心悸、气短、乏力、咳喘、舌质淡或边有齿痕、脉沉细或虚数的心肺气虚证患者。防己黄芪汤具有调控神经内分泌系统、抑制心脏重塑、抑制心肌细胞凋亡、改善心脏收缩舒张功能、影响体液炎性因子的作用。

现代药理：

防己化学成分主要有粉防己碱、防己诺林碱、防己醌碱、紫堇醌碱、轮环藤酚碱、轮环藤酚碱、粉防己素 G、N-羟基二乙胺、咖啡碱、防己双黄酮甲、防己双黄酮乙、槲皮素、山奈酚、异鼠李素、β-谷甾醇、β-豆甾醇、多糖、糖醛酸、蛋白、鼠李糖、阿拉伯糖、甘露糖、葡萄糖、丁香酸、棕榈酸等。药理研究：防己具有祛风除湿、利水消肿功效，目前针对防己化学物质的现代药理研究发现，防己在抗炎、镇痛、解热、利尿、抗病原微生物、抑制肿瘤细胞生长、对脏器的保护、抑菌和神经保护作用等多方面起到良好疗效作用。黄芪化学成分主要有黄芪多糖、黄酮、黄酮醇、橙酮、查尔酮、黄烷醇、异黄烷、异黄芪皂苷、黄芪皂苷甲、黄芪皂苷乙、大豆皂苷、氨基酸、胆碱、甜菜碱、阿魏酸、异阿魏酸、咖啡酸、绿原酸、棕榈酸、铁、锰、锌等微量元素、胡萝卜酸、叶酸、亚麻酸、淀粉等。药理研究：增强免疫力、抗肿瘤，调节机体代谢，治疗糖尿病及其并发症的治疗。保护心脑血管，正负双向调节血压，改善心肌能量代谢，抑制心肌组织重构，保护心肌加速心肌梗死后的血管生成，保护内脏功能，保护多种原因导致的神经损伤。

病案举隅：

刘某，女，45 岁。失眠 2 个月，加重伴足肿 1 周。

2012年6月30日初诊：患者自述两个月来睡眠差，难入眠，稍后消失，近1周失眠加重伴足肿数月，早起眼睑水肿。现症见：足肿，按之凹陷，心慌、紧张，食欲正常，二便正常。肝胆科检查未见异常。平素血压155/90毫米汞柱左右，舌色暗，苔白厚腻，脉牢滑，至数平。西医诊断：失眠。中医诊断：不寐（水饮内扰证）。当利水消肿，安神助眠，方用防己黄芪汤加味。处方：防己15克，甘草片8克，白术12克，黄芪15克，生姜6克，大枣2枚，茯苓12克，薏苡仁20克，桂枝10克。6剂，每日1剂，水煎服，早晚分服。

2012年7月7日二诊：前药有效，服后能入眠，足肿也消，但停药两天又复脚肿，睡眠差。守方再进6剂。

2012年7月25日家属来电，患者药后睡眠可，饮食可，二便可，诸症痊愈。

第四节　槟榔－大腹皮

单味功用：

槟榔为棕榈科植物槟榔的干燥成熟种子，春末至秋初采收成熟果实，用水煮后干燥，除去果皮取出种子干燥。其味苦、辛，性温，具有消积驱虫，降气行水的功效，主治人体肠道寄生虫，食积腹痛，久痢久泻，水肿胀满及疟疾等症。槟榔作为一种常用中药，是棕榈科植物中唯一一种含有生物碱的植物。槟榔也是一种药食两用植物，因其功效广泛而卓著，被誉为四大南药（槟榔、砂仁、益智、巴戟）之首。槟榔呈扁球形或圆锥形，表面淡黄棕色或淡红棕色，气微味涩、微苦。槟榔以圆锥形（鸡心形）、色深、个小、质硬者为佳，水漂浮者为次品。《中国药典》载："槟榔苦、辛，性温；功能主治杀虫消积，降气，行水，截疟；用于绦虫、蛔虫、姜片虫病，虫积腹痛，积滞泻痢，里急后重，水肿脚气，疟疾。"而2015年版的《中国药典》收录含槟榔的方剂多达50余种，可见槟榔在传统中药中应用之广泛，地位之重要。明代名医倪朱谟认为槟榔有行血化积之功效，"宜行通达，使气可散，血可行，食可消，痰可流，水可化，积可解矣"。《本草约言》中提及："槟榔……能调诸药下行，逐水攻脚气……一云能杀寸白虫，非杀虫也，以其性下坠，能逐虫下行也。"叶橘泉在《现代实用中药》也提到了中药槟榔能"驱除姜片虫、绦虫，兼有健胃、收敛及泻下作用"。

大腹皮：大腹皮始载于《开宝本草》，为棕榈科植物槟榔的干燥果皮，冬季至次春采收未成熟的果实，煮后干燥，纵剖两瓣，剥取果皮，俗称"大腹皮"。性微温，味辛，具有下气宽中，利水消肿的功效，用于降气破滞，治疗腹内水肿，避瘴气。原产于东南亚及我国的海南、云南、广西、台湾等地。在处方中又称大腹子、大白槟、海南子等。大腹皮主产于广东海南岛、云南、台湾、广西、福建，来源为棕榈科植物槟榔的果皮。冬、春二季采收成熟果实，剥下果皮，打松，置水中浸泡，晒干，再打松除去外果皮。性状干燥果皮，通常纵剖为二。未打松者呈椭圆形瓢状，长 6~7 厘米，宽约 3 厘米，厚约 1 厘米；外果皮灰棕黄色，有褐色斑点及纵裂纹。已打松者，外果皮脱落，中果皮为黄白色至灰黄色的纤维，纤维纵向排列，外层松散成缕，内层纤维较粗，现棕毛状，内壁凹陷，褐色或深棕色。表面光滑呈硬壳状。体轻松，质柔韧，易纵向撕裂。无臭，味淡。以色黄白、质柔韧、无杂质者为佳。炮制：拣净杂质，碾轧使软，敲打，筛去泥屑。其归经①《雷公炮制药性解》言："入肺、脾二经。"②《药品化义》言："入脾、肺、胃、大小肠五经。"其性味《纲目》言："辛，微温，无毒，气虚体弱者慎服。功能主治下气宽中行水。治脘腹痞胀，脚气，水肿。"内服：煎汤，2~3 钱；或入丸剂，外用煎水洗或研末调敷。复方：①治脚气，肿满腹胀，大小便秘涩：大腹皮一两（锉），槟榔一两，木香半两，木通二两（锉），郁李仁一两（汤浸去皮，微炒），桑根白皮二两（锉），牵牛子二两（微炒）。上药捣筛为散。每服四钱，以水一中盏，入生姜半分，葱白二七寸，煎至六分，去滓。不计时候，温服，以利为度（《圣惠方》）。②治男子妇人脾气停滞，风湿客搏，脾经受湿，气不流行，致头面虚浮，四肢肿满，心腹膨胀，上气喘急，腹胁如鼓，绕脐胀闷，有妨饮食，上攻下疰，来去不定，举动喘乏：五茄皮、地骨皮、生姜皮、大腹皮、茯苓皮各等分。上为粗末。每眼三钱，水一盏半，煎至八分，去滓，稍热服之，不拘时候。切忌生冷油腻坚硬等物（《局方》五皮散）。③治漏疮恶秽：大腹皮煎汤洗之（《仁斋直指方》）。

伍用功能：

槟榔与大腹皮对比：大腹皮及槟榔的主要区别在于前者是未成熟果实的果皮，而后者为成熟果实的种子，大腹皮作为藿香正气制剂的主要组成药味之一，目前在《中国药典》2015 年版一部仅有性状、粉末鉴别和水分检查，无特征性成分定性和成分含测，而其同源药材槟榔也仅是槟榔碱的限量（不得少于 0.20%）。槟榔生物碱具有较多的药理作用报道，如降血糖，抗动脉粥样硬化，调节血脂，通过建立 4 种生物碱类成分同时测定的 HPLC 方法，找出了大腹皮及槟榔的质量差异，并对其在大腹皮及槟榔中的含量进行比较，为槟榔及大腹皮的质量控制方案提出科学依据。据李时珍《本草纲目》称："大腹子出岭表、滇南、即槟榔中一种腹大形扁而味涩者，不似槟榔尖长味良耳，所谓猪槟榔是矣。盖亦土产之异。"又曰："大腹子以形名，所以别鸡心槟榔。"可见大腹子只是槟榔中一种腹大形扁者，为了区别于鸡心槟榔，而以其形态命名叫大腹子。据近来药学书籍记载："槟榔的果体形状，可随产地生态条件不同，均能引起明显差异。常见的果体形状为圆形果（种子呈扁平）、椭圆形果（种仁心形）、到卵形果（种仁长心形）等。"可见槟榔所结果实有多种类型，其种子亦为多型种子。槟榔供药用的种类正是按照不同类型的种子来划分的，常见的种类颇多，一般"药市出售者，有大腹槟榔、尖槟榔、枣儿槟榔"。所以大腹子只是槟榔多型种子中的一种种子类型。供药用的槟榔主要为鸡心槟榔与大腹槟榔，两者质量何者为优，其说不一。大多数本草文献认为鸡心槟榔为佳，如《本草图经》："鸡心状，存坐正稳，心不虚，破之作锦纹者为佳。"但亦有不同观点的，如《中国药学大辞典》载："大腹槟榔，佳品也。"关于两者的功用，早在南北朝时期《雷公炮炙论》就言两者的功力有大小之别。至宋朝，《本草图经》则明确提出："其功用不言有别。"宋《宝庆本草折衷》亦认为："槟榔尖长而力劲，大腹混平而力缓尔。"再从这一时期的医方之中也可反映出两者功用有所不同，如宋·《太平惠民和剂局方》中的嘉禾散，《圣剂总录》中的天麻煎丸方，明·《奇效良方》中的木香化滞丸、导气饮、沉香大腹皮散等方剂均在同一方中同时使用槟榔与大腹子，就是最好的旁证。直到李时珍在《本草纲目》中提出"大腹子与槟榔可通用"且"与槟榔同功"之后，大腹子与槟榔逐渐通用，甚至于发展到"药肆中所用槟榔，半多以大腹子代用"的状况。对此，首先提出异议的为清朝名医张璐，在《本经逢原》中曰："大腹子偏入气分，体丰湿盛者宜之，夫槟榔偏主血分，腹满多火者宜之。时珍谓大腹与槟榔同功，似未体此。"表明大腹子与槟榔不仅仅是功力之别，且在具体应用上也有区别。

现代药理：

槟榔在神经系统方面："绿玉嚼来风味别，红潮登颊日华匀"，咀嚼槟榔会使人产生欣快感，感觉体力充沛，提高耐力和警觉性，提升抗寒能力和抗饥饿能力，进而提升工作效率。也有很多人初次摄食槟榔时会产生眩晕（67%）、发热（65%）、心悸（44%）、出汗（28%）、警觉提高（16%）、恶心（9%）等症状。这都是槟榔内蕴含的丰富的天然活性物质对神经系统的影响。槟榔内主要的活性物质为生物碱，其中含量多活性强的生物碱是槟榔碱和槟榔次碱。槟榔碱为脂溶性不带电的小分子，易透过血脑屏障，是毒蕈碱（M）受体激动剂。它能起到兴奋 M-胆碱受体的作用，可以刺激副交感神经兴奋，对心脏各种活动具有抑制作用，从而降低人的心率。槟榔碱还可以激活下丘脑—垂体—肾上腺皮质（HPA）轴，增加内源性促肾上腺皮质激素释放激素的释放，并最终导致肾上腺皮质激素分泌的增加，达到亢奋精神，缓解疲劳的目的。槟榔碱不仅能兴奋 M 胆碱受体，也能兴奋 N 胆碱受体，表现为兴奋骨骼肌、神经节。另外槟榔中的另一功效成分槟榔次碱也是一种 M-受体激动剂，然而有实验证明槟榔次碱可能无法通透血脑屏障发生作用，这与槟榔碱的作用方式有一定区别。在消化系统方面，槟榔很久以前就被传统中医用来治疗各种饮食积滞、消化不良等肠胃病，如槟榔丸能消积食，催消化，应用十分广泛，仅《中国药典》2015 年版收录的含槟榔的成方制剂就有 51 种之多，其中传统验方槟榔四消丸用于食积痰饮，消化不良，脘腹胀满，嗳气吞酸，大便秘结等症状的治疗。有研究表明，槟榔能用来治疗十二指肠溃疡、肠积、胃病等疾病，槟榔煎剂确有促进胃肠蠕动的功效，邹百仓等通过对患有功能性消化不良的模型大鼠进行研究发现槟榔煎液对大鼠的胃收缩振幅增强，胃平滑肌的收缩振幅明显升高。有实验显示，槟榔提取剂能够使胆囊肌兴奋，使胆汁排出加快，促进消化；同时，槟榔所蕴含的槟榔碱具有兴奋 M-胆碱受体的作用，可使胃肠平滑肌张力升高，增加肠蠕动，促进消化液分泌。因此，适度嚼食槟榔可刺激胃肠中消化液的分泌，使人产生饥饿感，进而提高食欲，所以槟榔是中医常用的助消化药物。心血管系统方面槟榔含有多酚类物质，使其通过脂肪代谢、脂肪细胞演化、肠道微生物等多个生理层面影响机体的脂肪变化，从而起到一定的降脂作用。血脂水平的表达异常是心血管疾病的重要病理基础。通过饮食或药物治疗血浆甘油三酯已被证明可以降低冠状动脉疾病的死亡率以及高脂血症患者的总发病率。已有相关实验报道表明，在大鼠日常饮食中添加槟榔提取物可以降低其血清中甘油三酯、总胆固醇水平及动脉粥样硬化指数，提高高密度脂蛋白含量，说明槟榔可以通过调节血脂水平来降低高血脂症和心血管疾病的发生发展。槟榔提取物可以抑制机体对胆固醇的吸收，相关研究发现喂食了10%甘油三酯和槟榔果提取物的大鼠血脂浓度、小肠胰腺胆固醇酯酶和肠道胆固醇酰基转移酶活性低于无槟榔果提取物的对照组，且随着槟榔果提取物的补充，甘油三酯的吸收也下降，表明抑制胰腺胆固醇酯酶可能使得胰脂肪酶活性也受到抑制，从而使得血浆甘油三酯水平降低。目前一些市售的降血压、降血脂的中药方剂中含有槟榔成分，这很好地证明了槟榔在调节血压方面的作用。咀嚼槟榔具有升高体温，加快心跳，促进全身的血液循环，改善脑内血流量的作用，对于心率慢、血压高的患者具有一定的治疗作用。槟榔为主要原料的木香槟榔丸治疗脑出血患者急性期的疗效确切，能够缩小血肿体积，并且对促进患者神经功能恢复具有重要作用。此外槟榔碱还具有抗血栓形成及抗动脉粥样硬化等生理作用。研究表明，槟榔碱可激活血管内皮细胞乙酰胆碱激靶标（ETA）并促进 NO 的释放，进而抵抗动脉粥样硬化的发病。杀虫、抗寄生虫作用：中医古本有记载槟榔有"杀三虫"的功效，在许多驱虫中药如驱虫丸、驱蛔丸的成分中都含有槟榔。2010 年卫生部发布的《中成药临床应用指导原则》指出槟榔等药物，具有驱虫或杀虫作用，用以治疗人体消化道寄生虫病的中成药，临床可用于驱杀寄生在人体消化道内的蛔虫、蛲虫、绦虫、钩虫等。槟榔对不同的寄生虫有麻痹、驱赶或杀灭作用，而作用机制有所不同，科学研究发现槟榔碱是槟榔能够发挥驱虫作用的主要成分：槟榔碱能够致使猪肉绦虫全身瘫痪，但不会损伤其神经；而对于牛肉绦虫，槟榔碱只能麻痹其头部和未成熟的节片，对颈部和链体节等均无影响。研究发现，槟榔可以改变猪囊尾蚴的形态，对体外培养的猪囊尾蚴有着显著的驱虫效果，而且槟榔还可以驱赶动物体内的猪蛔虫，犬弓首蛔虫等具有显著的效果。除此之外，槟榔在抑菌抗菌方面也有很好的效果，槟榔的提取液能够显著抑制黏放线菌的生长，并对口腔常见的菌群如链球菌、牙龈卟啉菌和烟熏菌等，以及内氏放线菌的产酸作用都有很好的抑制效果。因此槟榔的功效成分有望在口腔护理领域得到全新的应用。槟榔中的天然活性成分槟榔花多酚，包含了儿茶素、芦丁和柚皮素等多种活性酚类物质对金黄色葡萄球菌、白色念珠菌都有很强的抑制作用。

病案举隅 1：

杨某，男，56 岁。双足水肿 3 个月，加重 1 周。

2021 年 3 月 5 日初诊：患者自述 3 个月前无明显诱因出现双足水肿，起初水肿未及踝部，近 1 周逐渐加重，水肿严重时扩展至双膝下。门诊行肝功、肾功、甲功检验未见明显异常。容易疲劳，较怕冷，食量小，不易入睡，小便正常，大便时干时稀。舌体稍胖淡嫩、苔薄白，脉沉弱。西医诊断为非特异性水肿，中医诊断为水肿（脾气虚弱证）。当补脾益气，利水消肿，方用补中益气汤加味。处方：黄芪 40 克，白术 20 克，陈皮 12 克，升麻 12 克，柴胡 12 克，人参 20 克，炙甘草 5 克，当归 15 克，茯苓皮 15 克，桑白皮 15克，生姜皮 15 克，大腹皮 15 克，山药 30 克，酸枣仁 15 克，远志 10 克，防风 15 克。7 剂，每日 1 剂，水煎服，早晚分服。

2021 年 3 月 13 日二诊：查水肿范围明显减小，双侧水肿部位在踝关节附近，患者自述精力、体力较前有所增加，仍怕冷，纳入较前增加，大小便正常，睡眠有所改善，舌质淡苔薄白，脉虚。守原方 14 剂，每日 1 剂，水煎服，早晚分服。并嘱适当运动，避免长期静坐。两周后复诊，水肿基本消失。

病案举隅 2：

王某，女，65 岁。心悸气短 3 年，加重伴下肢水肿 2 周。

2020 年 11 月 10 日初诊：患者既往风心病病史 40 余年，3 年间多次因心悸气短住院，经降压、利尿、抗心衰治疗好转出院。经常以地高辛、倍他乐克、速尿、络活喜等药物维持症状。近两周，心悸气短加重伴下肢水肿，转中医治疗。现症见：心悸气短，头晕乏力，动则尤甚，双下肢高度水肿，胸闷腹胀，不能平卧，服利尿剂胸水及腹水不消。西医查体：眼睑轻度水肿，口唇发绀，端坐式呼吸，颈静脉怒张，双肺呼吸音粗，心界向左下扩大，心率 78次 / 分，心律不齐，心尖区可闻及收缩期及舒张期吹风样杂音，双下肢高度水肿，腹部叩诊有移动性浊音，腹胀大。血压 160/80 毫米汞柱。心电图：频发房早、室早。B 超：胸水腹水。尿化验：尿蛋白（+++）。中医查见：面色萎黄，口唇紫暗，舌紫有瘀斑，舌苔白腻而厚，脉结代。属中医"心悸""怔忡""水肿""虚劳"范畴。嘱上述西药继服，加中医治疗。急则治标，祛除胸水腹水，以缓解心衰。治以健脾化湿、行气利水、活血化瘀。以茯苓导水汤加减，处方：茯苓 15 克，白术 15 克，麦门冬 15 克，紫苏 15 克，木瓜 15 克，槟榔 15 克，陈皮 15 克，砂仁 15 克，大腹皮 15 克，泽泻 15 克，葶苈子 15 克，枳实 15 克，防己 15 克，丹参 20 克。7 剂，每日 1 剂，水煎服，早晚分服。

2020 年 11 月 28 日二诊：患者自述胸闷心悸减轻，腹胀及气喘减轻，腹软，双下肢水肿明显减轻，舌苔薄白，脉结代，早搏减少，B 超查胸水腹水减少明显，钾、钠、氯在正常范围，尿蛋白（++）。上方加黄芪 50 克，瓜蒌 30 克，继服 10 剂，每日 1 剂，水煎服，早晚分服。

2020 年 12 月 8 日三诊：患者自述心悸气短及胸闷症状明显减轻，无腹胀，双下肢水肿消失，可平卧，生活可自理，口唇发绀减轻，舌苔正常，B 超查胸水腹水消失，尿蛋白（+）。中药改用炙甘草汤加瓜蒌 10 克，丹参 15 克，薤白 6 克，黄芪 6 克，续服 14 剂并继用上述西药维持治疗，以改善心悸，维持心功能。现患者可从事轻微家务，未出现胸水及腹水。

中篇

经方撷菁

总　论　学术思想

王凤荣教授临证遣方辨证

《黄帝内经》有云："凡阴阳之要，阳密乃固，两者不和，若春无秋，若冬无夏。"强调阴阳的根本对于人体的重要性。王凤荣教授谓："遣方用药不过为调其阴阳。"《伤寒杂病论》云："凡病，若发汗、若吐、若下，若亡血、亡津液，阴阳自和者，必自愈。"又载："问曰：病有不战、不汗出而解者何也？答曰：其脉自微，此以曾发汗，若吐、若下、若亡血，以内无津液，此阴阳自和，必自愈，故不战不汗出而解也。"在"既病"的情况下和"愈病"的过程中，认识和运用人身固有的"阴阳自和"规律是遣方用药的关键。

人作为一个自趋于平衡的系统，在生理及病理条件下其自动性、方向性、自稳性、自主性均自然而然地发挥着作用，无论是致病因素还是疗愈因素，都要经过正邪相争、阴阳消长的过程，才能演变为发病、不病、有效、无效等效应，换言之，人身的自平衡机制是发病和愈病的枢机。"阴阳自和"描述的即是人身的自平衡机制，发病必然通过它，愈病亦是如此。

第一，"阴阳失和"是发病的关键。"阴阳自和"是人身的各项机能自趋平衡的过程，条件的变化如果不能改变"阴阳自和"的状态，就不能破坏"阴平阳秘"的平和状态。人身之病归根到底是"阴阳失和"之病，"阴阳失和"是最深的病机。可以说，疾病，均可以"阴阳失和"理论解释。第二，"阴阳自和"是疾病痊愈的关键。一方面，各种致病因素通过影响"阴阳自和"的过程才能对人身的状态产生某种效应，另一方面，各种治疗因素也只有通过调理"阴阳自和"才能从深层次调整机体的状态。如今传统医学盛行的一个重要原因是其治疗深度，即其治则、治法、方药、针灸的治疗作用点，大多在深层，是通过调理"阴阳自和"发挥作用，故不仅可同病异治、异病同治，而且同一方、同一药可同时产生多种不同的治疗效应，所谓"施治于外，神应于中""一推其本，诸证悉除"。疾病的治疗归根到底是通过"阴阳自和"奏效的，调"阴阳自和"是最深的疗愈机制。第三，"阴阳失和"无病不在。"阴阳自和"作为愈病的枢机，不仅仅存在于"若发汗、若吐、若下，若亡血、亡津液"的情况下，亦存在于"不论中风、伤寒一切病"的情况。"阴阳自和"失常是一切病证最深的"病本"所在，只要没有"阴阳离决"，不论疾病深浅、程度如何，"阴阳自和"的能力和过程仍然存在。"阴阳自和"的失常，要么内伤自耗使"自和"能力削弱，要么外邪过盛使"自和"能力相对不足，要么"自和"过程受到干扰，"自和"不顺不是不欲"自和"，不是不趋"自和"，是"自和"的力量不足，欲"自和"而不能。第四，顺"阴阳自和"之势而用。"阴阳自和"是辨证施治之关键，临床诊治应察其"自和"而不能的病情，顺其"自和"之势而用，助其"自和"由不能转化为能，从根本上扭转病机。在临床复杂的病变中，具体方法可以多种多样，譬如根据仲景的"阴阳自和观"，可分为三种基本情况：一是"待自和"，即诊其病势，知可"自和"，不药不治，待其自愈；二是"助自和"，即虽有"自和"之力，但有邪有损，单靠"自和"之力不足自愈，可因"自和"之势，扶正祛邪，助其"自和"而愈；三是"调自和"，即"自和"之力虚弱，"自和"过程扼阻，需对阴阳"自和"的能力和过程进行调理，增其能力，畅其过程，强其"自和"而愈。第五，立调理"阴阳自和"之法。因"阴阳自和"之机而用，是最深最活的治疗原理，对"阴阳自和"的能力和过程的调理，包括对阴阳各自的运化过程的调理，对阴阳之间互根、互生、互化、互用等相互作用的调理，对阴阳趋和机制和过程的调理，及对有碍阴阳"自和"的虚损、病邪的诊治等，均能从根本上起到疗愈作用。

正如《素问·阴阳应象大论》中："阴阳者，天地之道也，万物之纲纪，变化之父母，生杀之本始，神明之府也，治病必求于本。""阴胜则阳病，阳胜则阴病。阳胜则热，阴胜则寒。重寒则热，重热则寒。"传统医学认为：能破坏人体相对平衡状态而导致疾病的原因均为病因，疾病是病因作用于人体而引起体内阴阳平衡失调、脏腑组织损伤，以及机能障碍的过程和结果。正气不足是疾病发生的内在因素；邪气强弱是疾病发生的重要条件；疾病的发生与否，取决于正邪斗争的胜负，如果正气战胜邪气，机体的相对平衡状态不被破坏，机体则不发病；如果邪气战胜正气，机体的相对平衡状态被破坏，机体则就会发病。《黄帝内经》中就有有关邪气、正气的变化与是否引发疾病的论述，如《素问·上古天真论》中载："虚邪贼风，避之有时，恬淡虚无，真气从之，精神内守，病安从来？"《素问遗篇·刺法论》曰："正气存内，邪不可干。"《素问·评热病论》云："邪之所凑，其气必虚。"《灵枢·百病始生篇》谓："风雨寒热，不得虚，邪不能独伤人。"这些都说明了机体正气与邪气的相对平衡状态失调为机体发病的主要因素，此即"阴阳失和"致病的另一个体现。

正是基于这种观点，王教授临证尤重五脏阴阳，常强调："虽治某脏腑之本病，勿忘顾他脏之阴阳。"如《素问·玉机真脏论篇》所述："五藏相通，移皆有次。"譬如心病而从脾胃、肝胆论治，王教授提出基于"木壅土郁"论治心脏疾患的理论思想。土郁为膏浊之始。中医认为冠心病属于"脂浊""膏浊"范畴，《灵枢·卫气失常》云："人有脂，有膏，有肉，而若脂膏过多，则形体有变。"明·秦景明《证因脉治》曰："心痹之因……痰凝血滞。"心系疾病病机演变规律更多与痰瘀互结相关。脾胃的运化与输布功能是机体代谢功能正常的动力因素。《黄帝内经》曰："饮入于胃，游溢精气，上输于脾，脾气散精，上归于肺，水精四布，五经并行。"脾胃运化水谷，转输精微，内养脏腑，外充形体，灌益肌肤。过食肥甘厚味导致脾胃亏虚，气机升降无度，运化失司，脾土壅塞，而生"膏浊"。脾土壅滞是发病的关键，土壅则血脂、血糖、血尿酸等代谢物质不能有序的输布，因其性黏滞，碍气阻络，积聚在脉管之中，久而成浊，内而脏腑，外而经脉，瘀塞脉道，最终形成动脉硬化的各种表现。肝属木，脾胃属土，木达而土旺。脾的升清与胃的降浊，中焦气机斡旋有赖肝的疏泄之功。"土壅"与"木郁"互为因果，为动脉硬化发病的两大关键因素。中医的"肝"是机体调节气血运行和情志因素的核心。"肝藏血，主疏泄"，一则体现在肝有疏土助运的功能。《血证论》曰："木之性主于疏泄，食气入胃，全赖肝木之气疏泄之而水谷乃化。"《傅宗翰医术集锦》谓："肝和脾升，胆和胃降，盖胆为中精之府，能净脂化浊；肝乃藏血之脏，职司疏泄。"强调肝主疏泄对调畅气机、促进脾胃运化、津血输布代谢的重要作用。肝的疏泄功能正常，全身气机疏通畅达，有助于脾升胃降和肠道的传导排泄。二则体现在肝有疏调气机的功能。如《薛氏医案》云："肝气通则心气和，肝气滞则心气乏。"《素问·举痛篇》云："百病生于气也。"肝气条达既能助脾运化，使水谷精微转为清阳之气，上归于肺，泽溉周身；又能助胃受纳腐熟，使水谷下达小肠。气血津液调和，则脏腑功能得以发挥，精神愉悦舒畅；若木失条达，疏泄无权，不仅直接造成脂质的生成和输布障碍，还影响气机的运行。反之若长期饮食不节，土壅内热，势必影响肝木的疏泄功能。若肝木郁结，中焦气机氤氲，脾土为之壅滞，久则化热而成脾瘅。土壅与木郁往往互为因果，最终导致精微不布，浊阴难降，聚于脉内，则成痰成瘀，终成"膏浊"。故应以松土开壅为治则，在膏脂形成早期疏畅气机以调情、助土疏运以防积聚，可有效防治动脉硬化的发生发展，从而达到理脾胃以治心病的妙用。另外，无论狭义之心病（躯体心脏病），亦或广义之心病（心理及情绪异常），从肝胆论治均屡有验用。首先，肝与胆经脉相连，气机相通，肝主疏泄，胆主决断，肝胆相互配合，共司勇怯及神明。肝气调畅则胆汁充盈，胆腑清利则肝气条达。肝的疏泄功能正常，气机升降通畅无阻，气血津液方可正常运行；胆气调达舒畅，则神明无所偏倚，情志活动才能正常疏泄，故肝胆与精神情绪及心理变化密切相关。唐容川《血证论》有云："肝经有痰，扰其魂而不得寐者，温胆汤加酸枣仁治之。"可见古人早就认识到肝与神明的关系。目前，临床上常用温胆汤治疗胆郁痰扰证，此类病人常出现不寐、胆小怕惊、心悸怔忡、心烦焦虑、口苦有痰、干呕恶心、舌红苔黄腻、脉弦滑或数等表现。生理上，心主血脉，肝藏血，心行之，血液得以正常运行和输布。有学者提出肝阳不足和肝阳偏亢是导致焦虑和抑郁的重要病机。根据五行相生理论，木生火，心为肝之子，肝阳不足，心阳失煦则心主血脉的功能难以正常发挥，便会出现心悸、胸闷、胸痛等心血管疾病的常见躯体症状。《灵枢·本神》曰："肝藏血，血舍魂，肝气虚则恐，实则怒。"肝在志为怒，心为君主之官，心藏神，故心肝与精神心理问题密切相关。中医学认为，肝属木，木曰曲直，喜条达舒畅而恶抑郁；肝主升发，肝阳升则五脏之阳皆升，故肝阳不足和肝阳偏亢，均会影响肝主疏泄的功能，引起人体的情志变化。

具体而言，阳性主升主动，肝阳偏虚，对人体的激发促进作用不足，个体便会表现出抑郁、淡漠等压抑、乏力精神状态，这一点，可从五脏、五行与四季对应的角度得到验证。肝属木，与春季相应，春时万物生发，阳气随之长，肝阳充盛则情志疏泄正常，故春季生命活动往往呈现出兴奋的态势。反之，秋冬主封藏，与肾相通，肾为肝之母，阳气随之衰减蛰伏，人体的精神情志也趋于平缓。另外，阳气不足可因"烦劳则张"所致，最终阳不入阴，阴阳失调。故王凤荣教授提出，焦虑、抑郁的病人常会出现失眠等阴阳不交的表现。

经络循行方面，《灵枢·经别》记载："足少阳之正……别者入季肋之间，循胸里属胆，散之上肝贯心。"心与胆经脉相连，互为自用，胆气通过经脉接受心之气血的濡养，心气也同样循经而接受胆气的资助。心胆相通，则气血通，阴阳和，脏腑平。从中医五行理解，心属火，胆属木，木生火，故胆以决断之力助心主裁决有方。胆为清净之府，喜静而不耐邪扰，心神的统领可协助胆抵挡不良情志刺激，心胆相合，则情志调畅，神志清灵。

生理条件下，胆性中正，主决断，助肝以谋虑，兼调和五志。胆气虚弱或郁结，气机失调，可出现"怒则气上，喜则气缓，悲则气消，恐则气下，惊则气乱，思则气结"等一系列病理表现，气病被认为是焦虑之源，气病日久入络影响血脉之心，进一步发展便会影响心藏神的功能。《黄帝内经》有云："夫肝者，中之将也，取决于胆。"肝藏魂，主谋虑而非胆不决，表明精神活动受胆之决断。《灵枢》曰："胆病者，善太息，口苦，呕宿汁，心下澹澹，恐人将捕之，嗌中吩吩然数唾。"胆功能受损的病人，以胆气虚弱者多见，往往表现为谋虑不决、心神不宁，日久可出现胆小怕惊、抑郁不乐、心悸怔忡、咽中如有物阻等焦虑抑郁症状。若素体阳气亢盛，病性则多以实为主，表现为胆气郁结化火，炼液为痰，痰火相互搏结，火性趋上，扰及心神，此时癫、狂、痫、不寐等精神活动失常症状便随之出现。

另外，胆气虚弱或郁结同样会影响"心主血脉"的功能。胆气不足，心失所养而发展为心胆气虚并见，胆虚而心血不行，血脉不通引起心悸怔忡、胸闷、胸痛等心血管病的常见躯体症状。王凤荣教授基于疏肝理脾、祛痰化瘀、活血通络之思路，在大柴胡汤基础上加减化裁，打磨出笔者医院院内制剂通脉降浊方，现广泛应用于临床心病患者，无论是胸痹心痛还是双心同病之心理心脏病，效如桴鼓。

案例举隅 1：

黄某，女，48 岁，已婚。胸部闷塞不舒反复发作 10 年，加重 7 天。

2019 年 6 月 4 日初诊：患者自述 10 年前，因胸部闷塞不舒就诊于外院，诊断为"冠心病"，住院治疗后症状虽有缓解，但胸闷反复发作。近 7 天来因情志不畅，时感胸闷心悬，闻响声则感惊悸，脘闷善太息，并感头昏乏力，夜间少寐，有时觉两胁走窜作痛，舌质红，苔薄白，脉弦细。查患者精神抑郁，甲状腺不肿大，心率 80 次 / 分，偶闻早搏，下肢指压痕阴性，心电图示：窦性心律，心肌缺血。眼底检查示眼底动脉血管硬化 I 级。血脂正常。中医诊断：胸痹（肝郁气滞证），应治以疏肝理气之法。处方：北柴胡 6 克，刺蒺藜 10 克，川楝子 10 克，郁金 10 克，合欢皮 15 克，青皮 10 克，陈皮 10 克，夜交藤 15 克，茯苓 10 克，炒酸枣仁 10 克，橘皮 10 克。14 剂，每日 1 剂，早晚分服。

2019 年 6 月 30 日二诊：患者自觉胸闷略减，仍心烦不寐，口干口苦欲饮，胁部隐痛，易感惊悸，尤以夜晚为甚。故原方去橘皮、刺蒺藜，加栀子 10 克，牡丹皮 10 克，淡竹叶 15 克。7 剂，每日 1 剂，早晚分服。

2019 年 7 月 8 日三诊：患者自觉口干症状改善，心烦、失眠症状减轻，故又加减服至 20 余剂，胸闷惊悸均告消失。

按语：心主精神意识，肝主疏泄调达，心肝两脏病变，常与情志失调关系密切。此患者病情发作，源于情怀不畅，以致产生精神抑郁、胸闷心悬、惊悸少寐等诸多症状。其中既有肝郁不疏的表现，又有心神不宁的症状，但以肝郁为其主要矛盾，基于这一点，治疗方面，则不以宁心安神为主，而以疏肝解郁为先。气行则血行，气滞则血瘀，心血运行靠气为先导，肝气得疏，气机得畅，则有利于心脉和畅。治疗过程中，出现心烦不寐，易感惊悸，口干口苦欲饮，胁部隐痛，有肝郁化火、热扰心神之象，故原方去橘皮、刺蒺藜，加栀子、牡丹皮、竹茹清肝以宁神。始终以治肝为重点，通过连续调治，未专用宁心之法，却起到气畅心宁之效。

王教授从肾论治心病亦不在少数，除去传统意义上心肾不交导致之经典病证，诸如不寐等，在胸痹乃至双心疾病的诊疗中亦取得了客观疗效。《备急千金要方》记载："心者，火也，肾者，水也，水火相济。"《养生四要》提出："水火者，阴阳之征兆也；坎离者，阴阳之定位也；心肾者，坎离之配合也。"心属火居离位，肾属水居坎位，《八卦取象歌》中以"离中虚，坎中满"来取象离卦与坎卦，离中虚，心虚斯能虚物，是指心中无杂念，要虚心，要坦荡；坎中实，肾实则能全形矣，是指肾中之物充足，肾气敦实。心虽属阳，而其中之阴为真阴，乃水之源也；肾虽属阴，而其中之阳为真阳，乃火之主也。故水为精，精中有神，益精以全神者，谓之水府求玄火为神，神中有精，存神以固精。此为心肾之所宜交养也。心火也，阳之所生；肾水者，阴之所生，一阴一阳，互为其根。心与肾关系密切，心火下温肾阳，使肾水不寒，肾水上养心阴，使心火不亢，心肾交通，则阴阳既济。心肾相交，水火相济，坎离互资，阴平阳秘，精神乃治。《素问》云："肾者，作强之官，伎巧出焉。"肾藏精，主志，所主之志是指人的意志、记忆力和注意力等。《医方集解》谓："人之精与志皆藏于肾，肾精不足则志气衰，不能上通于心，故迷惑善忘也。"现代心理学认为，肾志对人当前的行为和当前的认识活动起决定性作用，行为的发动、坚持、制止与改变皆与肾志相关。心神、肾志与人的精神活动、行为、认识息息相关。

生理方面，肾为全身各脏腑阴阳的根本，心气源于肾气，肾阳温煦心阳，肾阴升腾滋养心阴。病理方面，诸如胸痹、心悸等心病的发生系手足少阴经脉的失调，心肾阴阳亏虚，精血化生乏源，或心脉痹阻，或心失于濡养而发病。《素问·脏气法时论》论述了肾虚则心脉失于温养发为心病。从发病年龄来看，肾气随年龄增长而逐渐衰退。不论从发病年龄还是临床症状上，都表明肾虚在胸痹的发生发展过程中的重要作用。肾虚则水不涵木，肝失涵养，肝阳上亢，肝失疏泄而使气机不畅则发为气滞，气滞血脉，发为心病；肾阳亏虚，则胸阳不足，阴寒之邪乘虚入侵，阳不制阴，可导致阴寒内盛，心脉拘挛而发为寒凝之胸痹心痛；肾阴不足，阴虚火旺，则肾水沸腾，灼津为痰，痰聚胸中，则胸阳不振而发病；肾气亏虚，则无力推动血液在脉管中运行，血液停聚而成瘀，故可发为瘀血而致心病。同时，瘀血停聚于体内，营养物质无法正常运输于周身，不能保证肾藏精功能的发挥，使肾精不足，又进一步加重肾虚，从而恶性循环。若肾精亏虚，血液化生乏源，血脉失充，心脉失荣亦发为心病。

临床研究表明，中医之肾是以神经－内分泌－免疫网络为主线的包含人体大脑皮层、下丘脑、垂体、植物神经、内分泌、免疫、生化酶和微量元素及其相互作用的概括，高脂血症、动脉硬化的发生与肾虚密切相关。肾的生理功能涉及物质、能量代谢、性激素、免疫调控、自由基、脂质过氧化损伤及微量元素等。而心主神明，心主血脉，心的功能亦概括了大脑调控下的机体内环境稳定及心血管循环系统的生理活动，故心肾功能密不可分。心肾相交的实质是神经－内分泌－免疫网络功能正常，心肾不交、心肾失调是冠心病发病的重要病机，冠心病患者多见心肾不交之证，常伴有多系统，多层次的改变，如儿茶酚胺水平升高，动脉血管壁损伤，高脂血症，血栓形成，中老年性激素水平大大下降，脂质代谢紊乱，总胆固醇，甘油三酯增高，自由基清除率下降，脂质过氧化物增多等，均增加了动脉硬化的危险性，同时微量元素比例失调，扰乱了机体正常代谢平衡，冠心病肾虚者免疫功能明显低下。交通心肾、补肾固本方药能够显著纠正神经－内分泌－免疫网络的紊乱，既能对抗冠心病的病因病理，也能对症治疗冠心病的临床表现。如补肾药能调整神经－内分泌系统平衡，纠正下丘脑－垂体－靶腺（甲状腺－性腺－肾上腺）轴的紊乱，促进物质能量代谢，调整 cAMP/cGMP 比例，提高免疫力，扩张冠脉，提高心脏泵血功能，改善微循环。许多补肾药如桑寄生、补骨脂、附子、人参、仙灵脾等均有扩张冠状动脉的作用，人参、黄精、枸杞、何首乌等具有降低血清胆固醇和抗动脉硬化作用，并有助于消除动脉粥样硬化斑块。

案例举隅 2：

贾某，男，72岁，已婚，退休工人。咳喘屡发 4 年余，加重伴胸闷心悸 5 天。

2019 年 11 月 14 日初诊：患者 4 年前因咳嗽气喘于外院住院治疗后好转，近 5 天咳喘加重伴胸闷心悸，遂于辽宁中医药大学附属医院就诊。现症见：咳嗽气喘，胸闷心悸，活动后尤甚，形寒喜温，小便短少，四肢不温，下肢水肿，按之肿而不起，面色萎黄，唇舌淡紫少苔，脉细数。查：体温 37.6℃，颈静脉显露，左下肺呼吸音减弱，心率 106 次 / 分，心律齐，肝颈回流征阳性，两下肢压痕阳性。理化检查：白细胞占比基本正常，血尿素氮 13.6 毫摩尔 / 升，肌酐 1.1 毫摩尔 / 升。胸片示：慢支感染、肺气肿。心电图示：窦性心动过速，完全性右束支传导阻滞，心肌缺血伴右室肥厚。眼底检查示眼底动脉硬化 I 级。中医辨证：肾阳衰微，水气凌心，痰瘀互结证，治以温肾利水、化痰宁心之法。处方：附子 10 克，干姜 10 克，白茯苓 15 克，炒白术 10 克，冬瓜皮 15 克，车前子 15 克，薏苡仁 30 克，炒酸枣仁 10 克，川芎 8 克，生黄芪 15 克，生龙牡 20 克（先煎）。14 剂，每日 1 剂，早晚分服。

2019 年 12 月 4 日二诊：患者自觉咳嗽、水肿均见好转，活动后仍感心悸气急，查心率 110 次 / 分，心律齐，原方加红参 6 克，生姜 2 克。7 剂，每日 1 剂，早晚分服。

2019 年 12 月 12 日：患者四肢转温，小便量增多，水肿消退，胸闷心悸显著好转，食量增加，查心率 90 次 / 分，心律齐。患者已能下床去室外散步，后应调治脾肾以善后。

按语：肾为先天之本，主水液。肾阳不足，则肾水不能化气，水气上凌，为心悸。本案例为一高龄患者，素有咳嗽心悸宿疾，肺肾之气虚弱，痰水互结于内，5 天来形寒喜温，水肿尿少，乃肾阳衰微，阴寒凝聚，水气内停，上凌于心，而致心悸不宁。证属本虚标实，治疗仿真武汤法，温煦肾阳，阳气振奋，则水化为气，浊阴自能消散。药后口唇淡紫好转，四肢转温，小便量增多，心肾之阳得振，肾阳复其蒸水化气，心脏复其运行血脉之功能，则心悸胸闷等症自然缓解。

此外，某些条件下心病从肺论治时常能够收获意想不到的效果。心肺二脏在解剖位置上相邻，如《素问·痿论》记载："肺者，脏之长也，为心之盖也。"同时心肺在经络上相互络属，如《灵枢·经脉》记载："肺手太阴之脉，起于中焦，下络大肠，还循胃口，上膈属肺，从肺系横出腋下，下循臑内，行少阴心主之前。""心手少阴之脉，起于心中，出属心系，其直者，复从心系却上肺，下出腋下，循臑内后廉，行手太阴心主之后。"心肺二脏亦在呼吸、脉动上相互关联，且脉力之强弱，可察肺气之虚实，如《素问·平人气象论》载："人一呼脉再动，一吸脉亦再动，呼吸定息脉五动，闰以太息，命曰平人。"《灵枢·动输》曰："肺气从太阴而行之，其行也，以息往来，故人一呼脉再动，一吸脉亦再动，呼吸不已，故动而不止。"以上均说明心肺协同方可共奏气血输布之功。另外心肺为君臣关系，肺为心君之相傅，职司辅佐君主之令。如《素问·灵兰秘典论》中言："心者，君主之官也，神明出焉；肺者，相傅之官，治节出焉。"再如唐宗海在《医经精义·上卷》中云："心为君主，肺在心外，以辅相之。心火恐其太过，则肺有清气以保护之，如师傅之辅助其君也，故称相傅之官。"肺对于心来说不仅为行其卫护之职，亦是辅佐心主协调全身气血阴阳的周流输布。心血的化生，不但依赖中焦脾胃所运化的水谷精微，而且还必须依赖于肺气的合和催化。《灵枢·营卫生会》记载："人受气于谷，谷入于胃，以传于肺，五脏六腑，皆以受气；中焦亦并胃中，出上焦之后，此所受气者，泌糟粕，蒸津液，化其精微，上注于肺脉，乃化而为血。"另外，心血的化生亦需要肺阴的滋养，《本草述钩元》云："肺阴下降入心而生血，血脉润则阳中之阴先降。"借助津血互生理论，指出肺阴滋养心阴，助心阴化赤为血，提出肺阴之有无关乎心血生成之多寡。

在气血营运流通上，肺的主要功能是主气、司呼吸，而心血的主要功能是濡养脏腑四肢百骸。然心血濡养之职得以正常执行的关键依赖于肺主一身之气的推动和运行。如《脉简补义·卷下》所言："百脉皆由肺以聚于心，由心以达四肢百骸。"张景岳对于心肺气血营运的说道更加直白，其在《类经》中言："脉为血气之道路，而脉之运行在乎气；经脉流通，必由乎气，气主于肺，故为百脉之朝会。"百脉朝会于肺，所以只有肺气充沛，才能助心以行血，因此血液的运行不仅与心气相关，肺气也是血液运行的必需条件。

病理状态下，肺伤又常导致心伤。心肺位置相邻同居膈上，肺气不宁则心为之澹动。正如《医学集成·心跳》所载："心系于肺，肺为华盖，统摄大内，肺气清则心安，肺气扰则心跳。"肺其志为忧，心为五神之主，肺志太过则伤心，费伯雄在《医醇賸义》中指出："忧伤肺，肺初不知忧也。心知其可忧，而忧之太过，肺伤心亦伤也。"另外，肺有疾不得治，久延亦可及心，如《诸病源候论·久咳逆上气候》载："肺感于寒，微者，则成咳嗽。久咳逆气，虚则邪乘于气逆奔上也。肺气虚极，邪停于心，时动时作，故发则气奔逆乘心，烦闷欲绝，少时乃定，定后复发，连滞经久也。"肺脏可因寒而受病，久治不愈则肺气乃伤，进一步累及于心则致心肺气虚，强调肺病久延失治便伤及心。肺与心同居上焦，经脉相通，宗气贯心肺而司呼吸，协助心主以行血脉。肺失治节，不能治理、调节血脉的运行，日久必然会导致心血瘀阻，甚者血不利则为水，最终导致瘀水互结，留而不去，心生大病。《医宗金鉴·订正仲景全书伤寒论注》中载："动气在右，肺气不治，心不恒德。"此句便对于肺伤常易致心伤作出了高度总结概括，同时也暗含了"肺脏不伤，肺脏得治，心才有恒德"之意。

案例举隅3：

刘某，男，66岁，已婚，退休工人。感冒1周。

2018年9月13日初诊：起病1周，症见畏寒发热，头痛无汗，咳嗽气逆，痰黏起沫，口干欲饮，夜难安寐，心悸阵作，活动后尤甚，左胸隐痛，舌质红，苔黄腻，脉细并有间歇之象。体温 37.5℃，咽部轻度充血，心界不大，右肺呼吸音粗糙，心率 80 次 / 分，早搏 6~8 次。肺 CT 示：右肺中叶大片影。心电图示：频发房早，白细胞占比基本正常，入院前曾用过抗生素治疗，症情未缓解。辨证为感受风热之邪，肺气失宣，心脉失和。予宣肺化痰之法。处方：荆芥 10 克，薄荷 6 克（后下），桔梗 6 克，前胡 10 克，连翘 12 克，生甘草 6 克，桑白皮 20 克，黄芩 10 克，橘红 6 克。14 剂，每日 1 剂，早中晚分服。

2018 年 9 月 28 日二诊：患者自述寒热渐罢，咳嗽减轻，口干不欲多饮，活动后感心悸不宁，舌苔微黄白腻。原方去荆芥、薄荷，加茯苓 12 克，薏苡仁 30 克，法半夏 10 克，炙百部 12 克。续服 5 剂，每日 1 剂，早中晚分服。

2018 年 10 月 5 日三诊：患者咳嗽、胸痛、心悸均告愈，精神转佳，腻苔消退，脉象转有力。复查心电图，早搏消失，痊愈出院。

按语：本例畏寒发热，头痛无汗，咳嗽气逆，舌红苔黄，症延一周不解，乃系外感风热之邪客于上焦，肺失宣肃所致。病程中同时出现心悸阵作，左胸隐痛，脉细而结等心经病症，乃因肺气郁滞，心脉失畅所致，因"肺朝百脉"，有辅心行血的功能。治以宣肺化痰，邪从表解，肺气得降，痰浊得化，气机舒展，则心脉和畅，心悸自宁。本例在治疗过程中，未用抗心律失常药物，随着肺部病变的逐步好转，"频发房早"亦渐消失。

王教授常秉承着治病求本的思想，虽立法各异，却遣方自如，每有效验，本篇旨在总结王教授在心系疾病的治疗当中常用之经验方、自拟方，为各位同仁提供灵感，以期为临床诸家锦上添花。

各　论

第一章　胸痹心痛验方

胸痹心痛，又称心痛。是机体在正气亏虚的基础上，由于饮食不节、情志失调、寒邪侵袭等引起痰浊、瘀血、气滞、寒凝痹阻心脉，表现为膻中或左胸部发作性憋闷、疼痛为主要临床表现的一种病证。相当于西医冠状动脉粥样硬化性心脏病（冠心病）、心绞痛的范畴，其重者相当于心肌梗死。

第一节　胸痹的中医病名浅析

古代文献中胸痹心痛的病名有心痛、真心痛、厥心痛、胸痹、心痹、胸痹心痛、卒心痛、久心痛等。最初的胸痹心痛包括心病、胃脘部疾病和胸腔疾病。《黄帝内经》中胸痹心痛的病名有"心痛""真心痛""厥心痛""胸痹""心痹"等，将胸腔中疾病统称为"心病"。《金匮要略》首次出现了"胸痹心痛"病名，将胃病包括在"胸痹"中。《脉经》和《针灸甲乙经》均认为心病的病位应该在心包络。《诸病源候论》提出"心痛""心痹""胸痹"应属不同疾病，并进行了区分。从宋代开始，有医家主张将真心痛从胃脘痛中分离出来，认为心痛除真心痛外，都是胃脘痛。也有医家认为，心痛就是胃脘痛。明代医家提出了心痛包括心痛与胃痛，心痛中属于真心痛的很少。清代医家开始明确心与胃在解剖本质上的不同，而逐渐将心痛从胃痛中分离出来。《素问·脏气法时论》曰："心病者，胸中痛，胁支满，胁下痛，膺背肩胛间痛，两臂内痛。"《灵枢·五邪》云："邪在心，则病心痛。"《金匮要略·胸痹心痛短气病脉并治》谓："胸痹之病，喘息咳唾，胸背痛，短气，寸口脉沉而迟，关上小紧数。"《圣济总录·卷第六十一·胸痹门》曰："或胸中愊愊如噎塞，或胸背皆痛，或胸满短气，咳唾引痛，烦闷自汗出，或心痛彻背，或肌痹皮痛，是皆闭塞而不通也。"《类证治裁·胸痹心痛治裁》曰："胸痹，胸中阳微不运，久则阴乘阳位而为痹结也。"《范文甫专辑》记载："胸中阳气不足，阴邪乘虚而干阳位，导致胸中闭塞，邪正相搏，则发为痹痛。"以上是自《黄帝内经》以来对胸痹定义的变化，从中可以看出在张仲景之前，并没有对胸痹的明确定义，毫无疑问，现在对于胸痹的定义更加合理。另外，受很多因素的影响，胸痹常难以与心痛、心悸等区分。临证必须详加辨别，认清证型之后再处方用药，才能取得最佳的疗效。

第二节　胸痹的病因病机认识

胸痹病因多为风寒湿等外邪内侵、饮食失调、情志失节、劳倦内伤和年迈体虚。其病机有虚实两方面，实为寒凝、血瘀、气滞、痰浊，痹阻胸阳，阻滞心脉；虚为气虚、阴伤、阳衰，肺、脾、肝、肾亏虚，心脉失养。其主要病机为心脉痹阻，病位在心，涉及肝、肺、脾、肾等脏。

一、病因

1. 年老体虚

本病多发于中老年人，年过半百，肾气渐衰。肾阳虚衰则不能鼓动五脏之阳，引起心气不足或心阳不振，血脉失于阳之温煦、气之鼓动，则气血运行滞涩不畅，发为心病，若肾阴亏虚，则不能滋养五脏之阴，阴亏则火旺，灼津为痰，痰热上犯于心，心脉痹阻，则为心痛。

2. 饮食不当

恣食肥甘厚味或经常饱餐过度，日久损伤脾胃，运化失司，酿湿生痰，上犯心胸，清阳不展，气机不畅，心脉痹阻，遂成本病；或痰郁化火，火热又可炼液为痰，灼血为瘀，痰瘀交阻，痹阻心脉而成心痛。

3. 情志失调

忧思伤脾，脾虚气结，运化失司，津液输布不行，聚而为痰，痰阻气机，气血运行不畅，心脉痹阻，发为胸痹心痛。或郁怒伤肝，肝郁气滞，郁久化火，灼津成痰，气滞痰浊痹阻心脉，而成胸痹心痛。沈金鳌《杂病源流犀烛·心病源流》认为七情除"喜之气能散外，余皆足令心气郁结而为痛也。"由于肝气通于心气，肝气滞则心气涩，所以七情太过，是引发本病的常见原因。

4. 寒邪内侵

素体阳虚，胸阳不振，阴寒之邪乘虚而入，寒凝气滞，胸阳不展，血行不畅，而发本病。《素问·举痛论》曰："寒气入经而稽迟，泣而不行，客于脉外则血少，客于脉中则气不通，故卒然而痛。"《诸病源候论·心腹痛病诸候》云："心腹痛者，由腑脏虚弱，风寒客于其间故也。"《医门法律·中寒门》曰："胸痹心痛，然总因阳虚，故阴得乘之。"阐述了本病由阳虚感寒而发作，故天气变化，骤遇寒凉而诱发胸痹心痛。

二、病机

胸痹心痛的病机关键在于外感或内伤引起心脉痹阻，其病位在心，但与肝、脾、肾三脏功能失调有密切的关系。心主血脉的正常功能，有赖于肝主疏泄，脾主运化，肾藏精主水等功能。其病性有虚实两方面，常为本虚标实，虚实夹杂，虚者多见气虚、阳虚、阴虚、血虚，尤以气虚、阳虚多见。实者不外气滞、寒凝、痰浊、血瘀，并可交互为患，其中又以血瘀、痰浊多见。但虚实两方面均以心脉痹阻不畅，不通则痛为病机关键。发作期以标实表现为主，血瘀、痰浊最为突出，缓解期主要有心、脾、肾气血阴阳之亏虚，其中又以心气虚、心阳虚最为常见。以上病因病机可同时并存，交互为患，病情进一步发展，可见下述病变：瘀血闭阻心脉，心胸猝然大痛，而发为真心痛；心阳阻遏，心气不足，鼓动无力，而表现为心动悸，脉结代，甚至脉微欲绝；心肾阳衰，水邪泛滥，凌心射肺而为咳喘、水肿，多为病情深重的表现，要注意结合有关病种相互参照，辨证论治。

第三节　辨证分型与治疗

1. 心血瘀阻证

证候：心胸疼痛，如刺如绞，痛有定处，入夜为甚，甚则心痛彻背，背痛彻心，或痛引肩背，伴有胸闷，日久不愈，可因暴怒、劳累而加重，舌质紫暗，有瘀斑，苔薄，脉弦涩。

治法：活血化瘀，通脉止痛。

方药：血府逐瘀汤加减。本方祛瘀通脉，行气止痛，用于胸中瘀阻，血行不畅，心胸疼痛，痛有定处，胸闷心悸之胸痹。

常用药：川芎、桃仁、红花、赤芍活血化瘀，和营通脉；柴胡、桔梗、枳壳、牛膝调畅气机，行气活血；当归、生地补养阴血；降香、郁金理气止痛。

2. 气滞心胸证

证候：心胸满闷，隐痛阵发，痛有定处，时欲太息，遇情志不遂时容易诱发或加重，或兼有脘腹胀闷，得嗳气或矢气则舒，苔薄或薄腻，脉细弦。

治法：疏肝理气，活血通络。

方药：柴胡疏肝散加减。本方疏肝理气，适用于肝气抑郁，气滞上焦，胸阳失展，血脉失和之胸胁疼痛等。

常用药：柴胡、枳壳疏肝理气；香附、陈皮理气解郁；川芎、赤芍活血通脉。

3.痰浊闭阻证

证候：胸闷重而心痛微，痰多气短，肢体沉重，形体肥胖，遇阴雨天而易发作或加重，伴有倦怠乏力，纳呆便溏，咳吐痰涎，舌体胖大且边有齿痕，苔浊腻或白滑，脉滑。

治法：通阳泄浊，豁痰宣痹。

方药：瓜蒌薤白半夏汤合涤痰汤加减。两方均能温通豁痰，前方偏于通阳行气，用于痰阻气滞，胸阳痹阻者；后方偏于健脾益气，豁痰开窍，用于脾虚失运，痰阻心窍者。

常用药：瓜蒌、薤白化痰通阳，行气止痛；半夏、胆南星、竹茹清化痰热；人参、茯苓、甘草健脾益气；石菖蒲、陈皮、枳实理气宽胸。

4.寒凝心脉证

证候：卒然心痛如绞，心痛彻背，喘不得卧，多因气候骤冷或骤感风寒而发病或加重，伴形寒，甚则手足不温，冷汗自出，胸闷气短，心悸，面色苍白，苔薄白，脉沉紧或沉细。

治法：辛温散寒，宣通心阳。

方药：枳实薤白桂枝汤合当归四逆汤加减。两方皆能辛温散寒，助阳通脉。前方重在通阳理气，用于胸痹阴寒证，见心中痞满，胸闷气短者；后方以温经散寒为主，用于血虚寒厥证，见胸痛如绞，手足不温，冷汗自出，脉沉细者。

常用药：桂枝、细辛温散寒邪，通阳止痛；薤白、瓜蒌化痰通阳，行气止痛；当归、芍药、甘草养血活血；枳实、厚朴理气通脉；大枣养脾和营。

第四节　经方解析

一、益气通脉煎剂

方剂组成：

党参、黄芪、当归、川芎、红花、桃仁、丹参、鸡血藤、炙甘草。

方解：

益气通脉煎系王凤荣教授的经验方，党参、黄芪二药，都可补气生津，两者配合使用，互增疗效，配适量当归，以增补气生血之效。当归养血，川芎行气，两者配伍，气血兼顾，散瘀解痛，效果倍增。丹参多用来治疗心脉不通引起的胸痹心痛，配伍党参、黄芪，可益气，通血脉，促血运，与川芎、红花、桃仁合用，又可行气消瘀、活血化瘀。桃仁、红花相须为用，入心经，散血滞；入肝，去血壅，治疗各种血脉瘀滞之症，为经典药对。王清任常用桃仁与当归配伍，可增活血化瘀，养血活血之力，既祛瘀又不伤血，效果相得益彰。鸡血藤配伍黄芪、当归、丹参共奏行血养血、舒筋活络之效。炙甘草与人参、黄芪合用补中益气，"助参芪成气虚之功"（《本草正》），又可调和诸药。

现代药理：

党参善补脾肺之气，生津补血，常用来治疗气血不足之证，常用于治疗气虚不能生血，血虚无以化气等症，症见面色苍白、头晕、心悸、乏力等气血两虚证，其可改善心肌舒张功能，增强心肌顺应性，降低冠状动脉灌注阻力，增强心肌正性收缩力，改善心功能，在抗实验性动物心肌缺血方面取得较好疗效。黄芪在补气益脾，消肿利尿、补气升阳等方面疗效显著，尤宜于脾虚气陷、表虚自汗等证，为补中益气之要药。黄芪可以增加 NO 活性、避免血管内皮细胞损伤、消除 OFR、为心肌细胞提供保障、预防心肌出现再灌注损伤，还具有扩张冠脉及外周血管、降低动脉压和后负荷、防止血栓形成、强心等作用。当归功善补血调经、活血止痛，为补血圣药，适用于血虚、血瘀诸证。当归能加强对心肌细胞的保护，提高其抗缺氧能力，扩张冠脉、增加冠脉血流量、降低心肌氧耗、改善微循环、抗凝血、抗心肌缺血和保护脑组织再灌注损伤，且有一定的降压作用。川芎具有活血化瘀，行气止痛之功效，为血中之气药，有通达气血之功效。川芎具有抗脑缺血及心肌缺血、抗心肌炎、心肌肥厚、抗动脉粥样硬化、抗血小板凝聚、预防血栓形成等作用。红花活血调经、祛瘀止痛，长于治疗瘀血阻滞之心腹胁痛。对胸痹心痛、血瘀腹痛、胁痛均有良好功效。红花能够抗血栓、降脂、降低血浆黏度，同时具有提高机体抗氧化能力、扩张冠脉、增加其血流量、改善心肌供血等作用。桃仁善泄血滞，其祛瘀力强，为破血药，长于治疗各种瘀血阻滞证。桃仁有扩血管、抑制血小板聚集、抗凝、防止血栓形成、抗心肌缺血、改善血液流变性等作用。丹参通利血脉，祛瘀止痛，常用于治疗各种瘀血病证。丹参具有保护心血管、抗心肌肥大、抗氧自由基作用，还可有效扩张冠脉、增加冠脉血流量、抗心肌缺血、缩小心梗范围、增强心脏收缩力、预防动脉粥样硬化、改善微循环、抗血栓形成、抗血小板凝聚等。鸡血藤善行血补血，散瘀止痛、舒筋活络，长于治经脉不畅，脉络不和病证，其能够扩张外周血、增加器官血流量、抗血小板凝聚、促进纤维蛋白溶解、降血脂、抗动脉粥样硬化等作用。炙甘草为甘草的蜜制加工品，具有益气复脉、补脾和胃之功，用于脾胃虚弱，心气不足，倦怠乏力之心动悸，脉结代。炙甘草具有抗心律失常、镇咳平喘、抗炎、镇静、提高免疫力等作用。

案例举隅 1：

张某，男，52 岁。阵发性胸闷、气短 3 个月，加重 7 天。

2021 年 8 月 21 日初诊：患者于 3 个月前因精神紧张，出现心前区疼痛并伴有胸闷，遂入院治疗，诊断为冠状动脉粥样硬化性心脏病。现患者发作性心前区压榨样疼痛，伴胸闷、气短、乏力，活动后加重，口服速效救心丸可缓解，偶有心慌，纳眠差，二便调。神志清，精神差，舌质暗，苔薄白，脉沉涩。患者既往有高血压病史、2 型糖尿病病史、冠心病病史。辅助检查：血压：130/68 毫米汞柱；心率：70 次 / 分，心律齐。心电图示：ST-T 改变；血生化示：葡萄糖：6.50 毫摩尔 / 升；TG：2.30 毫摩尔 / 升；TC：4.70 毫摩尔 / 升；LDL-C：3.10 毫摩尔 / 升；超声心动图：二尖瓣轻度关闭不全，三尖瓣轻度关闭不全，左室充盈异常。动态心电图：窦性心律，偶发房性早搏，ST 段改变。中医诊断：胸痹（气虚血瘀证）。西医诊断：冠心病不稳定性心绞痛。治宜以益气活血、通脉止痛为原则，方选益气通脉煎剂加减。处方：党参 15 克，黄芪 30 克，当归 15 克，川芎 15 克，红花 15 克，桃仁 15 克，丹参 15 克，鸡血藤 30 克，炙甘草 6 克，郁金 12 克，麦门冬 15 克，香附 9 克，合欢皮 15 克，砂仁 9 克。14 剂，水煎服，每日 1 剂，早晚分服。

2021 年 9 月 7 日二诊：患者发生心前区疼痛发作次数减少，持续时间缩短，胸闷、气短症状减轻，纳可，眠差，二便可。血压：120/66 毫米汞柱；心率：66 次 / 分，心律齐。上方改砂仁 6 克，加首乌藤 20 克，14 剂，水煎服，每日 1 剂。

按语：《灵枢·天年》曰："六十岁，心气始衰，苦忧悲，血气懈惰，故好卧。"患者中老年男性，脏腑机能减退，精气渐亏，运行无力，平素情绪急躁、忧思过度，肝气郁结，心血痹阻，致心绞痛发作；心气不足，血行不畅，则致胸闷、气短、心慌、乏力，心神不宁，眠差；肝郁不畅，肝气犯胃则纳差。虚实夹杂，气虚血瘀，且夹有气滞之象。王凤荣教授立足于整体，辨气与血之协调，消补兼施，标本兼顾，治疗效果明显。方中以黄芪、党参为主大补元气，辅以丹参、川芎、郁金、香附等活血行气之药，全方益气活血通脉，解肝郁，安心神，则诸症尽消，其病渐愈。

案例举隅 2：

刘某某，女，79 岁。阵发性胸闷痛 2 个月，加重 10 天。

2021 年 3 月 12 日初诊：2021 年 1 月初因极度劳累后突然发生胸痛、胸憋闷，持续十几分钟，含服硝酸甘油缓解，于 1 月上旬加重发生下壁心肌梗死，住院查冠脉造影示：左前降支狭窄 50%，回旋支钝缘支开口以下闭塞，右冠状动脉近中段狭窄 40%～50%。口服西药治疗及行冠脉支架术后症状有所减轻但活动时胸痛，胸憋闷、心慌、气短乏力之症仍有发作。3 月 2 日因过度紧张与劳累，又出现胸痛、胸憋闷、心慌、气短乏力，面色㿠白，舌质暗淡，舌苔薄白，脉沉细无力，每天 2～3 次，含硝酸甘油缓解，第 3 日加重，3 月 12 日查心电图示：前间壁心梗（V2、V3，呈 QS 型）及陈旧下壁心肌梗死，来寻求王教授治疗。中医诊断：胸痹心痛（气虚血瘀证）。西医诊断：冠心病心绞痛，陈旧下壁心肌梗死、前间壁心肌梗死。治宜以益气活血、化瘀复脉为原则，方选益气通脉煎剂加减。处方：党参 15 克，黄芪 20 克，当归 15 克，川芎 15 克，赤芍 20 克，郁金 10 克，薤白 15 克，红花 15 克，桃仁 18 克，丹参 20 克，鸡血藤 15 克，炙甘草 6 克，木香 10 克，枳实 15 克。上方 14 剂，水煎服，每日 1 剂，早晚分服。

2021年3月26日二诊：患者胸痛、胸憋闷感减轻，复查心电图示：V2、V3、QS波变为rS波，V2~V5 T波，由倒变直立。

按语：患者年过花甲气血渐亏。如《灵枢·天年》云："六十岁心气始衰……七十岁脾气虚。"加之行冠脉支架术心脏复损。因劳诱发损伤心脾气血乏源，血行迟滞，心脉失养，形成了气血虚弱、心血瘀阻的基本病机。气血亏虚，气不行血，血不载气，停为瘀阻，胸气痹阻，故胸痛胸闷；劳伤心脾，气血乏源，帅血无力，心脉失养，故气短乏力；面色㿠白，舌质暗淡，舌苔薄白，脉沉细无力结，皆为气血虚弱、心血瘀阻、脉行不续之证。该患者为典型的冠心病心绞痛，因劳累激动诱发，服硝酸甘油缓解。用益气通脉煎剂补气阴，强心力，化瘀血，通心脉。方中以黄芪、党参为主大补元气，辅以丹参、川芎、郁金、香附、木香等活血行气之药，全方益气活血通脉，补气阴，强心力，安心神，化瘀血则诸症尽消，其病渐愈。

二、通脉降浊方

方剂组成：

柴胡、黄芩、生大黄、丹参、三七、半夏、陈皮、枳实、白芍、茯苓、甘草。

方解：

此方由仲景《伤寒杂病论》经方大柴胡汤化裁而来，大柴胡汤主治少阳兼阳明里热证，具有疏利肝胆，通腑泄热的功效，通过祛痰降浊，活血化瘀之法从痰浊、血瘀方面论治心系病，在临床取得了显著疗效。方中柴胡轻清，解少阳之滞，外达少阳之气；黄芩苦寒，既清胸中郁热，又清少阳之火；生大黄苦寒泻下，能泄热通经除瘀；丹参配合三七活血化瘀，通络止痛，二者在临床上广泛应用于瘀血诸症；半夏、陈皮清热燥湿，降逆止呕；枳实能破气除痞、化痰消积；白芍缓急止痛，合茯苓可运化脾湿，绝生痰之源；甘草调和诸药，又助茯苓健脾，脾运肝疏，湿痰得消，肝瘀无阻；共奏通腑泄浊，化痰祛瘀之功效。

现代药理：

现代医学研究已经证实：大柴胡汤有抑制动脉粥样硬化的形成、抑制血小板的聚集、抗炎、抗病毒、消除病原微生物的作用，还可以改善患者的焦虑状态。方中柴胡轻清，解少阳之滞，外达少阳之气，柴胡中柴胡皂苷有显著的杀菌抗炎作用，同时柴胡皂苷还能降胆固醇，恢复血管内皮功能，降低脑内单胺类递质，起到抗抑郁作用。黄芩苦寒，既清胸中郁热，又清少阳之火，黄芩根中成分黄芩苷有降脂、降压、抗氧化和调节cAMP表达水平的功效。同时，黄芩也可起到抗抑郁作用。生大黄苦寒泻下，能泄热通经除瘀，实验研究表明，生大黄可以降低 TC、TG、LDL 水平并且能提高 HDL 水平。丹参配合三七活血化瘀，通络止痛，二者在临床上广泛应用于瘀血诸症。丹参中有效药理成分可扩冠脉，抗凝血，抗血小板凝聚以加速纤维蛋白分解反应，抑制炎症反应。三七的有效成分可改善内皮功能，减缓 AS 进程，减少炎性因子的表达浸润，缓解心肌损伤，改善预后。半夏、陈皮清热燥湿，降逆止呕。临床研究发现，以陈皮 - 半夏配伍药对为基础的中药煎剂对急性心肌梗死疗效显著。枳实能破气除痞、化痰消积，枳实提取物注射液临床常用于治疗急性心肌梗死 PCI 术后、心肌损伤、缺血等疾病，能增加心输出量、提高心肌收缩力，有效增强急性心肌梗死患者残损心功能恢复速率。白芍缓急止痛，合茯苓可运化脾湿，绝生痰之源。白芍中有效成分芍药总苷具有双向抗炎免疫调节功效，且有一定的抗抑郁作用。甘草调和诸药，又助茯苓健脾，脾运肝疏，湿痰得消，共奏通腑泄浊、化痰祛瘀之效。

案例举隅 1：

范某某，男，61 岁。胸闷痛 1 个月，加重 1 周。

2015 年 4 月 13 日初诊：患者 1 个月前情志不遂后出现胸闷痛、痛引肩背、时作时止，气短，于当地医院诊断为"冠心病心绞痛"，未予重视及系统治疗，近 1 周上述症状加重，遂来辽宁中医药大学附属医院就诊。现症见：胸闷如窒而痛，心悸不安，胁肋胀痛，腹胀，口苦心烦，嗳气，不思饮食，夜寐不安，大便干稀不调，舌质暗红边有齿痕、苔薄腻，脉弦涩。测血压 155/90 毫米汞柱；心率 70 次 / 分；心电图示：V3 ~ V6 T 波倒置。心脏彩超示：主动脉硬化，左室舒张期顺应性下降，二、三尖瓣轻度反流。血脂检查示：LDL-C：4.38 毫摩尔 / 升；TC：6.71 毫摩尔 / 升。患者平素嗜食肥甘，吸烟史 45 年，每天吸烟 20 支。中医诊断：胸痹心痛（痰瘀互结、兼具浊毒内蕴证）。西医诊断：冠心病心绞痛。治则以祛瘀化痰、通腑泄浊为主，方用大柴胡汤加减。处方：柴胡 20 克，枳壳 15 克，芍药 10 克，清半夏 10 克，香附 15 克，陈皮 20 克，泽泻 15 克，当归 15 克，川芎 10 克，白术 15 克，茯苓 15 克，金樱子 15 克，丹参 20 克，甘草 10 克。14 剂，水煎服，每日 1 剂。

2015 年 4 月 27 日二诊：患者胸闷痛症状明显好转，胁肋胀痛症状减轻，口苦心悸症状缓解，大便不调症状改善，舌质暗苔白，脉弦。效不更方，继续服用原方 7 剂，并嘱患者低盐低脂饮食，适当体力活动、调畅情志、规律清淡饮食，戒烟限酒。

2015 年 5 月 4 日三诊：患者自述诸症皆好转，血压大致正常水平，复查血脂基本正常，舌质淡暗苔薄白，脉弦，治疗效果比较理想。

按语：该患为肝郁脾虚所致气滞痰瘀互结之胸痹心痛，患者平素饮食失节，过食肥甘，嗜烟，高粱厚味，损伤脾胃，致脾胃运化失司，水谷不化精微，生湿成痰。《医学正传》曰："津液黏稠，为痰为饮，积久渗入脉中，血为之浊。"痰阻气机，滞涩脉道，血行受阻成瘀，痰瘀互结，痹阻心脉，不通则痛，而见胸闷如窒而痛，《儒门事亲》云："膏粱之人，胀闷痞膈，酢心。"痰瘀互结复又情志所伤，气机郁结，中焦受阻，脾胃运化失司，木壅土郁致脏腑功能失调，引发双心疾病。王凤荣教授以大柴胡汤化裁治疗胸痹心痛，重在疏利肝胆、调畅气机、通腑泄浊、豁痰宣痹，在此基础上审因论治、灵活加减，则痰、瘀、气滞等有形实邪消，血运无阻。

案例举隅 2：

朱某，男，65 岁。胸闷痛反复性发作 5 年，加重伴夜间气短 2 天。

2019 年 8 月 28 日初诊：患者自诉于 2005 年开始出现阵发性胸闷痛，伴心悸、汗出，持续 10 分钟，未系统治疗。症见胸闷痛，气短，肢体沉重，形本肥胖，饮食可，夜寐一般，二便调，病来无发热，无咳嗽、咳痰，无恶心呕吐。舌质暗红，苔浊腻，脉弦滑。既往史：高血压病史 8 年，血压最高达 180/110 毫米汞柱；2 型糖尿病史 6 年。查体：心率 89 次 / 分；血压：130/90 毫米汞柱，神清，双肺呼吸音清，未闻及干湿啰音，心界扣诊向左下扩大，心音低顿，律整，心率 89 次 / 分，心尖部听诊区可闻及 2/6 级收缩期杂音，腹膨隆，腹软，无压痛、反跳痛及肌紧张，双下肢无水肿。心电图示：Ⅱ、Ⅲ、avF 呈 qR 型，V4 ~ V9 呈 qR 型。血脂检查：TG：3.60 毫摩尔 / 升；CHO，LDL-C：4.12 毫摩尔 / 升；APOB：2.23 克 / 升。心肌肌钙蛋白 0.13 纳克 / 毫升。心肌酶谱未见异常。中医诊断：胸痹心痛（痰浊血瘀证）。西医诊断：冠状动脉粥样硬化性心脏病。治以化痰祛瘀、活血通络、益气敛汗之法。处方：柴胡 15 克，枳实 15 克，黄芩 15 克，大黄 10 克，半夏 10 克，白芍 20 克，丹参 20 克，茯苓 20 克，陈皮 20 克，甘草 10 克，党参 20 克，黄芪 30 克，浮小麦 15 克，龙骨 25 克，牡蛎 25 克。14 剂，每日 1 剂，水煎服。并嘱患者注意休息，忌食生冷、肥甘厚味。服 14 剂后，症状好转，连服 1 个月，诸症消失。

2019 年 9 月 28 日二诊：复查结果如下：TG：2.90 毫摩尔 / 升；LDL-C：3.76 毫摩尔 / 升；APOB：1.21 克 / 升。心电图示：Ⅱ、Ⅲ、avF 呈 qR 型，V4 ~ V9 呈 qR 型。半年后随访，未再复发。

按语：该患为肝郁脾虚所致痰浊血瘀之胸痹心痛，患者平素饮食失节，过食肥甘，嗜烟，高粱厚味，损伤脾胃，致脾胃运化失司，水谷不化精微，生湿成痰，《医学正传》曰："津液黏稠，为痰为饮，积久渗入脉中，血为之浊。"痰阻气机，滞涩脉道，血行受阻成瘀，痰瘀互结，痹阻心脉，不通则痛，而见胸闷如窒而痛，王凤荣教授以大柴胡汤化裁治疗胸痹心痛，重在疏利肝胆、调畅气机、通腑泄浊、豁痰宣痹，在此基础上审因论治、灵活加减，则痰、瘀、气滞等有形实邪消，血运无阻。

三、血府逐瘀汤

方剂组成：

当归、生地黄、川芎、赤芍、桃仁、红花、柴胡、桔梗、枳壳、牛膝、炙甘草。

方解：

王清任在《医林改错》中创立血府逐瘀汤，并运用其治疗瘀血为主要病因的血府血瘀之证，包括胸痹心痛。因脉中血液运行不畅，久则瘀血暗结，故使用川芎、桃仁、红花、赤芍以活血祛瘀；当归、生地黄既补血又活血，使瘀血祛又不伤血；治血必先治气，气行则血行，故用柴胡、枳壳疏肝行气；牛膝破瘀通经，且可引瘀血下行，使上焦血府得以清；桔梗载药上行，可引诸药药力同聚血府，共同发挥药效；甘草缓和药性。全方配伍：①攻补兼施：活血祛瘀和养血生血相伍，使邪气祛而正气不伤。②气血同调：气为血之帅，两者同调，瘀血即消。③上下相兼：桔梗上行，牛膝下行，两药相合，上下相通。

现代药理：

方中桃仁、红花活血祛瘀止痛，为君药。现代药理学研究发现，桃仁、红花的有效成分可改善微循环，降低血液黏度，并且对心肌具有保护作用。赤芍、川芎具有行气活血化瘀的作用；生地黄养阴清热，且具有止血、抗凝血作用；当归活血补血，牛膝活血通经、引血下行，辅以少量桔梗、柴胡，起到宽胸行气、疏肝解郁的作用。诸药相合共奏活血化瘀，行气止痛之功效。现代药理学研究表明，桃仁、红花、牛膝均可对体内的血小板聚集活动形成抑制作用，可促进动脉血流运行顺畅；川芎、天麻、黄芪具有抗凝血的作用，可改善神经递质营养状态。以上诸药配合可有效改善血管功能，增强抗血小板聚集的作用，有效预防血栓。

案例举隅 1：

王某，女，76 岁，发作性胸闷痛 1 周。

2020 年 11 月 12 日初诊：患者 1 周来胸痛时作，活动时明显，伴有轻度胸闷、乏力、汗出，无心慌，纳食一般，眠时多梦，大便尚可，小便调。舌质暗，苔薄白，脉沉涩。既往冠心病病史 5 年余。查体：心率 80 次 / 分，血压 140/80 毫米汞柱。辅助检查：心电图示：T 波低平。中医诊断：胸痹（气虚血瘀证）。西医诊断：冠状动脉粥样硬化性心脏病。治以益气活血，通脉止痛，方选血府逐瘀汤加减。处方：党参片 30 克，桃仁 15 克，红花 15 克，白芍 15 克，赤芍 15 克，山药 30 克，木香 12 克，降香 12 克，浮小麦 15 克，莲子心 6 克，酸枣仁 30 克，五味子 10 克，当归 12 克，白术 12 克，茯苓 12 克，延胡索 15 克，蜈蚣 1 条，白僵蚕 10 克。上方 14 剂，水煎服，每日 1 剂。

2020 年 11 月 26 日二诊：患者来院复诊自述胸痛发作明显减少，汗出减轻，乏力稍减，近来稍有纳食不香，舌脉如前。处方：上方去白芍，加陈皮 12 克，砂仁 12 克（后下）。14 剂，服法同前。

按语：气为血之帅，血为气之母。本案患者年事已高，气血皆亏，胸痛时作，舌质暗，则为血瘀，脉沉、乏力、汗出则为气虚，气虚无力推动血行，血瘀无以养气，则病情渐重。王凤荣教授治疗时予以党参、山药益气，酸枣仁养血改善睡眠，伍桃仁、赤芍、白芍等活血药物化瘀止痛；患者冠心病病史多年，久病入络，予蜈蚣、僵蚕加强化瘀疗效。全方共奏益气活血、通脉止痛之功。

案例举隅 2：

秦某，女，49 岁，公务员。左胸闷痛时作 2 个月。

2021 年 2 月 15 日初诊：患者自述两个多月前出现左胸闷痛，时轻时重，本月 12 日于外院查标准心电图未见明显异常，动态心电图提示：ST 段下移。肺部 CT 及冠脉 CT 未见明显异常，未经过药物治疗，现症见：胸闷痛、气短、乏力、四肢倦怠，劳则加剧。纳可，二便尚调。舌淡紫胖大边有齿痕苔白，脉沉无力。中医诊断：胸痹，气虚血瘀证。西医诊断：冠状动脉粥样硬化性心脏病。治以补气活血，通络止痛，方拟血府逐瘀汤合四君子汤、当归补血汤加减。处方：党参 30 克，生黄芪 30 克，炒白术 15 克，茯苓 15 克，当归 15 克，桃仁 15 克，红花 10 克，炙甘草 15 克，枳壳 15 克，赤芍 15 克，柴胡 15 克，川芎 15 克，桔梗 15 克。上方 7 剂，每日 1 剂，水煎服，早晚服。

2021 年 2 月 22 日二诊：自述偶感胸闷痛，气短乏力缓解，舌淡略紫胖大苔白，脉沉无力。治则方药不变，续服 7 剂。

2021 年 3 月 1 日三诊：患者服药期间胸闷痛未作，气短乏力明显缓解，舌淡胖大苔白，脉沉较前有力。前方再进 7 剂，诸症消失。

按语：王凤荣教授认为活血化瘀法是治疗胸痹的一个重要途径，其常选用血府逐瘀汤。胸痹病机常表现虚实夹杂，切不可不辨证施法，一味地活血化瘀。本病患者为血瘀兼气虚，王凤荣教授认为宜应用血府逐瘀汤合四君子汤、当归补血汤加减；以补气为宜，酌减养阴之品，遂去生地；气当升提，牛膝引药下行，亦酌减之。王凤荣教授同样强调防预调护，重视精神调摄，注意劳逸结合，坚持适当运动。

四、瓜蒌薤白半夏汤

方剂组成：

瓜蒌、薤白、生姜、半夏。

方解：

瓜蒌薤白半夏汤是治疗胸痹心痛的经典方剂，源于张仲景《金匮要略》。瓜蒌、薤白为君药。瓜蒌的主要活性成分为瓜蒌酸，瓜蒌药味甘、苦，性寒，归肺经、大肠经、胃经，可清热化痰、宽胸散结、润燥滑肠、消痈疮肿毒，用于肺热咳嗽、痰浊黄稠、胸痹心痛、结胸痞满等。薤白的主要活性成分为薤白苷，性温，味辛、苦，归心经、肺经、胃经、大肠经。薤白所含大蒜辣素的主要成分为硫化丙烯，有降脂作用，且性味辛温，能温阳散结，被作为治疗胸痹的要药使用。姜可辛散温通、化痰、燥湿，故可用于浊痰内阻、胸脘痞闷病症。半夏可燥湿化痰、降逆止呕、消痞散结，用于痰多咳喘、痰饮眩悸、风痰眩晕、胸脘痞闷。瓜蒌、薤白、半夏三味药再加酒同煎，宽胸散结又通阳。加味瓜蒌薤白半夏汤在基础方上随症加减，可加入丹参、桂枝、白术、黄芪、郁金、葛根等。丹参味苦，可祛瘀止痛、活血通经。桂枝主要成分是桂皮醛，可通脉温经、助阳化气。白术的主要成分是白术内酯，可以健脾、益气。黄芪主要成分为黄芪甲苷，可以补气升阳，行滞通痹。郁金性味辛、苦、寒，归肝、心、肺经，具有活血止痛、行气解郁、凉血祛瘀、利胆退黄的功效。葛根可生津、升阳。诸药共用，可进一步缓解患者胸闷、心痛、咳痰、乏力、气短等症状。

现代药理：

研究表明，瓜蒌种子主要成分为无机元素、脂肪油类，瓜蒌有较强的扩冠、降低血清胆固醇、抗菌、祛痰作用。经现代药理研究，薤白有效性成分主要包括挥发油、皂苷、前列腺素等，其中薤白在提高机体免疫力、解痉平喘、抗血小板聚集、杀菌抗炎等方面疗效显著。经现代药理研究，半夏含黑尿酸、胆碱等，在祛痰止咳、改善消化道功能、降低脂肪、降血压等方面有积极作用，而且也可以抗血栓生成，同时还可镇静催眠。有明显的毒副作用，生半夏可强烈刺激局部黏膜，能"戟人喉""令人吐"。现代药理学研究发现，瓜蒌薤白半夏汤可以起到抗血小板聚集、改善局部冠状动脉血流、保护及修复受损心肌细胞的作用，还能够起到抗肿瘤、抗菌、保护血细胞等作用。

案例举隅1：

杨某，女，60岁。胸部阵发性疼痛伴牵涉至咽部噎堵感3个月。

2020年8月14日初诊：患者自述3个月前出现胸部阵发性疼痛伴牵涉至咽部噎堵感，每次发作后休息约30分钟后可自行缓解，伴困倦乏力，饮食可，睡眠不实，二便调。既往史：2010年右肾切除术，高血压病史10年。舌质暗，苔薄白，脉沉细。心电图：V5、V6导联ST段下移0.05毫伏。中医诊断：胸痹（胸阳不振、气虚血瘀证）。西医诊断：冠状动脉供血不足。治以宽胸理气，益气活血，予瓜蒌薤白半夏汤加减。处方：全瓜蒌20克，薤白15克，紫苏子10克，丹参15克，檀香6克，合欢花15克，桃仁10克，太子参10克，麦门冬10克，五味子10克，炙甘草10克。上方7剂，水煎服，每日1剂，早晚分服。

2020年8月21日二诊：患者诉症状减轻明显，胸痛发作持续时间及发作次数均较前减少。咽部噎堵感消失，乏力症状亦有缓解，舌质暗，苔薄白，脉沉细。上方薤白减至6克，檀香减至3克。14剂，水煎服，每日1剂，早晚分服。

按语：此病案患者发作性胸痛，休息后缓解，结合心电图表现，中医诊断胸痹，现代医学诊断冠状动脉供血不足明确。患者同时伴有咽部噎堵感，为胸阳不振导致气郁咽喉，患者发作性胸痛，休息后缓解，乏力，脉沉细为心气不足之症，舌暗为瘀血阻滞之象。因此中医辨证为胸阳不振、气虚血瘀。本案为虚实夹杂之证，即《金匮要略》之"阳微阴弦"病机所在，王凤荣教授以瓜蒌薤白汤宣痹通阳、宽胸理气，同时兼以生脉饮补益气阴，予以丹参饮加减活血化瘀，对于虚实互见的胸痹临床疗效明显。尤其在复诊时针对患者邪实渐轻而以正虚为主的病机特点，加强益气养心药的剂量，减少活血化瘀类药，以防耗伤气血，体现了中病即止、顾护正气为主的治疗思路。

案例举隅 2：

王某，女，48 岁，农民。间断性胸闷胸痛 5 年，再发加重 1 个月。

2019 年 5 月 10 日初诊：患者自述 5 年前无明显诱因出现胸闷，心前区疼痛，伴有左肩部放射痛，休息后缓解。于当地医院查心电图示：广泛性 ST-T 改变，提示心肌缺血；实验室检查血脂异常。诊断为冠心病，心绞痛，予阿司匹林肠溶片、瑞舒伐他汀钙片、单硝酸异山梨酯片口服控制症状，病情控制欠佳。1 个月前无明显诱因上述症状再发加重，胸痛发作频繁，休息及服药后无明显缓解，于当地医院查心电图示：广泛性 ST-T 改变；冠脉造影示：右冠脉，TIMI（冠脉血流分级）Ⅲ级；LM（左冠脉主干）：未见明显狭窄和斑块；LAD（左前降支）：可见近段狭窄约 50%，远端未见明显狭窄和斑块，对角支处可见心肌桥；LCX（左回旋支）及 RCA（右冠脉）未见明显狭窄及斑块。患者未行支架植入术。现症见：患者形体肥胖，心前区憋闷疼痛，偶有刺痛，头身困重，乏力短气，痰多不利，脘腹胀满，纳眠可，大便溏，舌质暗红，苔白腻，舌体胖大边有齿痕，脉沉滑。中医诊断：胸痹心痛（痰瘀闭阻证）。西医诊断：冠心病，稳定性心绞痛。治法：治疗以通阳泄浊、豁痰化瘀为原则。方以瓜蒌薤白半夏汤加减。处方：瓜蒌 15 克，薤白 15 克，姜半夏 9 克，枳实 9 克，丹参 12 克，红花 9 克，川芎 9 克，赤芍 9 克，延胡索 9 克，陈皮 9 克，郁金 9 克，党参 9 克，炙甘草 6 克。上方 7 剂，水煎服，早晚各 1 次。

2019 年 5 月 19 日二诊：自诉服汤药后胸闷症状较前减轻，胸痛发作次数明显减少，仍时有咳吐痰涎，夜眠欠佳，于上方中加石菖蒲 12 克，胆南星 9 克，远志 12 克，以增加祛痰安神之效，续服 7 剂。

2019 年 5 月 26 日三诊：自诉服药后以上不适症状明显减轻，胸闷胸痛未再发，舌质淡红，苔薄白，脉略滑。行心电图提示：窦性心律，大致正常心电图。嘱患者续服上方数剂以稳定疗效。

按语：本案例中患者由于长期饮食不节，嗜食肥甘厚味，累及脾胃，运化失司，水谷不化，津液不布，聚为痰浊，实邪内生，气机不畅，血行不利，日久成瘀，阻于脉道，心络受遏，不通则痛，发为胸痹心痛。胸中气机壅滞则胸闷，血滞于心脉则胸中刺痛；胸阳不展则心慌气短，痰浊阻于皮里膜外，则见形体肥胖，肢体困重；痰阻于肺，则见咳吐痰涎；舌脉亦为痰瘀互结之象。治疗应以化痰祛瘀，仲景方瓜蒌薤白半夏汤为治疗痰瘀闭阻型胸痹病的经典方剂。该方出自《金匮要略》："胸痹不得卧，心痛彻背者，瓜蒌薤白半夏汤主之。"药物有瓜蒌、薤白、半夏、黄酒。方中瓜蒌、薤白共奏理气宽胸、化瘀止痛之功。半夏降逆化痰止咳，酒性温，其势辛温上行，助其他三味药物到达上位之胸痹病所，增强温阳开胸之功。现代药理研究表明，瓜蒌薤白均具有抑制心脏、减弱心肌收缩力及减慢心率、降低血脂、改善心肌缺血、抑制血小板聚集、降低血黏度的作用。半夏不仅有镇咳、祛痰的功效，还可以改善循环系统，有抗心律失常、降低血脂、抗凝及防止血栓形成的作用。瓜蒌薤白半夏汤整方的药理作用更加完备，从扩张冠状动脉、抑制心肌纤维化、改善心肌缺血以及缺血后再灌注、修护受损心肌、防止血栓形成等方面发挥心脏保护作用。结合患者症状及病机，痰瘀共同为致病因素，加用丹参、红花、赤芍以活血化瘀，延胡索、川芎行气止痛，党参益气健脾，气行则血行，气通则痰消。诸药合用，起通阳泄浊、豁痰化瘀之功。王凤荣教授临床灵活运用瓜蒌薤白半夏汤，不拘泥于冠心病单一病种，只要为痰浊闭阻病症，皆可使用，广泛用于治疗乳腺增生、小儿叹气症、慢性阻塞性肺病、慢性胆囊炎、胃脘痛等疾病。此外，王凤荣教授善于把握阳微阴弦之病机选择方药。如患者更有手足不温，胸胁胀满之象，为阳郁更重，气滞更甚，则在瓜蒌薤白半夏汤基础上加桂枝、枳实、厚朴成枳实薤白桂枝汤，以增加通阳散结消痞之效；若患者自觉胸中憋闷，短气，无胸痛之象，提示病情尚轻，阳郁、痰饮较轻，予茯苓杏仁甘草汤健脾宣肺化痰饮；若患者兼夹瘀血较重，则合用血府逐瘀汤以增强活血化瘀之功。如此众类，谨守病机，方随症异，药依症佐，则自然药到病消。

五、桃红四物汤

方剂组成：

当归、熟地黄、红花、桃仁、白芍。

方解：

桃红四物汤出自于清代吴谦的《医宗金鉴》，为活血化瘀方中的经典方剂，功效以活血祛瘀为核心，辅以养血、补血、行气。方中以破血之品桃仁、红花为君，具有活血化瘀之效；甘温之熟地黄，养血滋阴补肾；当归、芍药养血和营，活血补血；川芎行气活血，调畅气机。全方相配，则气机条畅、瘀血得祛，为活血化瘀的代表方和基础方。

现代药理：

现代研究表明，桃红四物汤具有扩张冠状动脉、稳定动脉硬化斑块，降低血脂、改善微循环的作用。白芍归肝、脾经，性微寒味酸、苦，具有柔肝止痛、养血调经、平抑肝阳、敛阴止汗的功效，现代药理有改善血液功能、心血管功能、抗炎及增强免疫功能；熟地黄归肝、肾经，性温味甘，具有滋阴补血的功效，现代药理有改善肾功能作用及增强免疫功能作用；桃仁归大肠、肺、肝、心经，性平味苦，有活血祛瘀的功效；桃仁：目前认为活血消瘀、润燥滑肠、止咳平喘是它的主要功效。桃仁的主要化学成分若按照现代药理划分，可分为黄酮、甾醇、脂肪酸以及苷类等，其对于血栓、心梗、炎症、肝纤维化、肿瘤等均有明显抑制作用，其还能增强人体免疫力。目前有关桃仁对作用于心血管方面的研究表明桃仁可以帮助心脏血液循环恢复畅通，其主要作用的活性成分是石油醚。而又有研究表明，桃仁具有明显的抗血栓作用，其作用主要依靠从中提取出的乙酸乙酯来实现的。还有研究基于 TCMIP 平台进行，结果显示，桃仁可作用于循环、内分泌和免疫系统，还可通过能量代谢过程、信号转导以及催乳素信号通路等作用途径来预防 CHD 发生发展，提出桃仁治疗 CHD 的机制可能是通过作用于 NCOAI、NCOA2、ARAF 等基因来实现的。红花：其主要功效是活血化瘀。它是中医治疗胸痹病方剂中的常用药物之一，目前市面上有多种红花提取物，如注射用红花黄色素、红花注射液等，被广泛应用于各个医院。以黄酮类、脂肪酸、生物碱、聚乙炔等为其核心成分的红花，其药理活性作用包括扩冠脉、降压、抗氧化、抗血小板、消炎、镇痛等。目前已经对其做了大量研究，其中有研究者使用红花注射液对大鼠进行实验，结果表示红花注射液具有抑制血栓形成以及抗凝的作用。还有大量研究者对红花黄色素进行研究，表明红花黄色素能明显延长大鼠 PT 及动脉血栓形成的时间，并可降低大鼠血脂水平。当归：可补血活血，润燥滑肠。大量研究人员对当归进行化学分析，其提取的活性物质有挥发油、有机酸以及多糖，还提取出氨基酸、胆碱、腺嘌呤、磷脂等。亦有大量研究来证实当归的药理作用，实验结果显示当归可以使骨髓造血能力增加，其机制可能是通过增殖骨髓基质细胞，提高细胞间黏附分子 1 对其的作用能力而达到的。有研究表明，当归可以减轻抑郁症状以及改善微循环，其作用途径可能是与其能量代谢有关。当归除了能够改善血液循环系统和抗抑郁之外，还能够改善心血管、抗氧化、保护肝脏以及平喘抗炎。

案例举隅 1：

王某，女，46 岁，反复胸闷 5 年，复发加重 1 天。

2020 年 3 月 5 日初诊：患者诉 5 年前出现胸闷，每次发作时服用中药治疗（具体不详）。1 天前胸闷再发，加重伴心慌，呈阵发性，与情绪、天气变化等有关。舌淡胖、苔少，脉弦。心脏彩超示：左房大，左室壁厚；左室顺应性降低，收缩功能正常；二尖瓣轻度反流。中医诊断：胸痹（气滞血瘀证）。西医诊断：冠状动脉粥样硬化性心脏病。治以理气化滞，活血化瘀，拟方桃红四物汤加减。处方：桃仁 10 克，红花 5 克，当归 15 克，川芎 10 克，熟地黄 10 克，赤芍 10 克，香附 6 克，葛根 30 克，茯苓 10 克，桂枝 10 克，白术 10 克，白参 10 克，泽泻 10 克，甘草 6 克。14 剂，水煎服，每天 1 剂，早中晚分服。

2020年3月9日二诊：患者自诉心慌较前缓解，要求继续治疗。舌淡胖、边有齿痕，苔薄白，脉细。在一诊的基础上去红花、香附，加入瓜蒌20克，淫羊藿10克，炙远志10克。14剂，每天1剂，水煎服，早中晚分服。

2020年4月5日三诊：诸症均明显减轻，发病次数减少，发作时症状亦较前缓解。

按语：胸痹是指以胸部闷痛，甚则胸痛彻背、喘息不得卧为主症的一种病证。中医文献中又称其为"猝心痛""厥心痛"。胸痹的临床表现最早见于《黄帝内经》，如《灵枢·五邪》指出："邪在心，则病心痛。"《金匮要略》中正式提出"胸痹"的名称。王教授认为本案患者素体气虚，无力推动血液，气血运行不畅，则气滞血瘀，心脉痹阻，导致胸痹，其病机正合桃红四物汤组方特点。另外，现代药理学研究亦表明，桃红四物汤具有扩张冠状动脉、稳定动脉硬化斑块、降低血脂、改善微循环的作用，在治疗心血管疾病方面有显著疗效。

案例举隅2：

樊某，女，26岁。心胸憋闷近2个月，加重1周。

2021年12月6日初诊：患者诉2个月前因工作劳累后突感心胸憋闷，呼吸气急短促，长时间不得缓解，之后常感疲乏无力，诊断为"冠心病"，现服硝酸甘油以控制冠心病突发，无明显不适，近1周又常心慌憋闷，遂来辽宁中医药大学附属医院就诊。现症见：时时乏力气短，活动后显著，心慌憋闷，痛有定处，入夜为甚，寐差，入睡难，头晕烦躁，自汗，咽干舌燥，舌质暗，苔薄白，脉虚弱。中医辨病：胸痹（气虚血瘀证）。西医诊断：冠状动脉粥样硬化性心脏病，心房缺损，三尖瓣重度关闭不全。治则补血养心，益气活血，通脉止痛。用以益气活血化瘀之桃红四物汤加减。处方：生地黄15克，赤芍15克，桃仁10克，红花15克，川芎15克，当归15克，川牛膝12克，鸡血藤30克，黄芪30克，太子参20克，木瓜20克，麦门冬20克，丹参12克，五味子6克，生龙骨20克，生牡蛎20克，磁石30克，炙甘草10克。7剂，水煎服，每天1剂，每天3次口服。后心痛憋闷缓解，睡眠好转，气色俱佳，全身症状亦有所改善。后给予适量运动和饮食建议，随访，预后良好。

按语：治病必求于本，审证求因，寻因论治，精准辨证之后投以桃红四物汤加味以养血活血，祛瘀通脉，方中重用活血之剂，与此同时又兼以益气，根据多年临床经验巧妙运用益气敛阴之品，可见其治病用药创新精细，运斤成风，在诊断过程中，王教授重视四诊合参，病症结合，辨证论治，切中病机，故能药到病除，妙手成春。

六、枳实薤白桂枝汤

方剂组成：

枳实、瓜蒌、厚朴、当归、党参、白术。

方解：

枳实薤白桂枝汤源于《金匮要略·胸痹心痛短气病脉证治第九》，枳实味苦，性寒，具有破气消积、化痰除痞之功。薤白味苦、辛，性温，具有通阳散结、行气导滞之功。瓜蒌味甘、微苦，性寒，具有清热化痰、宽胸散结之功。桂枝味辛、甘，性温，具有解肌发表、温经通络、助阳化气之功；共为君药，胸阳得振、阴寒得解、痹结得开、痰浊得除。厚朴、当归、川芎、附子为臣药，厚朴味苦、辛，性温，具有下气除满、燥湿化痰之功。当归味甘、辛，性温，具有补血活血、调经止痛之功。川芎味辛，性温，具有活血行气、祛风止痛之功。附子味辛、甘，性大热，具有回阳救逆、温中散寒之功；辅以厚朴、当归、川芎、附子，可上温心阳、下温肾阳，助君药共奏通阳散结、活血化瘀之功。党参、白术为佐药，党参味甘，性平，具有健脾益气、补血生津之功。白术味苦、甘，性温，具有健脾益气之功。党参与白术通用，则脾阳得温、脾气得补，可杜绝痰湿生化之源。枳实薤白桂枝汤组方严谨，可通阳散结、活血行气，化痰降浊，标本同治。

现代药理：

枳实具有改善心血管病变相关的药理作用，可有效延长心肌舒张期，延长心肌血流灌注时间，增加心肌血流灌注，减少心肌耗氧量，从而减轻心肌缺血反应，还具有显著的抗血小板聚集、抗血栓作用，可减少血小板、红细胞的聚集，其作用优于阿司匹林等常用的西医抗血小板药物。薤白可增加患者心肌细胞超氧化物歧化酶的活性，减少过氧化脂质，抑制氧自由基的生成，具有抗氧化作用，还可调节血脂，促使动脉粥样硬化斑块维持稳定，且薤白的化学成分薤白醇可作用于血小板血栓素 A2，阻断其合成，具有良好的抗血小板聚集、抗血栓作用。瓜蒌可促使冠脉血管扩张，增加冠脉血管血流灌注，还可降低心肌收缩力和收缩速率，减少心肌耗氧量，增强心肌对缺氧的耐受力，还具有抗血小板聚集、抗脂质过氧化等作用，对心肌缺血后恢复再灌注具有保护作用。桂枝的乙醇提取物可抑制动脉血管平滑肌细胞内质网中的钙离子释放，减少钙离子内流，促使血管扩张，改善心肌血供；桂枝中的桂皮醛可阻断血小板血栓素 A2 合成，发挥抗血栓作用，还可降低心肌收缩力和收缩速率，减少心肌耗氧量。厚朴可有效抑制脂质氧化，减少氧自由基生成，延缓动脉粥样硬化进展。当归可减弱血小板的黏附、聚集活性，抑制血小板聚集，还可减轻血管内皮细胞脂质过氧化反应和内皮细胞损伤，稳定动脉粥样硬化斑块，扩张冠脉血管和外周血管，降低冠脉灌注压力、外周血管阻力，减轻心脏负荷。党参可刺激内皮细胞，促进一氧化氮合成，还可增强心肌细胞中的肌酸磷酸激酶活性，增强细胞线粒体功能，抑制氧自由基生成，减轻继发性缺血再灌注损伤，保护心肌细胞。白术的化学成分白术内酯、白术多糖等具有抗凝血、抗氧化的作用。川芎的化学成分川芎嗪在心脑血管疾病防治中具有重要作用，川芎嗪可有效扩张冠脉血管，增加冠脉血流灌注，减轻心肌缺血反应，还可扩张外周血管及小动脉血管，改善局部微循环，还可抑制氧自由基生成，减轻心肌细胞缺血再灌注损伤，还可保护血管内皮细胞，减轻血管内皮损伤，维持斑块稳定。附子可扩张血管，促使血流量增加，增加缺血区心肌血液供应，具有抗氧化作用。

案例举隅：

患者，女，63 岁。心前区胀满反复发作 1 个月。

2018 年 11 月 2 日初诊：现病史：患者 1 个月前因工作原因与同事争吵后出现胸前区不适，经 1 个月针灸推拿（具体不详）等治疗后症状无明显改善，胸口出现胀痛，每天均有，约 20 分钟出现 1 次，数秒后可自行缓解，患者甚苦于此，遂前来辽宁中医药大学附属医院就诊。现症见：心前区发胀，脾气急，气短，喜长出气，晨起口干，无口苦，偏怕冷，大便 1 天 1 次，不成形，夜尿 2 次。查体：舌淡红，苔薄黄，脉沉弦。中医诊断：胸痹，气滞饮停证。治以通阳行气，涤痰逐饮，方用枳实薤白桂枝汤合茯苓杏仁甘草汤。处方：枳壳 15 克，薤白 40 克，桂枝 5 克，姜厚朴 15 克，瓜蒌 15 克，茯苓 42 克，炒杏仁 14 克，生甘草 14 克。7 剂，水煎服，每日 1 剂，早中分服。

2018 年 11 月 9 日二诊：患者自觉心前区发胀好转，怕冷、气短、喜长出气基本痊愈，大便 1 天 2~3 次，不成形，舌淡红，苔薄黄，脉弦细。故效不更方，继用枳实薤白桂枝汤合茯苓杏仁甘草汤，改瓜蒌为 12 克，枳壳 15 克，薤白 40 克，桂枝 5 克，姜厚朴 15 克，茯苓 42 克，炒杏仁 14 克，生甘草 14 克。14 剂，水煎服，每日 1 剂，早中分服。

随诊：近两周胸前区无发胀感，气短，喜长出气痊愈。

按语：患者为老年女性，症见胸口发闷、心前区胀，气短、喜长出气，脉沉弦。"胸口发闷、心前区胀"是患者最感痛苦的症状，即为枳实薤白桂枝汤的主证，患者"胸口胀痛，胸中气塞痞满，舌红苔腻，脉沉弦"符合枳实薤白桂枝汤的方证。《金匮要略·胸痹心痛短气病脉证治第九》曰："胸痹，胸中气塞，短气，茯苓杏仁甘草汤主之。"王凤荣教授认为茯苓杏仁甘草汤的方证为"气短，喜长出气"。此患者胸部的症状兼有"气短、喜长出气"，符合茯苓杏仁甘草汤的方证，两方相合，诸症向愈。后患者症见心前区发胀，脾气急，气短，喜长出气，晨起口干，"心前区胀满"是枳实薤白桂枝汤的主证，"心前区发胀，脾气急，舌淡红苔薄黄，脉沉弦"符合枳实薤白桂枝汤的方证，"气短，喜长出气"符合茯苓杏仁甘草汤的方证，两方合用，收效甚佳。患者发病并无明显诱因，后患者发病与情志不畅有关，从这两个医案可见，许多疾病难以明确其病因和疾病的机制，但这并不影响中医的治疗，只要患者的表现符合一方方证，便具备了使用该方的指征和证据，即可用之。临证时，笔者越过病因病机和药性，直接抓住"心前区胀满"这一主证，并判断其符合枳实薤白桂枝汤的方证，而选用枳实薤白桂枝汤；并在处方过程中注意薤白的用量及使用枳壳，取得了满意疗效。由这两个医案亦可看出，在方证和主证中，主证往往占据主导地位，故临床采用方证辨证与抓主证相结合的方法，多有良效。

第二章　眩晕验方

眩晕，西医属"原发性高血压"范畴。"眩"是指眼花或眼前发黑，"晕"是指头晕，感觉自身或外界景物旋转，二者常同时并见，故统称为"眩晕"。眩晕最早见于《黄帝内经》，中医认为眩晕属肝所主，与邪中、血虚、髓海不足等因素相关。《素问·至真要大论》记载："诸风掉眩，皆属于肝"，指出眩晕多与肝经疾病有关。汉代张仲景认为，痰饮是眩晕的重要致病因素之一，如"心下有支饮，其人苦冒眩"。金元时期朱丹溪提出了痰火致眩学说，并强调"无痰不作眩"。明代张景岳指出"无虚不作眩"。现代也有一些医家强调瘀可生风，瘀而作眩之论，认为脑中风为瘀阻血脉导致。

第一节　眩晕的中医病名浅析

《证治汇补》中提到："眩者，言视物皆黑；晕者，言视物皆转。二者兼有，方曰眩晕。若甚而良久方醒者，又名郁冒，谓如以物冒其首也。"严用和曰："眩晕之证，《内经》虽云皆属于肝风上攻，然体虚之人，外感六淫，内伤七情，皆能眩晕，当以脉证别之。风则脉浮有汗，项强不仁；寒则脉紧无汗，筋挛掣痛；暑则脉虚烦闷；湿则脉沉吐逆。及其七情所伤，遂使脏气不平，郁而生涎，结而为饮，随气上逆，令人眩晕，眉棱骨痛，眼不可开，寸脉多沉，此为异耳。若疲劳过度，吐衄便利，妇人崩伤产后，去血过多，皆令人眩晕，当随其因治之。"《灵枢》中也提到："上气不足，脑为之不满，耳为之苦鸣，头为之苦倾，目为之眩。"

第二节　眩晕的病因病机认识

眩晕的原因复杂，分为很多种，既有虚证又有实证、虚实夹杂证，但主要体现在以下几个方面：虚证论、风证论、下实上虚证。

一、病因

1. 虚证论

《灵枢·素问篇》中道："上气不足，脑为之不满，耳为之苦鸣，头为之苦倾，目为之眩。"人体上部之气不足，脑部气血因此而不充盈。气是推动血液行走的，气不足，没有了动力，血液，能量，营养无法到达头上，所以会出现如脑子觉得空空的，耳朵觉得耳鸣，颈部因为气不足而支撑不起头来。这一切都表明气虚清阳不升，头窍不得供养造成的虚证的眩晕。

《灵枢·卫气失常》中有："下虚则厥，下盛则热，上虚则眩，上盛则热痛。"这句话是说，下边气血供应不到则"厥"。"厥"指的是下肢寒冷，下边气血充足，则温暖，上面气血虚，则致头晕目眩，这段话和前边意思相似，亦是说明人体之气供养不到头上就会气血虚弱。故总的来说，内经对眩晕的认识是大部分以虚证为主，认为气是运送精气和营养的推动力，气不足了，没有能够推动的设施，就会致使头部亏空发为眩晕。

《灵枢·海论》："髓海有余，则轻劲多力，自过其度；髓海不足，则脑转耳鸣，胫酸眩冒，目无所见，懈怠安卧。"人有四海，髓海在哪儿呢？"脑为髓之海"髓海有余，则觉得轻快有很多力气，做事就超过了限度，髓海不足则脑子旋转耳鸣，腰腿酸软，头晕眼花，倦怠乏力。这一段讲的仍然是一个虚证。可见气虚是造成眩晕的主要原因。

《灵枢·经脉篇》中道："督脉实则背僵，虚则头重，高摇之。五阴气俱绝，则目系转，转则目运。"督脉气盛则后背僵硬，虚则头觉困重，也是讲的是虚证导致头晕。这些都表明五脏阴阳气血不足则导致眩晕。

2. 风证论

中医基础理论上讲风为阳邪，易袭阳位；风性善行而数变，变动不居；风邪多夹杂阳邪为患。头部至高，为一身之阳位，故风邪最易侵袭头部。《素问·至真要大论》中说"诸风掉眩，皆属于肝"。掉：掉摇不定；眩：头晕目眩，这句话明确指出了眩晕大多数和肝有关系，这对后世的意义深远，后世医家在此基础上发展为肝风内动引起内风造成眩晕的理论，并据此制定了治疗眩晕的原则，即平肝潜阳，镇肝息风。

《素问气交变大论》曰："岁木太过，风气流行，脾土受邪，民病飧泄，其则忽忽善怒，眩冒巅疾。"天人相应，岁木之气太过，在人体中肝气较旺盛，其人表现为情绪无常，容易发脾气，眩晕易犯头部的病症，也说明风对风邪引起人体肝气亢盛，导致眩晕。《素问·六元正纪大论》曰："木郁之发，甚者耳鸣，眩转，目不识人，善冒僵仆。"亦是说明天人相应，天之风气太过会引起人体肝气盛，从而导致眩晕。

3. 下实上虚证

《素问·五脏生成篇》曰："徇，目冥耳聋，下实上虚，过在足少阳厥阴，甚则为肝。"王冰注："徇，疾也；蒙，不明也。言目暴疾而不明也。招尤，谓摇掉不定。尤，甚也。"

意思是眼睛很快发病，导致失明，掉眩摇摆不定，头晕严重，这段话的描述很像一过性脑缺血发作时的临床表现，发病部位在足少阳胆与足厥阴肝。肝胆功能失调，诸症大都可见眩晕，如肝火上炎之头晕胀痛；肝郁久不解失其柔顺舒畅之郁怒眩晕；肝血肝阴不足之虚证眩晕；肝阳上亢，风阳上扰之眩晕欲仆；胆郁痰扰之眩晕躁扰不宁等。这些证型都是因为长期肝气郁结，或气血虚而造成的实证，虽然标证为实证，但其本质为虚证，在去除实证时一定要兼顾治本，达到标本兼治。总之，眩晕其大多数证型为虚证，与肝有关系，而且大都呈现为上实下虚的证型。《黄帝内经》所论述的观点成为我们后世治疗眩晕遵循的基本法则，有效的指导着临床，后世的张仲景、朱丹溪、张景岳亦是以《黄帝内经》为基础论述自己的观点的。我们要继续研读《黄帝内经》，体会《黄帝内经》的道理，真正从源头上把握住中医的脉搏。

二、病机

眩晕病机比较复杂，但不外虚实两端。虚者主要有气血虚、肾之阴阳虚，实者多风、火、痰、瘀。发作期以实证表现为主，缓解期以虚证表现居多。但标实皆出于本虚，临床上呈现虚多实少，虚实错杂之象。眩晕病位在脑，与肝、脾、肾关系密切，其中尤以肝为重。眩晕的病性以虚者居多，气虚血亏、髓海空虚、肝肾不足所导致的眩晕多属虚证；因痰浊中阻、瘀血阻络、肝阳上亢所导致的眩晕属实证或本虚标实证。风、火、痰、瘀是眩晕的常见的病理因素。

1. 因风火致眩

因风火致眩包括外风、内风。若风邪上扰，风邪客于肌表，循经上扰巅顶，邪遏清窍，可作眩晕。若肝阳上亢，肝为风木之脏，内寄相火，体阴而用阳，主升主动，素体阳盛之人，肝阳偏亢，亢极则化火生风，内生火动。上扰清窍，则发为眩晕；若长期忧郁恼怒，肝气郁结，郁久化火，使肝阴暗耗而阴虚阳亢，风阳升动，上扰清窍，而致眩晕；如肾阴素虚或纵欲伤精，不能滋养肝木，肝风内动，夹痰并火，上犯清窍，发为眩晕。

2. 因痰致眩

因痰致眩嗜食肥甘，饥饱无常，损伤脾胃，或劳倦伤脾，致脾阳不振，健运失司，水湿内停，积聚成痰；或忧思郁怒太过，肝气郁结，气郁湿阻而生痰；或肾虚不能化气行水，水泛为痰，阻滞气机，上蒙清窍，使清阳不升，浊阴不降，发为眩晕。若痰浊郁而化火，痰火上犯清窍，也可致眩晕加重。

3. 因瘀致眩

因瘀致眩瘀血内阻，跌仆坠损，头脑外伤；或气滞血瘀，或气虚血疲，导致络道不通，气血不能上荣于头目，脑失所养，故眩晕时作。风火痰虚致病日久均可使血行不畅而致瘀血形成。

4. 因虚致眩

因虚致眩包括两方面：一是肾精不足。肾精不足，脑髓失充，脑窍失养；或年高肾虚，精血亏虚，髓海不足，上下俱虚；或素体虚弱、年老肾亏、久病伤肾、劳倦过度、纵欲不节，致肾精虚衰不足，不能生髓充脑，髓海失去濡养而发为眩晕。二是气血亏虚。久病不愈，耗伤气血，或失血之后，虚而不复，或思虑劳倦，使脾胃虚弱而气血生化乏源，脾气不能升清帅血以上荣，则脑窍空虚而失于聪明，易发为眩晕；加以阴血虚少，不能下濡肝木，血虚而生风，是为肝木虚摇动风，夹痰壅先于上，亦可顿发眩晕；气血亏虚，清窍失养，亦可致目昏耳鸣，空窍不定。眩晕的病变过程中，各证候可相互转化，如脾胃虚弱，气血亏虚而致眩晕，而脾虚又可聚湿生痰，二者相互影响，临床上可以表现为气血亏虚兼有痰湿中阻的证候。另外，久病入络形成瘀血，导致瘀血阻滞、虚实夹杂。眩晕日久，阴虚阳亢，风阳上扰，往往有中风之可能。

第三节　辨证分型与治疗

1. 肝阳上亢证

证候：眩晕耳鸣，头目胀痛，口苦，失眠多梦，每因烦劳或恼怒而加剧，甚则仆倒，颜面潮红，急躁易怒，少寐多梦，肢体震颤，舌红少苔，苔黄，脉弦或数。

治法：平肝潜阳，清火息风。

方药：天麻钩藤饮。

组成：天麻、钩藤、石决明、杜仲、牛膝、桑寄生、栀子、黄芩、益母草、茯神、夜交藤。

中成药：天麻钩藤饮、龙胆泻肝丸等。

2. 痰湿中阻证

证候：眩晕，头重昏蒙，伴视物旋转，胸闷恶心，呕吐痰涎，食少多寐，舌苔白腻，脉濡缓或濡滑。

治法：燥湿祛痰，健脾和胃。

方药：半夏白术天麻汤。

组成：半夏、天麻、白术、茯苓、橘红、甘草。

中成药：平胃散、二陈丸等。

3. 瘀血阻窍证

证候：眩晕，头痛，且痛有定处，兼见健忘失眠，心悸，精神不振，耳鸣耳聋，面唇紫暗，舌暗有瘀斑，脉涩或细涩。

治法：祛瘀生新，活血通窍。

方药：通窍活血汤。

组成：赤芍、川芎、桃仁、红枣、红花、老葱、生姜、麝香。

中成药：血府逐瘀胶囊、逍遥丸等。

4. 气血亏虚证

证候：眩晕动则加剧劳累即发，神疲乏力，倦怠懒言，唇甲不华，发色不泽，心悸少寐，纳少腹胀，舌淡苔薄白，脉细弱。

治法：补益气血，调养心脾。

方药：归脾汤。

组成：白术、当归、白茯苓、黄芪、龙眼肉、远志、酸枣仁、木香、甘草、人参。

中成药：人参养荣丸、十全大补丸等。

5. 肾精不足证

证候：眩晕日久不愈，精神萎靡，腰膝酸软，少寐多梦健忘，两目干涩，视力减退，或遗精滑精，耳鸣齿摇，颧红咽干，五心烦热，舌红少苔，脉细数，或形寒肢冷，舌淡嫩苔白，脉弱尺甚。

治法：益精养阴填髓。

方药：左归丸。

组成：大怀熟地、山药、枸杞子、山茱萸、川牛膝、菟丝子、鹿角胶、龟板胶。

中成药：金匮肾气丸、六味地黄丸等。

第四节　经方解析

一、平肝降压方

方剂组成：

天麻、钩藤、石决明、川牛膝、黄芩、龙骨、牡蛎、槲寄生、玄参、杜仲、女贞子、墨旱莲、地黄。

方解：

平肝降压方是在天麻钩藤饮的基础上加减整合而成，天麻钩藤方载于胡光慈《杂病证治新义》，对肝阳偏亢、肝风上扰有治疗作用；其中天麻和钩藤二者相须而用为君药，共入肝经行平肝息风之功，且天麻有定眩之长以助其效；石决明质重性寒，有平肝潜阳、清热明目之功，牛膝可引血下行、直折阳亢、活血利水，二者相使同为臣药，并可助君药增其平肝息风的作用；佐以黄芩、地黄、玄参清热泄火，阻肝经之火热不致上行以扰心神；最后加以杜仲、槲寄生、女贞子、墨旱莲补益肝肾，龙骨、牡蛎宁心安神，共为佐药。诸药合用可共奏平肝息风、清热活血、滋补肝肾之功。

现代药理：

现代药效及药动力学的研究表明，天麻及天麻密环菌菌丝能够有效地将血压维持在正常水平，并减缓心脏搏动频率，使外周血管平滑肌充分舒张。钩藤及钩藤总碱可调节钙离子浓度，抑制细胞内钙离子的释放，此作用等同于钙离子拮抗剂。钩藤总碱具有确切的降压作用不断得到证实，有证据表明天麻素具有协同作用。黄芩茎叶总黄酮能降低高血压动物模型的血压。黄芩苷能阻断细胞膜上的钙离子通道而降低实验大鼠主动脉平滑肌细胞内游离钙离子浓度，牛膝有扩张血管、改善循环、降脂、降低血液黏度、抗凝等作用，牛膝提取物亦有明确的降压作用，并且对高血压靶器官有一定保护作用；杜仲的降血压作用与原动脉血压高度有密切关系，原血压较高时降压程度大，若给药前血压低于 80 毫米汞柱，则几乎不能呈现降压作用，炒杜仲的降压作用比生杜仲的降压作用大；玄参有扩血管、降低血压的作用。

病案举隅 1：

闫某，男，49 岁。头晕 3 个月，加重 1 天。

2020 年 6 月 18 日初诊：因近期工作繁忙，加之女儿考大学，精神紧张，情绪失调，出现头晕，轻度头痛，面红目赤，大便干结，舌尖红，舌苔黄腻少津，脉弦细。测血压 165/100 毫米汞柱，有高血压家族史。辨证：精神紧张，情绪失调导致肝阳化火，上扰清窍。治法：平肝清火通便。处方：豨莶草 20 克，夏枯草 15 克，石决明 30 克，槐花 20 克，钩藤 15 克，白蒺藜 15 克，龙胆草 10 克，牡丹皮 15 克，生地黄 15 克，火麻仁 10 克。6 剂，每日 1 剂，水煎服，早晚分服。

2020 年 7 月 1 日二诊：患者头晕、头痛减轻，面红目赤缓解，仍大便干结，舌红少津，脉弦，血压 145/90 毫米汞柱。继续给予上方加用何首乌 15 克，桑椹 10 克。6 剂，每日 1 剂，水煎服，早晚分服。

2020 年 7 月 21 日三诊：患者头晕、头痛基本缓解，大便干结好转，舌苔白，脉弦，血压 135/80 毫米汞柱。

按语：患者性情急躁，精神紧张，肝失条达，肝气郁滞，日久化火，上扰清窍，治以豨莶草、夏枯草、石决明、槐花平肝清火，加钩藤、白蒺藜、龙胆草以加强清火之功效；肾阴亏耗，故见舌苔少津脉细，加牡丹皮、生地黄以凉血清热滋阴；火麻仁泄热通便，使邪热以出；津亏较甚时，便秘难解，加何首乌、桑椹以养阴通便。

病案举隅 2：

王某，女，50 岁。头晕 1 个月，加重伴耳鸣 5 天。

2020 年 9 月 18 日初诊：患原发性高血压约 8 个月余，已口服硝苯地平缓释片和卡托普利片，血压不稳定，波动范围 140～160/90～100 毫米汞柱，且伴见：头晕耳鸣，颜面烘热，胸胁满闷，心烦易怒，口苦咽干，心悸失眠、多梦，尿黄便秘，舌边尖红、舌苔黄厚，脉弦滑等，证属肝阳上亢。遂给予自拟降压方治疗：钩藤 30 克，天麻 12 克，黄芩 10 克，当归 15 克，玄参 20 克，桑寄生 18 克，杜仲 15 克，枳实 10 克，牛膝 24 克，菊花 18 克。7 剂，每日 1 剂，水煎服，早晚分服。

2020 年 9 月 26 日二诊：患者自述症状已经好转，头晕、颜面烘热、心烦易怒等症减轻，夜眠有改善，血压为 140～150/90～95 毫米汞柱，改枳实为 15 克，加莱菔子 15 克，服法同前，再服 14 剂。三诊时，头晕、烘热等症状基本消失，不再便秘，夜眠可，血压稳定为 130～140/85～90 毫米汞柱，嘱其再巩固服用 1 个疗程，期间随症加减，后停药观察。随访 6 个月，未复发。

按语：患者肝阳上亢，性情急躁，肝失条达，治以平肝降压方加减，应用钩藤、天麻平肝息风，杜仲、桑寄生滋补肝肾，加玄参滋阴清热，加黄芩清上焦热盛，加枳实、牛膝破血逐瘀，引火下行，加菊花清泻肝火，养肝明目。

二、当归六黄汤

方剂组成：

当归、熟地黄、生地黄、黄芩、黄连、黄芪、黄柏。

方解：

当归六黄汤出自《兰室秘藏》，是金元"四大医家"之一李杲（又名李东垣）创制的一首名方，具有滋阴泻火，固表止汗的功效。方中当归、生地黄、熟地黄入肝肾而滋阴养血，阴血充则水能制火，共为君药；臣以黄连清心泻火，并合黄芩、黄柏苦寒泻火以坚阴；倍用黄芪，益气实卫以固表，且合当归、熟地黄益气养血，亦为臣药；君臣相伍，滋阴泻火兼施，益气固表并进，标本兼顾，共奏滋阴泻火、固表止汗之功。

现代药理：

现代医学通过对当归提取物发现，当归提取物通过对 RASS 系统、离子通道、血管神经等对高血压病的发生发展起到一定的作用。研究发现，当归提取物降压效果显著，能起到加快微循环、降低血黏度、调节血脂、利尿等方面的作用。上述作用有利于降低血压及降低心脏疾病的发病率。当归提取物主要是通过降低肾素－血管紧张素活性和降脂等作用进而起到降压的作用。经研究证明，当归的降压成分主要是牛磺酸、鞣酸、腺苷、阿魏酸等。随着现代分离技术的进步，当归中提取物中的成分被研究得更加深入，在治疗高血压病方面会发挥不可替代的作用。

病案举隅：

赵某，女，66岁，头晕头痛1周。

2018年3月2日初诊：症见：患者头晕头痛，眩晕耳鸣，心悸失眠，盗汗，两目干涩，颧红咽干，腰膝酸软，舌红，苔黄腻，脉滑数。体格检查：血压145/95毫米汞柱。中医诊断：头痛（肾虚头痛证）。西医诊断：原发性高血压病。治法：滋阴泄火，填精益髓。处方：柴胡10克，生地黄25克，泽泻15克，通草10克，黄芪30克，黄柏10克，黄连10克，栀子15克，龙胆草10克，黄芩10克，淡豆豉10克，车前子30克，丹参20克，白芷15克，炙甘草10克，当归15克，川芎15克。14剂。服用方法：每天两次，早饭前、晚饭后温服。

2018年3月16日二诊：患者自述头晕头痛症状好转，但有心悸心烦，失眠等症状，舌红，苔薄黄，脉弦滑。处方：上方基础上加白芍30克，龙骨25克，牡蛎25克，山茱萸20克，改龙胆草5克。14剂，每天1剂，水煎服，早晚分服。

按语：一诊，患者为老年女性，根据患者头晕头痛，眩晕耳鸣，两目干涩，腰膝酸软症状，分析病机为肾主藏精，有生髓作用，脑为髓海，肾虚精髓亏虚，则髓海亏虚，故出见头痛、眩晕、耳鸣等症。《证治准绳·杂病》云："下虚者，肾虚也，故肾虚则头痛。"阴虚火扰，阴液不能内守，致使蒸液外出，故出现盗汗症状。吴谦《医宗金鉴·删补名医方论》记载："寤而汗出曰自汗，寐而汗出曰盗汗。"阳盛则阴虚不能守，故见盗汗。肾阴亏虚，不能上济于心，心火上炎，故见心烦面赤。阴虚失濡，故出现两目干涩和颧红咽干。腰为肾之府，肾虚则见腰膝酸软。王教授擅于运用当归六黄汤加减以滋阴泄火，填精益髓来治疗肾阴虚证。当归六黄汤出自《兰室秘藏》，具有滋阴泻火，固表止汗功效。临床通常用于治疗高血压病、甲状腺功能亢进、结核病、围绝经期综合征者。方中当归、生地黄和熟地黄入肝脏和肾脏，具有养血滋阴，壮水以制火的功效。黄连、黄芪和黄柏具有泻火和清心除烦的作用。方中黄芪的作用为益气实卫和固表止汗。诸药合用，能使阴复热退，气充表固，最终使得诸症消退。二诊，患者头痛症状好转，但是仍有心悸失眠等症状，故加入白芍、龙骨、牡蛎等药以养血镇惊安神。

三、半夏白术天麻汤

方剂组成：

白术、半夏、天麻、茯苓。

方解：

半夏白术天麻汤出自《医学心悟》，为治风痰眩晕、头痛的常用方。半夏白术天麻汤中半夏具有燥湿化痰、降逆止呕、消痞散结的功效；天麻为治眩晕、头痛之要药，具有息风止痉、祛风通络的效果；白术、茯苓有补脾健胃、利水渗湿的功效；陈皮能止痛化痰；党参、黄芪能大补元气、补脾益胃；生姜、大枣调和营卫，甘草则调和诸药，将以上药物合用，即可使痰湿散祛、脾胃调合，缓解患者因痰湿内蕴引发的眩晕、视物旋转、恶心呕吐等症候。

现代药理：

半夏具有明显降低甘油三酯和低密度脂蛋白水平的作用，且半夏的煎剂对肾上腺皮质功能有轻度刺激作用，可起到降压效果；天麻可扩张微血管和小动脉，降低外周阻力，发挥降压作用；白术利尿，能促进钠离子的排出；白术与茯苓合用，有降脂和抗动脉粥样硬化的功效；诸药合用对患者微循环和血管张力有明显调节作用，舒张血管使 NO 水平升高，ET-1 水平下降，改善患者血管的内皮功能。

病案举隅 1：

顾某，女，56 岁，目眩、头晕 6 天。

2020 年 4 月 14 日初诊：患者自述：10 天前晨起时突感目眩、头晕；如坐舟车，头痛、恶心呕吐，病后即诊于西医。当时测血压 185/110 毫米汞柱，做头颅 CT 检查未见异常，诊断为原发性高血压病，予缬沙坦、非洛地平片等药物口服，4 天后血压降至 135/85 毫米汞柱，但患者眩晕等自觉症状仍无明显缓解，遂求治于王凤荣教授。就诊时患者症见：目眩、头晕、头痛，伴心烦，恶心欲吐，颈部旋转时症状加重，查：血压 130/82 毫米汞柱，形体肥胖，神疲懒言，体困乏力，舌体胖大、质淡、边有齿痕，苔白腻，脉濡细滑。中医诊断：眩晕病。证候诊断：痰湿中阻，清阳受扰。治宜健脾祛湿化痰，佐以平肝息风。药用姜半夏 10 克，白术 15 克，天麻 20 克，茯苓 30 克，陈皮 10 克，甘草 5 克，泽泻 10 克，钩藤 15 克（后下），菊花 10 克，川芎 10 克。每天 1 剂，分 3 次服。服药 4 剂后症状大减，继续服药 10 剂后症状基本消失。随访 1 年无复发。

按语：本例患者形体肥胖，肥人多痰，痰湿内阻，则清阳不升，清窍失养，则头作眩。方中姜半夏能够起到燥湿化痰、降逆止呕的功效，天麻能够起到平肝息风、止头晕的功效，白术能够起到健脾燥湿的功效，茯苓能够起到健脾渗湿的功效，陈皮能够起到理气化痰的功效，甘草则调和诸药。研究表明，对眩晕患者采取半夏白术天麻汤进行治疗的疗效显著，能够消除患者的眩晕症状，进一步达到改善生活质量的作用。此外，半夏白术天麻汤在治疗眩晕患者，半年复发率低，可改善患者的生活质量。

病案举隅 2：

海某，男，72 岁。头昏沉 1 年余，伴加重 2 个月。

2018 年 8 月 10 日初诊：患者曾就诊于某医院，血压 170/100 毫米汞柱；头 MRI 示：脑白质多发腔隙性脑梗死伴软化灶；头磁共振血管造影（MRA）示：左侧椎动脉狭窄，右侧椎动脉先天发育畸形；心电图、心肌酶谱、脑钠肽（BNP）、离子、血糖、糖化血红蛋白、肝功能、肾功能等未见明显异常。给予降压、营养神经、改善循环、增加脑血流量等治疗，症状未见明显好转。3 天前因情绪不畅、发怒头昏沉加重，遂寻求王教授诊疗。现症见：头晕，胸闷，呕吐痰涎，面唇青紫，纳差，大便黏腻不爽。舌质紫暗，苔白腻，脉细涩。血压：150/90 毫米汞柱。西医诊断：腔隙性脑梗死；原发性高血压 2 级（极高危）。中医诊断：眩晕（痰瘀阻窍证）。治法：息风化痰，补气活血。给予半夏白术天麻汤加减。组成：半夏 9 克，白术 15 克，天麻 10 克，茯苓 9 克，陈皮 6 克，川芎 9 克，赤芍 6 克，柴胡 9 克，夏枯草 6 克，菊花 10 克，黄芩片 9 克，葛根 9 克，甘草片 10 克，生姜 6 克，大枣 1 枚。7 剂，每天 1 剂，分 3 次温服。西药治疗：阿司匹林肠溶片 100 毫克口服，每天 1 次；非洛地平缓释片 10 毫克口服，每天 1 次。

2018 年 8 月 17 日二诊：患者头晕较前减轻，胸闷，面唇青紫，纳可，二便调。舌质紫暗，苔白润，脉细涩。阿司匹林肠溶片同前口服；非洛地平缓释片剂量减为 5 毫克。随访半年，患者仅有轻微头昏沉，余症状消失，嘱患者停药。

按语：患者为老年男性，肝、脾、肾渐虚；脾气虚，聚湿生痰，痰阻气机，日久成瘀；肝肾亏虚，加之平素急躁易怒，水不涵木，肝风内动；风、痰、瘀互结，上扰神明，故见头晕；气机不畅，故见胸闷；痰阻中焦，胃失和降，故见呕吐痰涎、纳差；湿性黏腻，故见大便黏腻不爽；瘀血阻滞，故见面唇紫暗。结合其舌质紫暗，苔白腻，脉细涩为痰瘀之象，本病病位在清窍，责之肝、脾、肾。风、痰、瘀互结于上，肝、脾、肾亏虚于下，本虚标实，故应标本兼治，方能药到病除。给予半夏白术天麻汤化痰息风、补气活血，清达头目之效。

四、归脾汤

方剂组成：

人参、白术、当归、黄芪、木香、酸枣仁、远志、茯神、龙眼肉、炙甘草、生姜、大枣。

方解：

归脾汤最早载于宋代严用和《济生方》，但方中无当归、远志，明薛己《正体类要》增补此二味。该方具有益气补血、健脾养心之功，临床多用于心脾气血两虚之证。归脾汤主用白术、生姜、黄芪、甘草、大枣来调理气血，药性温良，补气通气；酸枣仁、茯苓、龙眼肉平衡心神；当归养护肝脏、促生心血；远志联通心肾；木香平顺内气、滋养心脾、增加联通之功效。《医方考》指出："五味入口，甘先入脾，参、芪、术、草皆甘物，故用以补脾；虚则补其母，故用酸枣仁、龙眼肉、远志养心而补其母；脾气喜快，故用木香理气；脾苦亡血，故用当归补血。"以主药为攻，辅药为养，从内部气与血两个方面调理和疏通，在治疗过程中根据患者脾气行健、神宁心安、少梦深眠等临床治疗效果适当增加或减少药剂组成结构。归脾汤益气健脾，养心补血安神，使脾健气血得以生化，心气足则血运畅，心脾气血充足，心脉濡养，则诸症可消。

现代药理：

人参具有抗休克，可使心搏振幅及心率显著增加，在心功能衰竭时，强心作用更为显著；黄芪有抗疲劳，促进造血系统功能，黄芪能增强心肌收缩力，保护心血管系统，抗心律失常，扩张冠状动脉和外周血管，降低血压，能降低血小板的黏附力，减少血栓形成，还有降血脂，抗缺氧等作用；白术挥发油有镇静作用；当归可以增加冠脉血流，降低心肌耗氧，增加心排出量和心搏指数，对心肌缺血有明显的保护作用；茯神具有镇静、增加心肌收缩力的作用；远志具有镇静、催眠及抗惊厥的作用。

病案举隅 1：

郭某，男，63 岁，阵发性头晕半年。

2019 年 9 月 30 日初诊：近半年来患者无明显诱因感到头晕，平躺好转，劳则加重，饮食较前减少，午后腹胀。血压正常，头颅 CT、颈椎 X 线检查未见明显异常。平素神疲懒言，乏力，眠差，舌质淡，脉细弱。中医诊断：眩晕，证属气血亏虚。方用归脾汤加减。药用：人参 15 克，白术 15 克，当归 10 克，黄芪 10 克，炒枣仁 10 克，远志 10 克，茯神 10 克，龙眼肉 10 克，木香 6 克，炙甘草 6 克，生姜 3 片，大枣 3 枚。7 剂，每日 1 剂，水煎服。

2019 年 10 月 6 日二诊：自诉头晕减轻，饮食、睡眠、乏力症状较前好转，但腹胀仍未消失，舌脉同前。上方加干姜 10 克，继服 2 周巩固疗效。随访 1 个月未复发。

病案举隅 2：

刘某，男，75 岁，间断性头晕 4 天。

2018 年 6 月 3 日初诊：患者于 10 天前无明显诱因出现间断性头晕，视物旋转伴恶心呕吐，动则加剧，劳累即发，遂至当地医院，查头颅 CT 示：老年脑改变，给予对症处理（具体用药不详），症状未见明显好转，现症见：头晕，面色发白，神疲乏力，倦怠懒言，唇甲不华，发色不泽，心悸少寐，纳少腹胀，舌淡苔薄白，脉细弱。中医辨证属气血亏虚，治以补益气血，方选归脾汤加减。药用：党参 15 克，白术 15 克，当归 20 克，茯苓 15 克，黄芪 15 克，远志 6 克，龙眼肉 6 克，酸枣仁 10 克，木香 6 克，炙甘草 3 克。7 剂。服药 1 周后，头晕减少，视物旋转症状好转。效不更方，继进原方 7 剂。服药后，偶有头晕，无视物旋转，继续以通补肾精法调治其本虚之体数月余，诸症均平。

按语：眩晕患者以虚者居多。脾胃虚弱者不能健运水谷以化生气血，致气血两虚，气虚则清阳不升，血虚则清窍失养，故眩晕，劳则加重；心失所养，心神不宁故眠差；气虚故神疲懒言、纳少、腹胀；舌质淡、脉细弱。四诊合参，证属气血两虚。归脾汤益气健脾、养心安神，方中以黄芪甘温益气升阳，四君子汤为主补气，当归、龙眼肉补血，酸枣仁、远志安神定志，木香理气醒脾，生姜、大枣调节气血，调和脾胃。

五、通窍活血汤

方剂组成：

赤芍、川芎、桃仁、红花、生姜、红枣、石菖蒲。

方解：

通窍活血汤出自《医林改错》卷上，具有活血化瘀、通窍行气之效。本方在原方的基础上去麝香、黄酒、老葱，加用石菖蒲醒脑开窍。方中桃仁、红花、石菖蒲共为君药。桃仁偏于破血，红花温通经络。配以赤芍凉血活血，川芎为血中气药，能行气活血，地龙通络活血，此四药共为臣药，助君药的活血通络之效。为防止过多活血药伤气伤血，佐以大枣益气养血，茯苓健脾利水，佐以生姜辛散开窍，温中健脾。诸药合用，共同完成活血化瘀、通窍行气之功。

现代药理：

川芎、赤芍、桃仁、红花等能改善血液循环，抗血小板聚集，防止血栓及动脉硬化斑块的形成，减轻脑水肿等，能有效改善眩晕症状。川芎的化学成分川芎嗪在心脑血管疾病防治中具有重要作用，川芎嗪可有效扩张冠脉血管，增加冠脉血流灌注，减轻心肌缺血反应，还可扩张外周血管及小动脉血管，改善局部微循环，还可抑制氧自由基的生成，减轻心肌细胞缺血再灌注损伤，还可保护血管内皮细胞，减轻血管内皮损伤，维持斑块稳定。桃仁的主要化学成分若按照现代药理划分，可分为黄酮、甾醇、脂肪酸以及苷类等，其对于血栓、心肌梗死、炎症、肝纤维化、肿瘤等均有明显抑制作用，其还能增强人体的免疫力。目前有关桃仁对作用于心血管方面的研究，研究表明桃仁可以帮助心脏血液循环恢复畅通，其主要作用的活性成分是石油醚。而又有研究表明，桃仁具有明显的抗血栓作用，其作用主要依靠从中提取出的乙酸乙酯来实现的。还有研究基于 TCMIP 平台进行，结果显示，桃仁可作用于循环、内分泌和免疫系统，还可通过能量代谢过程、信号转导以及催乳素信号通路等作用途径来预防 CHD 的发生发展，提出桃仁治疗 CHD 的机制可能是通过作用于 NCOAI、NCOA2、ARAF 等基因来实现的。红花：其主要功效是活血化瘀。它是中医治疗胸痹病常用药物之一，目前市面上有多种红花提取物，如注射用红花黄色素、红花注射液等。以黄酮类、脂肪酸、生物碱、聚乙炔等为其核心成分的红花，其药理活性作用包括扩冠脉、降压、抗氧化、抗血小板、消炎、镇痛等。目前已经对其做了大量研究，其中有研究者使用红花注射液对大鼠进行实验，结果表示红花注射液具有抑制血栓形成以及抗凝的作用。还有大量研究者对红花黄色素进行研究，表明红花黄色素能明显延长大鼠PT及动脉血栓形成的时间，并可降低大鼠的血脂水平。

病案举隅 1：

张某，女，40 岁，恶心眩晕 1 小时。

2018 年 11 月 12 日初诊：患者诉 1 小时前出现恶心、呕吐，视物旋转，站立不稳，平躺时呈翻船感，颈部僵硬感，四肢麻木，无头痛，无胸闷、心悸，否认"高血压、冠心病"病史，查颈椎正侧位、张口位片示：颈椎椎间孔狭窄、颈椎退行性病变。TCD-经颅多普勒示：椎-基底动脉血流减慢。故诊断混合型颈椎病。患者纳一般，寐欠佳，大便黏腻，小便可，舌质暗红，苔黄腻偏浊，脉弦滑。辨证痰瘀互结证，治以逐痰通络，方选通窍活血汤加减佐以益气健脾之品，具体方药如下：胆南星 6 克，法半夏 10 克，茯苓 10 克，陈皮 10 克，竹茹 10 克，石菖蒲 6 克，黄芪 30 克，枳实 10 克，丹参 10 克，桃仁 10 克，红花 10 克，川芎 10 克，大枣 5 枚，生姜 3 片，党参 15 克，白术 10 克。7 剂，水煎服，每天 1 剂，分早晚两次温服。

2018 年 11 月 19 日二诊：患者诉头晕症状好转，但淋雨后感到颈部僵硬不适，考虑湿浊之邪遏阻筋脉，故以祛风除湿为则，故去丹参、桃仁，加用地龙 6 克，炮穿山甲 6 克，羌活 10 克，豨莶草 10 克。14 剂，门诊未诉头晕。

按语：上诉案例中混合型颈椎病属于中医眩晕病的范畴，此病最早见于《黄帝内经》，称之"眩冒"。关于治法《丹溪心法·头眩》指出："头眩，痰夹气虚并火，治痰为主，夹补气药及降火药。无痰则不作眩，痰因必火。"《医宗必读》云："脾为生痰之源，治痰不理脾胃，非其治也。"痰致病广泛，变化多端，且为有形之邪，可随气流行，或停滞经脉，或留滞脏腑，阻遏气机，妨碍血行。王凤荣教授从痰治眩晕，认为痰必兼瘀，故喜用涤痰汤合通窍活血汤加减以治眩晕。上诉患者为肥胖体质，平素喜食肥甘厚味，故伤脾胃，脾失健运，致水液不通，聚湿成痰，致清气不升，故见头晕眼花，痰浊中阻，脾阳不振，故见恶心、呕吐，寐差梦多，而痰浊阻遏气机，导致血脉不通，故见头部针刺样疼痛，或见四肢麻木，患者舌质暗红，苔黄腻偏浊，脉弦滑，乃痰瘀阻滞经脉引起，需以活血化瘀、涤痰通窍为则。故选用通窍活血汤加减方，方中胆南星为君，燥湿祛痰兼以祛风，法半夏为臣，燥湿化痰，并予枳实破气除痞，陈皮理气化痰，茯苓、白术健脾祛湿以杜生痰之源，党参、黄芪补中益气，石菖蒲祛痰开窍，竹茹清热化痰，丹参、桃仁、红花活血通络，生姜通阳，佐以大枣缓和芳香辛窜药物之性，并以甘草调和诸药。二诊因患者淋雨后而现颈部僵硬不适，故考虑外感湿浊之邪遏阻经脉，至血行不畅，气机不通，故见僵硬，因此与地龙、炮山甲加强活血化瘀之效，并取山甲祛风除湿之功效合稀莶草、羌活使湿气除，风邪消，筋骨利。

病案举隅 2：

管某，男，42 岁。眩晕头痛 1 年，加重伴右侧颞部疼痛 1 周。

2019 年 4 月 20 日初诊：患者原有精神分裂症病史 10 余年，平素性格急躁，思维极端，持续服用氯氮平片，症状时轻时重。1 年前因不明原因出现眩晕，头痛，恶心呕吐，不能坐起，不欲睁眼，每逢忧郁、忿怒即发，多次住院输液治疗，效果不佳，逐渐出现顽固性失眠，记忆力减退，后转求中医。近 1 周来，眩晕加重，发作时伴右侧颞部疼痛，狂躁不休，饮食衰减，自昼达旦，目不交睫，异常苦恼，遂前来辽宁中医药大学附属医院就诊。现症见：眩晕，恶心欲呕，面红目赤，口气秽浊，胸满胁痛，心悸不休，心烦急躁，伴少腹胀痛，按之则拒，夜眠差，恶梦纷扰，口干苦，大便干，小便黄，舌质晦暗，苔黄厚腻，边有瘀斑，脉沉涩。中医诊断：头痛（瘀热互结，闭阻脑络证），治宜活血通窍，泄热逐瘀，方选通窍活血汤合桃核承气汤加减。处方：桃仁 15 克，桂枝 9 克，生大黄 12 克，芒硝 12 克，红花 12 克，生地黄 15 克，川芎 12 克，牡丹皮 9 克，赤芍 15 克，炙甘草 9 克，葱白 1 段，生姜 3 片。7 剂。服上方 2 剂后，泻下黑色污秽甚多，烦躁、头痛顿止，再服，眩晕、失眠好转，是瘀热得除，血气畅行之征，原方加减再服，至 14 剂，诸症皆愈。

按语：朱丹溪云："气血冲和，万病不生，一有拂郁，诸病生焉。"该患者素有精神疾病，思维极端，且性格急躁。《素问·阴阳应象大论》谓："怒伤肝。"《素问·举痛论》篇谓："思则气结。"郁怒不节、忧思过度，使冲和之气失常，木失条达，疏泄无权，气机为之壅滞，气为血之帅，气滞则血行迟缓。"《灵枢·百病始生》云："凝血蕴而不散，津液涩渗，着而不去为积矣。"故瘀血内生，病久则深伏入络；阳明经循行头面，太阳经从巅入脑，且为多气多血之经，瘀血壅塞于脉内可化热，邪热内陷，循经上蒸于脑，致瘀热互结，闭阻脑窍，脏腑清气不能上荣，则眩晕作矣；心主血而藏神，瘀热深入血分，扰动心神，则心悸、烦躁、失眠；神明失主，则狂躁不休，记忆力减退；血结少腹，则少腹胀痛拒按；以上均为瘀热互结，闭阻脑络之征。故治宜活血通窍、泄热逐瘀，选通窍活血汤合桃核承气汤加减。通窍活血汤为清代王清任《医林改错》中的名方，适用于头面上部有血瘀之证，有活血通窍、行瘀通经的作用，在此可上行入脑，消散闭阻脑腑之瘀血。新瘀易攻，久瘀难拔，故联合桃核承气汤泄热逐瘀。《伤寒杂病论》曰："太阳病不解，热结膀胱，其人如狂，血自下，下者愈。其外不解者，尚未可攻，当先解其外，外解已，但少腹急结者，乃可攻之，宜桃核承气汤。"桃核承气汤原本主治下焦蓄血证，方中大黄、芒硝、甘草即调胃承气汤，可荡热去实，桃仁破蓄血，桂枝通血脉，合而成方则瘀热得除，体内气机升降恢复正常，清气既升、浊气自降，眩晕得愈。

第三章　心水病验方

　　心水病是指心气不足，虚损而衰，或心气本虚，复感外邪，引起全身血行不畅，机体血虚或血瘀的病理状态。本病原名为心衰病，根据国家卫生健康委员会、国家中医药管理局中医临床诊疗术语标准，规范病名为心水病（A04.01.08）。其所论及的内容涵盖于"心悸""心痹""喘证""饮证""水肿""积聚"等章节中，相当于西医的慢性心力衰竭。

　　慢性心力衰竭是临床常见病、多发病，也是许多心脏病的最终阶段，是一个比较缓慢的病变过程，是威胁人类健康的严重疾病，也是心血管疾病中常见的疾病和造成死亡的主要原因，它是指由于多种原因导致心脏结构和（或）功能的异常改变，使心室收缩和（或）舒张功能发生障碍，从而引起的一组复杂临床综合征。主要临床表现为呼吸困难、疲乏和液体潴留（肺瘀血、体循环瘀血及外周水肿）等。大多数慢性心衰晚期会出现胸闷气短，咳喘，形寒肢冷，呼多吸少，尿少水肿，腹胀纳呆，烦躁不安，手足青紫，时有晕厥，昏迷不醒，四肢厥冷，口唇青紫，痰多，喉有痰鸣，血压下降等，舌质紫暗，苔少，脉微欲绝或沉迟等。

　　随着我国逐渐步入老龄化阶段，慢性心衰的发病率逐年增高，老年人发病率为4.6%，因心衰每年约有100余万人住院治疗，住院率占同期心血管疾病的20%，并以每年2.8%的速度递增，且5年存活率与恶性肿瘤相仿。随着人类的发展，临床研究的不断深入，中医药治疗慢性心衰也有较大的进展，对本病的认识颇具独特之处，因此，研究中医药诊治慢性心衰，提高患者生活质量，降低再住院率和心血管事件发生率有着广阔的前景和重要的现实意义。

　　王凤荣教授深入学习经典，继承前人经验，师古而不泥古，敢于实践，勇于创新，根据40余年临床经验，针对该病复杂的病因病机，指出虚、瘀、水贯穿心衰病的始终，是心衰病的基本病机，即本病为本虚标实之证，本虚为气虚、心阳虚，标实为血瘀、水阻、痰饮，标本俱病、虚实夹杂，是心衰的病理特点。心气虚是发病根本，阳气虚是心衰的病机关键，血瘀是中心病理环节，痰饮和水湿是主要病理产物。治疗原则始终围绕益气温阳，活血利水为主，同时需要兼顾养阴。以补虚扶正为本，祛除实邪为辅，补虚重在益气温阳，驱邪重在活血化瘀，化痰利水。

第一节　心水病的中医病名浅析

殷商时期，从甲骨文中我们发现了许多医学相关的记载，比如，从人的身体部位标记，并注解相关病名。在胸腹腔内器官，刻有当时的文字象形文字"心"，据推测，这被认为是中国中医发展过程首次关于脏腑的相关记录，这也表明那个时代，初级的解剖学带领人们发现人体"心"的存在，对于其基本造型和内在结构也有初步的认识。在许多医学文献中，也多次出现了"病心"这词，这也暗示人们在当时已对心脏毛病有了基础的研究和判断，这其中极有可能就包括了我们前面提到的心力衰竭。

《左传·昭公元年》有六气、六淫的的记载，其中讲到"淫生六疾。阴淫寒疾，阳淫热疾，风淫末疾，雨淫腹疾，晦淫惑疾，明淫心疾。"这里所提到的"六气""六淫"也就是后面中医"六气致病"的源头。"明淫心疾"，左传中所说的"心疾"，所不能等同于心力衰竭，但从这里我们可以初步判断人们意识到心脏发病这个问题，并且有一定的病理推断。

在另一本典籍《足臂十一脉灸经》中有这样的记载："三阴之病乱，不过十日死……循脉如三人参春，不过三日死。"这一段其实说人的脉象的，大致意思是说，假如一个人在生病时，脉搏如同三个人一起参春，基本呈现三联律，那么这个人可以说已经病入膏肓了，估计不出三天就要走到生命的尽头。事实上，现代医学也有"三联音律的奔马律"一说，而这往往是用来描述心力衰竭到了后面很严重的患者。从这里，我们也发现，古代的诊脉结果其实与现代医疗一脉相称，其临床水平可以说已经到了一定的水平。后来，此书的诊脉记录也被后世学习吸收，如在《三部九候论》也有类似记载，具体为"上下左右之脉相应如参春者，病甚。上下左右相失不可数者，死。"在以往的研究中，学者们都是针对心衰这种情况进行的中药开发，并在一定程度上显示了中药的治疗水平。其中，中药汤剂以真武汤应用相关文献最多，其次为生脉散、血府逐瘀汤、保元汤、桃红四物汤等。真武汤首见《伤寒杂病论》，其记载："太阳病发热，汗出不解，其人仍发热，心下悸，头眩，身𥆧动，振振欲擗地者，真武汤主之。"另见于少阴病篇："少阴病，二三日不已，至四五日，腹痛，小便不利，四肢沉重疼痛，自下利者，此为有水气。其人或咳，或小便利，或下利，或呕者，真武汤主之。"太阳经包括小肠与膀胱二腑，少阴经包括心肾二脏，太阳与少阴相为表里。因此其为治疗太少两感，少阴阳虚，阳不治阴，水液泛滥的重要方剂。生脉散出自《内外伤辨惑论》，立方之意不在治心，自《医方论》有"肺主气，心主血，生脉散养心肺之阴，使气血得以荣养一身"之论。在此后，很多的医学研究者虽然也进行了很多的研究和探索，但是直到20世纪后期才出现了口服制剂和静脉制剂，从此以后，心衰的治疗开始从中医延伸到了西医。

通过上述研究发现，甲骨文"心"字早在商朝就出现了，而《足臂十一脉灸经》等文典也出现了可能与心力衰竭相关的"三联律"脉象，不过，从正面记载心力衰竭疾病的却没有出现，更没有进一步的阐述。到了春秋战国时期，出现了医之始祖《黄帝内经》，其中记载了"心痹""心咳""心气虚衰""肾病""肺病"等疾病，而这些疾病其实与心力衰竭有很大关联，因此，我们也姑且将《黄帝内经》认为是我国医学记载中第一次与心力衰竭疾病最为接近的书类，其中也介绍了关于心力衰竭疾病的临床表现、病因、预防和治疗方法等内容。

第二节　心水病的病因病机认识

心力衰竭主要是由心脏自病或它脏病引起，病位在心，涉及肾、脾、肺诸脏。先天禀赋不足，外感六淫、内伤情志、体劳过度、药物失宜、饮食不节以及妊娠、分娩等耗损气血津液，久患心悸、心痹、胸痹、真心痛、肺胀等致使阴阳虚衰，脏腑功能失调，心失营运，易发生心力衰竭。《黄帝内经》提到："心者，五脏六腑之大主也，精神之所舍也。""心主身之血脉。"表明心的主要功能是推动血液在全身运行以营养濡润周身，并强调了这一功能对于人体的重要意义。《黄帝内经》所谓"脉痹不已，复感于邪，内舍于心，而为心痹。"临床上常见于心肌炎、风心病所致的心衰。在分析心力衰竭的病因时，认为其极为复杂，具体包括季节变化、情绪变化、饮食调节以及脏腑经脉的变化等，致病原因多而杂，并且可能相互作用。

一、病因

1. 外感六淫

一般认为，季节变化带来的天气异常是心力衰竭的主要病因之一。在《素问·至真要大论篇七十四》提到："疏其血气，令其调达，而致和平。"用行气活血之法疏导气血的运行。《气交变大论》篇六十九中讲到"岁水太过，寒气留下。邪害心头，甚则腹大胫肿。"证实水在新的心力衰竭，症见短气，咳喘，腹胀。《痹论》篇四十三中也提到心力衰竭与外淫的关系，"风寒湿三气杂至，合而为痹也……脉痹不已，复感于邪，内舍于心……所谓痹者，各以其时，重感于风寒湿之气也。""脉痹不已，复感于邪，内舍于心……心痹者，脉不通，烦则心下鼓，暴上气而喘，嗌干善噫，厥气上则恐。"所谓百病皆随季节变，风寒暑湿燥火大抵如此。寒气盛行，心有不适，水邪异常，反复犯心可至心力衰竭。

2. 情绪波动

在《素问》五脏生成篇十和中有记载说："赤，脉之至也，喘而坚……名曰心痹，得之外疾，思虑而心虚，故邪从之。"脾为后天之本，思虑伤脾，气血生化乏源，则无以养心，而致心衰。血气形志篇二十四提到"形乐志苦，病生于脉"，表面快乐而内心苦楚，抑郁结气，心思繁重，也是病之来源。《灵枢·邪客》载："心者，五脏六腑之大主也，精神之所舍也。"《灵枢·胀论》载："膻中者，心之宫城也，故诸邪之在于心者。"心在五脏六腑中居于主宰地位，并与神志有着极为密切的关系。

3. 饮食不节

在《素问·生气通天论篇三》中对于饮食方面对心力衰竭的影响也做了解析，书中讲到："阴之所生，本在五味；阴之五宫，伤在五味。是故味过于酸，肝气以津，脾气乃绝；味过于咸，大骨气劳，短肌，心气抑；味过于甘，心气喘满，色黑，肾气不衡；味过于苦，脾气不濡，胃气乃厚；味过于辛，筋脉沮弛，精神乃央。是故谨和五味，骨正筋柔，气血以流，腠理以密，如是则骨气以精，谨道如法，长有天命。"如果过咸，人体需要耗费精力去调节，容易导致心气郁结；如果过苦，超过人体承受范围，也会带来心气喘满。这些为后面对饮食调节给心力衰竭治疗带来参考作用。

二、病机

寒邪入侵心脉，造成心阳亏损，心火弱且脾阳受损，脾弱无法纳水，睡起溢流且水肿，脾弱无法润肺，即肺气不足，气短无法化津为水，水气附肺即出现气喘，水气绕心即出现心悸。发病时间长会造成心血亏损，气血不足，心阴虚，心火旺盛，温热肺生金，即咯血，气虚无摄血，则咯血。此外，充血性心衰的发病机制与五脏六腑有一定的关系，最重要的是心和脾。以心为根本，其他脏腑为辅；心阳耗损为本，止水癖血为标；心脾功能紊乱，即痰多有癖，痰和癖能够彼此转换，一并发病。不管是哪一种心脏病造成的心衰，一般都是因为心气弱而造成心阳亏耗，对此这是出现心衰的主要病因机制。心气盛惧弱，必然会影响血气畅流，引起血液滞留或瘀血。或气阳两亏水液无温化，潴留在体内造成溢水。在血癖和溢水出现之后，会造成心气心阳受损，自然会诱发该病。根据心衰的脉舌症的临床表现进行研究，心力衰竭有数种不同的证候类型，且各证候之间相互关联，在气虚、阳虚、阳脱及气阴两虚等证候类型中。

第三节　辨证分型与治疗

1. 气虚血瘀证

证候：胸闷气短，心悸，活动诱发后加重或加剧，神疲乏力，自汗动则尤甚，甚则喘咳，面白或暗红，唇甲青紫，甚者颈脉青筋暴露，胁下积块，舌淡胖或淡暗或有瘀斑，脉细沉、涩或结代。

治法：补益心肺，活血化瘀。

方药：保元汤合血府逐瘀汤。

组成：黄芪、人参、甘草、肉桂、桃仁、红花、当归、生地黄、牛膝、川芎、桔梗、赤芍、枳壳、甘草、柴胡。

中成药：丹黄祛瘀胶囊、参桂胶囊、正心泰胶囊等。

2. 气阴两虚证

证候：胸闷气短，心悸，动则加剧，体瘦乏力，心烦失眠，五心烦热，口干咽燥，小便短赤，甚则两颧潮热盗汗，或胸痛，入夜尤甚，或伴腰膝酸软，头晕耳鸣，少苔或无苔，脉细数无力或虚数或结代。

治法：益气养阴，活血化瘀。

方药：生脉散合血府逐瘀汤。

组成：麦门冬、人参、五味子、桃仁、红花、当归、生地黄、牛膝、川芎、桔梗、赤芍、枳壳、甘草、柴胡。

中成药：六味地黄丸、补中益气丸等。

3. 阳虚水泛证

证候：心悸，气短喘促，动则尤甚，或端坐不得卧，面浮肢肿，下肢尤甚，尿少，神疲乏力，畏寒肢冷，腹胀便溏，面色苍白或晦暗，口唇青紫，胸部刺痛，或胁下痞块坚硬，颈脉显露。舌淡胖有齿痕，或有瘀斑瘀点，脉沉弱或沉迟或结、促、代。

治法：益气温阳，化瘀利水。

方药：真武汤合葶苈大枣泻肺汤。

组成：茯苓、芍药、生姜、附子、白术、葶苈、大枣。

中成药：金匮肾气丸等。

4. 痰饮阻肺证

证候：心悸气急，喘促，不能平卧，痰多色白如泡，甚则泡沫状血痰，烦渴不欲饮，胸闷脘痞，肢肿，腹胀，甚则脐突，面唇青紫。舌紫暗，苔白厚腻，脉弦滑或滑数。

治法：化痰逐饮，活血化瘀。

方药：苓桂术甘汤合葶苈大枣泻肺汤。

组成：茯苓、桂枝、白术、甘草、葶苈、大枣。

中成药：橘贝半夏颗粒等。

5. 阴竭阳脱证

证候：面色晦暗，喘悸不得卧，呼吸气促，张口抬肩，烦躁不安，大汗淋漓或额汗如油，四肢厥冷，颜面发绀，唇甲青紫，尿少或无尿，肢肿。舌淡或淡胖紫，苔白，脉沉微细欲绝或疾数无力，或浮大无根。

治法：益气回阳固脱。

方药：参附注射液合四逆加人参汤。

组成：人参、附子、干姜、炙甘草。

中成药：参鹿扶正胶囊等。

第四节　经方解析

一、养心汤

方剂组成：

黄芪、茯苓、半夏、当归、川芎、远志、桂枝、柏子仁、酸枣仁、五味子、人参、甘草等药物。

方解：

本方出自《仁斋直指方论》卷十一，为安神剂，主治气血不足，心神不宁证。症见心悸易惊，失眠健忘，舌淡白脉沉细。方由黄芪、茯苓、茯神、当归、柏子仁、五味子、人参、炙甘草、川芎、远志、酸枣仁、麦门冬、肉桂等加减组成。全方主要为甘、温性味之品，甘味的属性包括补、和、缓，具有补益、和中、缓急止痛及调和药性的作用，甘温药物则多具有补气助阳的作用，适合冠心病心衰长期的久虚之体。诸药配伍起到了补气活血，养心安神的功效。方中以黄芪、人参为君，黄芪又称生芪、黄耆，为补中益气之要药。人参善补中气，二者为君，双补表里之气。关于黄芪，在《本草蒙筌》中详细记录了其功效："外行皮毛，中补脾胃。下治伤寒，尺脉下至。"说明黄芪的疗效广泛。人参又名鬼盖、干晒参。具有大补元气、补脾益肺、益心气等功效，是拯危救脱之要药、补肺补脾益心气之要药。《本草崇原》中论述："主补人之五脏，脏者藏也。肾藏精，心藏神，肝藏魂，肺藏魄，脾藏智。安精神，定魂魄，则补心肾肺肝之真气矣。夫真气充足，则内外调和，故止惊悸之内动，除邪气之外侵。明目者，五脏之精上注于目也。开心者，五脏之神皆主于心也。又曰益智者，所以补脾也。"方中以茯神、茯苓、川芎、当归四味药物为臣药，共奏养心安神，行气活血之功效。其中茯神、茯苓同用，共奏健脾益气，宁心安神之功。当归补血行血和血，补而不滞，补中有行，以养为主。《本草纲目》关于当归的功用论述为："治头痛，心腹诸痛，治痈疽，消肿排脓，且能润肠胃、筋骨、皮肤，和血补血。"《医学起源》关于当归的论述为："当归，气温味甘，能活血补血，尾破血，身和血。"川芎辛温，为血中之气药，以增强行气活血之功。《本草汇言》中论述为："芎劳上行头目，下调经水，中开郁结，血中气药，尝为当归所使，非第治血有功，而治气亦神验也……味辛性阳，气善走窜而无阴凝黏滞之态，虽入血分，又能去一切风，调一切气。"方中应用以下药物为佐药，有益气安神之功用。半夏散结豁痰，在方中补而散之，助茯苓益气之效，远志、酸枣仁、柏子仁共为安神之要药，与茯神为伍，共增此方养心安神之功；五味子酸敛之功以收耗散之心气心阴，同参芪合用，补而固之，大有增强益气之功；

肉桂大辛大热，配伍补气之品，振奋一身阳气；并炙甘草、人参、黄芪三者补中益气，调和诸药，为使药。根据患者病情随症加减，冠心病心衰伴水肿者，加葶苈子、大腹皮，利水消肿；伴失眠者、盗汗者加生地黄、玄参、麦门冬；若伴倦怠无力加党参配合当归益气养血；冠心病心衰胸痛严重者加丹参，与川芎行气活血，行气不伤气，活血血不瘀；冠心病心衰胸闷重者加郁金、合欢皮、枳壳疏肝理气；心胆气怯加龙齿、琥珀宁心镇静；冠心病心衰喘息重者，采用半夏、苍术，祛痰开窍，化痰平喘。

现代药理：

黄芪可以明显增强人体的免疫力，其所含的多糖具有免疫调节作用和抗动脉粥样硬化的作用，通过抗心肌缺血、改善冠状动脉血流量以起到对心血管系统的治疗作用，其效果还包括对血糖、血脂、血压的控制。研究发现，人参所含物质可以保护心血管系统和脑组织，同时也可以扩张冠状动脉，改善冠脉血流量，人参皂苷 Rb1 能将缺血的心室肌细胞表面的钙离子通道开放进行抑制；其还可以使小肠平滑肌 NO 浓度增加，抑制细胞外钙离子内流和细胞内钙离子的释放；人参中所含 Rg1、Rb1 和 Re 等物质具有阻滞钙通道的作用。酸枣仁所含成分主要有酸枣仁碱及酸枣仁皂苷，主要药理作用为降压、降脂、耐缺氧等功效，酸枣仁中所含的酸枣仁皂苷和黄酮醇具有良好的抗焦虑作用。现代药理研究发现，肉桂有效成分主要为其挥发油、肉桂酸、肉桂醇等。此外，现代药理研究证实远志有效成分主要为皂苷、细叶远志素，研究发现远志具有良好的镇静、祛痰的作用，远志醇的提取物有良好的抗抑郁作用。方中五味子具有加强和调节心肌细胞代谢、心脏小动脉能量代谢、改善心肌营养的作用，可拮抗苯丙胺对自主活动的兴奋作用。研究发现，半夏具有较好的抗心律失常作用，其煎剂更对犬的室性心动过速及室性早搏有拮抗作用。当归和川芎在抗血小板聚集、扩血管、清除氧自由基、保护脏器的缺血损伤、抗肿瘤、调节免疫等方面有显著作用。柏子仁的有效成分之所以有助于入睡，是通过使慢波睡眠时间延长，其有效成分使深睡时间也明显延长，这对体力恢复有很大的帮助。茯神的主要作用有镇静安神、利尿消肿、抗肿瘤、调节免疫等。茯苓的主要药理作用有消肿利尿、免疫调节、保护肝脏、抗肿瘤、抗氧化、抗炎、抗病毒等。五味子中的木脂素与 β－受体阻滞剂有相似的作用，可以减低心率，使心肌的收缩幅度下降，甚至有比 α－受体阻滞剂普萘洛尔更为明显的作用。当代药理学研究试验结果显示，酸枣仁还具有镇定、催眠、降脂、缓解心肌缺血、升高免疫力及降血脂的作用。酸枣仁总皂苷可减少冠状动脉左前支结扎形成急性心肌缺血大鼠的心肌梗死面积，表明了酸枣仁总皂苷具备保护心肌的作用。通过对麦门冬的药理研究发现，麦门冬有抑制心肌收缩力，增加冠脉流量，减慢心率，提高机体耐缺氧的能力，并且具有增加脉压差，扩张外周血管中枢镇静等作用。炙甘草对于大部分心律失常均有一定的改善作用，其主要成分甘草总黄酮可以抑制乌头碱、喹巴因等由药物因素引起的心律失常，同时还具较好的抗心肌缺血作用。

综上所述，养心汤中所含药物不仅可以对心肌细胞、血管内皮细胞起到保护和修复作用，还具有类似西药治疗心血管疾病的扩冠、改善微循环、抗血小板聚集、降脂等作用，从而达到治疗效果。而养心汤中酸枣仁、远志、茯神等药物的镇静安神、抗焦虑作用使得其在治疗神经、精神疾病方面有较大的发挥空间。

病案举隅：

谢某，男，87岁。胸闷心悸，气促，伴双下肢水肿十余年，加重7天。

2009年12月7日初诊：患者十余年前开始出现胸闷心慌，起初因体力劳动后感觉心慌气促，逐渐加重，后来走路亦觉心慌气促，伴双下肢水肿。曾在外院多次就诊和住院，诊断为"冠心病，不稳定性心绞痛，心功能不全"。经强心、扩血管治疗后症状好转出院，出院后长期口服阿司匹林肠溶片，瑞泰，异乐定，倍他乐克，间歇服用速尿和钾片。7天前上症加重，遂来辽宁中医药大学附属医院门诊寻求中医诊治，为求系统治疗，收入我科。症见心悸，心胸憋闷，动后气促，时有夜间阵发性呼吸困难，咳嗽，少量白痰，神疲乏力，面色不华，纳呆，寐差，小便短少，4天未行大便。查体：精神萎顿，语音低落，双肺可闻及少量散在湿啰音，腹软，肝大，无移动性浊音，双下肢水肿，舌质暗有瘀斑，苔薄白，脉细弱。心电图示：ST-T改变，Ⅱ度房室传导阻滞。心脏彩超示：EF：67%，二尖瓣轻度反流。此乃气阴两虚、痰瘀内阻之胸痹。患者为老年男性，年迈体虚，年高精气衰落，气阴两虚，痰瘀互结，痹阻脉络，枢机不利，而致心衰。本病病位在心，为本虚标实之证。故用养心汤加减以益气养阴，化痰活血。处方：太子参20克，黄芪30克，白术15克，桂枝10克，麦门冬15克，生地黄20克，五味子10克，丹参20克，桃仁10克，赤芍10克，益母草20克，当归20克，远志15克，炒酸枣仁10克，柏子仁10克，泽泻15克，车前子15克，葶苈子20克，桑白皮20克，北五加皮15克，炙甘草10克。10剂，每日1剂，水煎服，早晚分服。

2009年12月17日二诊：服药后，患者精神状态明显好转，胸闷胸痛心悸、气促、乏力的症状有所好转。但夜寐质量不佳。小便多，大便2天1次。查体：双下肢水肿减轻，舌质暗，苔薄白，脉细弱。故以原方加生龙骨20克，生牡蛎20克以安神。服法同上。15剂，每日1剂，水煎服，早晚分服。

2010年1月2日三诊：服药后，诸症明显好转，夜寐尚可，可以适当活动，小便多。查体：舌暗，苔薄白，脉细。故服再用原方15剂，巩固疗效。1个月后随访病情基本稳定。

按语：患者为老年男性，年迈体虚，年高精气衰落，气阴两虚，痰瘀互结，痹阻脉络，枢机不利，而致心衰。本病病位在心，为本虚标实之证。故用养心汤加减。本方之意乃益气养阴，化痰活血。方中太子参、白术、黄芪健脾益气，益气助阳。桂枝温通心阳。麦门冬、生地滋阴养血。丹参、桃仁、赤芍、当归活血化瘀。益母草活血利水。泽泻、车前子利水渗湿。桑白皮、葶苈子止咳平喘，利水消肿。北五加皮以利水。五味子、远志、酸枣仁（炒）、柏子仁宁心安神。生龙骨、生牡蛎重镇安神。炙甘草补气生血，养心益脾，调和诸药。诸药配伍，益气养阴，化痰活血，使邪去脉道通畅。

二、强心宁煎剂

方剂组成：

人参、黄芪、黑顺片（附子）、丹参、泽泻、甘草。

方解：

王凤荣教授经过多年对心病的研究，提出心病本于心，精于五脏，尤重脾肾之阳。心气根于肾气，心阳赖肾阳之温煦。心主火，肾主水，阴阳互根，水火既济，二脏互相影响；脾为后天之本，气血生化之源，心肾阳气虚，不能温煦脾胃，而致运化失权，湿浊内蕴；脾胃亏虚，气血不足，使心失濡养，心肾阳气虚衰更甚。方中人参、附子共为君药。人参，《本草经疏》谓其能"回阳气于垂绝，却虚邪于俄顷。"附子具有补火助阳、温经散寒的功效，上能助心阳以通脉，中能温脾阳以散寒，下能补肾阳以益火，为治阳虚诸证之要药，是回阳救逆的第一要药。故附子与人参配伍，可以扶助正气、增强药力，延长药效，附子温阳守而不走，附子得人参温阳又增补气之功，人参又可补气阴，可制约附子温燥伤阴之弊，二者既补先天命门之火，又助后天脾胃之气，故阳气衰败，元气虚脱当首选人参、附子。黄芪为臣药，补气兼能扶阳，使气走而不守，且强心作用极强，能够增加心输出量，人参补气而养阴，黄芪补气而温阳，两药相伍增强益气补脾之力，脾胃之气充沛，则脾胃统血摄血之职恢复，使气血生化有源。丹参、泽泻为佐药。丹参，活血化瘀，安神宁心，中医有"一味丹参，功同四物"之说；泽泻具有祛湿利水、消肿除邪之效，《本草衍义》记载："泽泻，最善渗泄水道，专能通行小便……惟其滑利，故可消痰。"用泽泻利水消肿，通利小便之效。甘草，调和诸药，为使药，且与附子是相畏相杀的关系，甘草可杀附子的毒，使毒性减轻。

现代药理：

人参含有人参皂苷，能保护心血管系统，增强心肌收缩力，增加心输出量和冠脉流量，具有强心的作用，能增强心肌细胞耐缺氧能力，减少心肌氧耗，具有保护、修复心肌细胞的作用。黄芪含有黄芪皂苷，具有强心苷的作用，能改善充血性心衰及左室构型，提高射血分数，保护缺血缺氧心肌，稳定细胞膜，对损伤的心肌起到保护、修复作用。附子含有去甲乌药碱，具有增强心肌收缩力，降低外周阻力的作用。丹参含有丹参酮，能改善微循环。附子具有增强心肌收缩力，加速心肌收缩频率，调节心脏频率的作用。

病案举隅：

关某，男，78岁。阵发性胸闷痛20余年，加重伴双下肢水肿1周。

2010年7月17日初诊：该患者20余年前无明显诱因出现胸闷痛，心悸，时作时止，遂就诊于当地医院，经查诊治为"冠心病、房颤"，对症治疗后上症缓解。此后上症时有反复发作，于多家医院多次行门诊及住院治疗，时好时坏，平素于家中口服雷米普利片，康忻，异乐定，阿司匹林片，间服速尿片，螺内酯片，钾片等药物。1个月前患者无明显诱因上症加重，于辽宁省人民医院诊为"冠心病，心衰"，对症治疗好转后出院。1周前再次出现胸闷痛，心悸症状加重，伴双下肢水肿，尿少。今为系统诊治遂来辽宁中医药大学附属医院门诊，门诊以"胸痹心痛"之诊断收入住院。现症见：胸闷痛，时作时止，心悸气短，夜间不能平卧，咳嗽喘促，咳少量白痰，汗出，乏力，脘腹胀满，腰膝酸冷，面色苍白，畏寒肢冷，双下肢水肿，纳呆，寐可，尿少，大便可。查体：形体略胖，双下肢水肿，舌质暗，苔白，脉细。心电图示：ST-T改变。此乃阳气虚衰之心衰病。患者为老年男性，年迈体虚，心肾阳虚，阳气虚衰，胸阳不运，气机阻滞，故见胸闷气短。心阳不振，故见心悸。肾阳虚衰，故见畏寒肢冷，腰膝酸冷，乏力。面色苍白，舌质暗，脉细均为阳气虚衰，瘀血内阻之证。本病病位在心肾，为本虚标实之证。正如《类证治裁·胸痹》中所说："胸痹胸中阳微不运，久则阴乘阳位而为痹结也，其症胸满喘息，短气不利，痛引心背，由胸中阳气不舒，浊阴得以上逆，而阻其升降，甚则气结咳唾，胸痛彻背。夫诸阳受气于胸中，必胸次空旷，而后清气转运，布息展舒，胸痹之脉，阳微阴弦，阳微知在上焦，阴弦则为心痛。《金匮》《千金》均以通阳主治也。"根据本人临床多年经验，予用强心宁煎剂（院内制剂）加减，治以温阳益气，活血化瘀为主。药用人参20克，黄芪30克，制附子10克，桂枝15克，熟地15克，枸杞子20克，山茱萸10克，杜仲15克，丹参20克，川芎10克，赤芍10克，益母草20克，泽泻15克，车前子15克，葶苈子20克，桑白皮20克，炒酸枣仁10克，夜交藤15克，合欢皮10克，炙甘草10克，慢火煎取300毫升，100毫升每天3次口服，服10剂。

2010年7月27日二诊：服药后，患者胸闷胸痛心悸症状明显好转，夜间可以平卧。查体：双下肢水肿减轻，舌质暗，苔薄白，脉细。继续口服原方以巩固疗效。予原方。服法同上。服15剂。

2010年8月11日三诊：服药后，胸痛胸闷、心悸症状基本消失，夜寐尚可，可以适当活动，但仍有气短，腰酸，四肢不温，双下肢水肿（±），小便多。查体：舌淡红，苔薄白，脉细。故调整中药方剂，治以温阳益气固本为主。药用党参30克，黄芪30克，桂枝10克，熟地15克，枸杞子20克，丹参20克，川芎10克，益母草20克，泽泻15克，合欢皮20克，夜交藤20克，炙甘草10克。煎服法同上。服15剂。

2010年8月26日四诊：服药后，患者无明显胸痛胸闷、心悸症状。查体：舌淡红，苔薄白，脉细。嘱其可以经常服用上方。随访 1 个月，患者病情稳定，自觉状态良好。

按语：患者为老年男性，年迈体虚，心肾阳虚，阳气虚衰，胸阳不运，气机阻滞，故见胸闷气短。心阳不振，故见心悸。肾阳虚衰，故见畏寒肢冷，腰膝酸冷，乏力。面色苍白，舌质暗，脉细均为阳气虚衰，瘀血内阻之证。本病病位在心肾，为本虚标实之证。正如《类证治裁·胸痹》中所说："胸痹胸中阳微不运，久则阴乘阳位而为痹结也，其症胸满喘息，短气不利，痛引心背，由胸中阳气不舒，浊阴得以上逆，而阻其升降，甚则气结咳唾，胸痛彻背。夫诸阳受气于胸中，必胸次空旷，而后清气转运，布息展舒，胸痹之脉，阳微阴弦，阳微知在上焦，阴弦则为心痛。以《金匮》《千金》均以通阳主治也。"根据本人临床多年经验，予用强心宁煎剂（院内制剂）加减。本方之意乃温阳益气，活血化瘀。方中人参、黄芪健脾益气助阳。制附子、桂枝温通心阳。熟地、山茱萸、枸杞子、杜仲以补益肾精。丹参、川芎、赤芍活血化瘀。益母草活血利水。泽泻、车前子利水渗湿。桑白皮、葶苈子止咳平喘，利水消肿。酸枣仁（炒）、合欢皮、夜交藤养心安神。炙甘草补气生血，养心益脾，调和诸药。三诊后患者病情好转，以本虚为主，故调整中药方剂治以温阳益气固本为主。

三、益气强心汤

方剂组成：

人参、黄芪、麸炒白术、当归、茯苓、葶苈子、盐车前子、益母草、山桃仁、红花、桂枝、黑顺片、五加皮、泽兰、鹿角胶、三七、炙甘草。

方解：

此方为自拟方，中医认为慢性心衰病的发生多为心病久延、气血阴阳受损、脏腑功能失调、血脉通行受阻、水湿瘀血内停所致，属本虚标实之证，病位主要在心，与肺、脾、肾密切相关。心气虚是其发病的根本，病机关键为阳气虚衰，瘀血是中心病理环节，痰饮和水湿是主要病理产物。临证中所见慢性心衰患者由于病机多虚实夹杂，故治疗本病应以扶正为主，在扶正的基础上佐以祛邪之品，否则必导致正愈虚而邪愈实，故治疗时皆要以"扶正不留邪，祛邪不伤正"为宗旨。本方之意乃益气活血利水为主。方中党参、炒白术、黄芪健脾益气，益气助阳，共为君药。丹参、当归活血化瘀，配伍川芎以行气活血，气为血之帅，气能行。故《血证论·阴阳水火血气论》中说："运血者，即是气。"茯苓、泽泻、车前子利水渗湿。桑白皮、葶苈子止咳平喘，利水消肿。益母草活血利水。炙甘草补气生血，养心益脾，调和诸药。

现代药理：

人参可通过调节线粒体能量代谢、凋亡、氧化应激、活性氧的释放和线粒体膜电位来发挥保护心血管系统的作用，其具有抗心肌细胞凋亡、抗心肌缺血再灌注、抗心律失常等作用，可改善缺血性心肌损伤，可减少心肌纤维化，改善心功能，保护心肌细胞，发挥抗心力衰竭的作用。黄芪可通过 PI3K/Akt/mTOR 信号通路刺激血管生成，降低活性氧自由基的水平，抑制氧化应激，减轻心肌损伤。另有研究证实，黄芪可增加抗凋亡蛋白 Bcl-2、p62 的表达，降低 Caspase-3、Beclin-1、LC3-Ⅱ的蛋白表达进而抑制细胞凋亡和自噬的发生，发挥保护心肌细胞的作用。甘草苷能改善高糖饮食诱导的代谢综合征，并通过下调 MMP-9、Ⅰ型胶原及Ⅱ型胶原的水平，抑制 NF-κB 和 MAPKs 途径，预防心肌纤维化的形成，减轻心肌组织的损伤，同时抑制乌头碱诱导的心肌细胞毒性，通过调节细胞内钙稳态和钙循环，调节钙调节蛋白的表达，增强细胞的钙适应性，维持心肌舒张和收缩功能，对改善心功能具有重要作用。

病案举隅：

崔某，女，77 岁。胸闷心悸，气短反复发作 10 年，加重伴双下肢水肿 2 天。

2011 年 9 月 26 日初诊：该患者 10 年前无明显诱因出现胸闷心悸，时作时止，气短，乏力，遂就诊于当地医院，经查诊治为"冠心病、心功能不全"，予对症治疗后缓解出院。此后上症时有反复发作，多次于多家医院行门诊及住院治疗。平素于家中长期口服阿司匹林肠溶片，瑞泰，异乐定，地高辛，比索洛尔片等药物。2 天前患者无明显诱因上症明显加重，伴气短，双下肢水肿。于家中口服速尿片，钾片等药物，上症未见缓解，今为求系统治疗遂来辽宁中医药大学附属医院门诊。现症见：心悸，气短喘促，活动后加重，胸闷，有夜间阵发性呼吸困难，乏力，双下肢水肿，寐差，小便少，大便尚可。查：血压：110/70 毫米汞柱；心率：78 次/分，形体适中，舌质暗有瘀斑，苔白，脉细。心电图示：房颤，ST-T 改变。心脏彩超示：左房大，左室大，二尖瓣口关闭不全，主 A 硬化改变，左室舒张期顺应性降低；EF：39.1%。既往史：房颤病史 6 年。中医诊断：心衰病（气虚血瘀水停）。西医诊断：心力衰竭（心功能Ⅳ级）、冠心病（不稳定型心绞痛）、房颤。应用益气强心汤加减（自拟方），治以益气活血利水为主。药用太子参 30 克，炒白术 25 克，茯苓 15 克，葶苈子 20 克，当归 20 克，丹参 25 克，川芎 15 克，赤芍 15 克，益母草 20 克，泽泻 20 克，泽兰 20 克，车前子 15 克，北五加皮 15 克，合欢皮 15 克，炒酸枣仁 15 克，柏子仁 15 克，炙甘草 10 克。10 剂，每日 1 剂，水煎服，早晚分服。

2011 年 10 月 10 日二诊：服药后，患者胸闷胸痛，心悸，气短喘促，乏力的症状好转，无夜间阵发性呼吸困难，睡眠质量明显提高，双下肢水肿减轻，二便可。查体：血压：110/75 毫米汞柱；心率：68 次/分，舌质暗，苔薄白，脉细。予上方减葶苈子。服法同上。服 15 剂。

2011 年 10 月 24 日三诊：服药后，诸症明显好转，可以适当活动。查体：血压：115/70 毫米汞柱；心率：71 次 / 分；舌淡，苔薄白，脉细。守方继服，巩固疗效。

随访 1 个月，患者病情稳定，嘱其注意休息，适当运动，低盐低脂饮食，规律服药，病情有变化随诊。

按语：此乃气虚血瘀水停之心衰病。心力衰竭是威胁人类健康的严重疾病，是心血管疾病中常见的疾病和造成死亡的主要原因，临床主要表现为心慌、胸闷、气短、肢体水肿等。中医认为心气虚是心衰的发病根本，病机关键为阳气虚衰，瘀血是中心病理环节，痰饮和水湿是主要的病理产物。患者为老年女性，年迈体虚，气虚无以行血，血行不畅，瘀血内停，心脉痹阻，则胸闷气短；心肺气虚则气短乏力；患者久病心气不足，心阳亏虚，水湿内停，水饮上凌于心肺则喘促，不能平卧；下溢于四肢则双下肢水肿。病位在心，属本虚标实之证。故用益气强心汤加减。方中太子参、白术、茯苓健脾益气，益气助阳，共为君药。丹参、赤芍、当归活血化瘀，配伍川芎以行气活血。故《血证论·阴阳水火血气论》中说："运血者，即是气。"益母草、泽兰活血利水。葶苈子止咳平喘，利水消肿。泽泻、车前子利水渗湿。北五加皮用以利水。合欢皮、酸枣仁（炒）、柏子仁宁心安神。炙甘草补气生血，养心益脾，调和诸药。诸药配伍，益气活血利水使邪去，脉道通畅，水湿之邪得利。

四、补益心肺汤

方剂组成：

人参、黄芪、白术、茯苓、当归、丹参、川芎、桂枝、五味子、泽兰、山桃仁、红花、三七、炙甘草。

方解：

心肺同居上焦，心主血，肺主气，气血相贯，心肺密切相关。心气虚，不能推动血脉的运行，血脉不畅，而致心悸，气短。肺气虚，则肺的宣发、肃降功能失调，津液不布，聚而为痰，痰湿阻肺，则憋闷气短，咳吐泡沫痰。肺气不宣则水道不通，津液蓄积而为水饮，外溢肌肤，发为水肿，甚者可出现虚脱，冷汗淋漓等危重症候。所以该病的初期主要表现为肺气亏虚，卫表不固，而这也正是宗气开始逐渐亏虚的表征。随着疾病的进展，出现肺脾两虚证，宗气亏虚日久，又累及先天之元气，终致肺脾肾气皆虚，肺脾肾气虚又反过来加重宗气的亏虚。由此可见，肺脾肾之气的强弱直接影响着宗气的盛衰，而宗气的盛衰也影响着肺脾肾之气。

现代药理：

人参可增加心肌收缩力、减少血浆脑钠肽、抑制 RAAS 活性，抑制心室重构，动物实验结果显示，人参可通过降低 TGF-β 蛋白水平，调控 TGF-β 信号通路，抑制心肌成纤维细胞的兴奋与增殖，减少胶原的合成，改善心肌重塑。丹参有抑制心肌缺血缺氧、抗凝、抗血小板聚集、预防心脏重塑的作用，同时丹参素可以通过兴奋 P53 信号通路减轻醛固酮对心脏的毒性作用，同时减轻由高血压或 β 肾上腺素激活所导致的心肌细胞的凋亡和纤维化。三七总皂苷可减少神经内分泌因子而改善心肌重塑，通过改善 ROS 引起的能量代谢障碍而保护丧失活性的心肌细胞。三七总皂苷可通过抑制心肌组织中的 MAPK 家族磷酸化，减少炎症介质，进而减少心肌凋亡，改善慢性心衰。黄芪的主要药理作用表现为抗肿瘤、保护心脑血管、提高免疫、护肝、调节血压水平、抗衰老和抗氧化等方面。黄芪甲苷可以调节内皮细胞功能和免疫功能，抑制衰老心脏的心肌纤维化，减轻心脏重塑，改善心功能。药理研究发现，茯苓多糖有改善心肌的舒张功能和心输出量等作用，主要表现为增强心肌收缩功能，降低心脏前负荷，改善血流动力学以及抑制心肌肥厚。川芎嗪是一种从川芎中提取出的生物碱，可以通过心肌细胞的钙内流，发挥正性肌力作用，还可以通过抑制胶质合成，发挥抗纤维化作用。当归能够抑制心肌肥大的效应，可以使细胞的表面积及凋亡水平下降。

病案举隅：

郭某，女，83 岁。胸闷气短 4 年，加重伴咳嗽 10 天。

2010 年 6 月 7 日初诊：该患者 4 年前无明显诱因出现胸闷，时作时止，气短，至省人民医院经查诊断为"心力衰竭、冠心病"。予对症治疗后上症缓解，具体用药不详，此后上症时有反复发作，平素于家中间断口服阿司匹林肠溶片、康忻片、地高辛片、速尿片、螺内酯片、洛丁新等药物，上症时好时坏，10 天前该患者因感冒后上症加重，伴咳嗽咳痰，心悸气短，喘息不能平卧，活动后加重。至中国医科大学附属第一医院查肺 CT 示：双肺下叶及右肺中叶炎症，心包少量积液，予静点头孢哌酮舒巴坦、拜复乐等药物，上症未见明显缓解。今为求系统诊治遂来辽宁中医药大学附属医院门诊，门诊以"心衰病"之诊断收入病区。现症见：胸闷，时作时止，心悸气短，喘息不能平卧，动则尤甚，咳嗽，咳痰，痰多呈泡沫状，痰中无血，神疲乏力，汗出，食少，双下肢水肿，夜寐差，尿少，大便尚可。查：血压：115/65 毫米汞柱，精神萎顿，形体消瘦，舌质暗红，苔白腻，脉细弱。ECG：ST-T 改变。心脏彩超示：右心大，主动脉硬化改变，左室舒张期顺应性降低，EF：63.1%。此乃心肺气虚，痰瘀内停之心衰病。该患者为老年女性，年迈体虚，气虚无以行血，瘀血内停则心悸气短，心肺气虚则喘促难以平卧，气虚水饮内停则双下肢肿胀。病位在心，属本虚标实之证。故用补益心肺汤（自拟方）加减，治以补益心肺，活血化瘀。处方：太子参 30 克，黄芪 30 克，炒白术 25 克，茯苓 15 克，当归 15 克，丹参 15 克，川芎 15 克，赤芍 10 克，益母草 20 克，泽泻 15 克，泽兰 15 克，车前子 15 克，杏仁 15 克，紫苏子 15 克，桑白皮 20 克，葶苈子 20 克，合欢皮 15 克，炒酸枣仁 15 克，柏子仁 15 克，炙甘草 10 克，慢火煎取 300 毫升，100 毫升每天 3 次口服，服 15 剂。

2010 年 6 月 22 日二诊：服药后，患者胸闷胸痛，心悸，气短喘促，咳嗽，乏力的症状较前明显好转。查体：血压：110/75 毫米汞柱；心率：68 次 / 分，舌质暗，苔薄白，脉细。继续口服原方以巩固疗效。予原方。服法同上。服 15 剂。

2010 年 7 月 7 日三诊：服药后，诸症明显好转，可以适当活动。查体：血压：115/70 毫米汞柱；心率：67 次 / 分，舌质暗，苔白，脉细。守方继服，巩固疗效。随访 1 个月，患者病情稳定，嘱其注意休息，适当运动，低盐低脂饮食，规律服药，病情有变化随诊。

按语：此乃气虚血瘀水停之心衰病。如《素问·阴阳应象大论》曰："年四十，而阴气自半也，起居衰矣；年五十，体重，耳目不聪明矣；年六十，阴痿，气大衰，九窍不利，下虚上实，涕泣俱出矣。"患者为老年女性，年迈体虚，气虚无以行血，瘀血内停则胸闷气短，心肺气虚则气短喘促，气虚水饮内停则双下肢水肿。病位在心，属本虚标实之证。故用益气强心汤加减。本方之意乃益气活血利水为主。方中太子参、黄芪、白术、茯苓健脾益气，生津润肺，利尿。丹参、赤芍、当归活血化瘀，配伍川芎以行气活血，益母草、泽兰活血利水。泽泻，车前子利水渗湿。桑白皮、葶苈子止咳平喘，利水消肿。杏仁、紫苏子止咳平喘化痰。合欢皮、酸枣仁（炒）、柏子仁宁心安神。炙甘草补气生血，养心益脾，调和诸药。诸药配伍，益气活血利水使邪去，脉道通畅。

五、苓桂术甘汤

方剂组成：

茯苓、桂枝、白术、甘草。

方解：

苓桂术甘汤方出自张仲景的《伤寒杂病论》，是张仲景为痰饮病所设的著名方剂，《金匮要略》云："病痰饮者，当以温药和之。"书中与之相关条文有三：《伤寒杂病论》云："伤寒若吐、若下后，心下逆满，气上冲胸，起则头眩，脉沉紧，发汗则动经，身为振振摇者，茯苓桂枝白术甘草汤主之。"《金匮要略·痰饮咳嗽病篇第十二》云："心下有痰饮，胸胁支满，目眩者，苓桂术甘汤主之。"又曰："夫短气有微饮，当从小便去之，苓桂术甘汤主之。肾气丸亦主之。"本方由茯苓、桂枝、白术、甘草四味药组成，主治心下逆满、气上冲胸、起则头眩、脉沉紧以及心下有停饮、胸胁支满、眩晕、气短等中阳不足、痰饮内停之证，现代临床应用广泛，主要治疗美尼尔综合征、慢性胃炎、病毒性心脏病、慢性肺源性心脏病等疾病。王凤荣教授善用经方，活用经方，将苓桂术甘汤化裁为治疗慢性心功能衰竭的基础方，药专力宏，收效良好。

现代药理：

实验表明，苓桂术甘汤可明显阻抑心衰大鼠心室重构，从而改善心肌舒缩性能，现代药理亦显示，桂枝、白术、茯苓中的有效成分具有利尿作用。

病案举隅：

患者，男，45岁。患2型糖尿病15年，不能平躺伴咳嗽1个月余。

2010年2月15日初诊：患者18岁时肥胖，入院检查为2型糖尿病，未予治疗，间断服用二甲双胍。2002年左眼青光眼失明，2004年右眼出血，右眼白内障，2004年糖尿病开始正规治疗，注射胰岛素，加口服药物，血糖控制不平稳，同时，2004年诊断为糖尿病肾病。2009年12月因咳嗽、胸闷、不能平卧入院。西医诊断：心包、胸腔积液，心功能不全，好转出院。2010年1月病情复发，再次入院仍诊断为心功能不全。现症见：咳嗽，少量白色痰，现可平躺，但平躺时间过长则咳嗽；性功能下降，阳痿严重；下肢肌肉僵硬，寐差，入睡困难，有效睡眠时间3~4小时；纳食可，白天汗多，舌细颤、淡，苔略腐腻，舌底瘀滞，脉沉弦。查血液生化：谷氨酸氨基转移酶：5单位/升；天门冬氨酸氨基转移酶：56单位/升；空腹血糖：8.36毫摩尔/升；肌酐：136微摩尔/升；尿素氮：9.5毫摩尔/升；尿酸：625微摩尔/升；糖化血红蛋白：8.8%。现用药：精蛋白生物合成人胰岛素注射液预混30R（诺和灵30R）：每早24个单位，每晚26个单位；拜糖平：早50毫克，中100毫克，晚50毫克；头孢地尼片50毫克，3次/天；托拉塞米片80毫克，1次/天；阿司匹林肠溶80毫克，1次/天；单硝酸异山梨酯片（鲁南欣康）20毫克，2次/天；地高辛片0.125毫克，1次/天；缬沙坦胶囊80毫克，1次/天；氯化钾缓释片1.0克，2次/天；血压：135/85毫米汞柱。处方：酒大黄3克，附子30克（先煎6小时），云苓120克，白术30克，桂枝30克，炙甘草15克，红参15克，山萸肉30克，葶苈子30克，威灵仙30克，五味子15克。水煎服，7剂，2次/天。

2010年2月22日二诊：平躺时咳嗽，较前有缓解，睡眠有改善，有效睡眠时间5~6小时，有时夜间因咳嗽而醒，纳食可，大便3~4次/天，成形，夜尿每晚2~3次。生化检查示：空腹血糖：13.9毫摩尔/升；餐后2小时血糖：4.9毫摩尔/升（因胰岛素剂量加大而致）；血压：120/80毫米汞柱；舌有裂痕，细颤，苔厚腐腻，脉偏数，沉弱。处方：茯苓120克，桂枝30克，白术120克，炙甘草15克，酒大黄3克，附子30克（先煎6小时），红参15克，黄连30克，生姜5大片（自备）。

2010年2月29日三诊：平躺时咳嗽、气短、胸闷疼痛有所减轻，背痛，行走时间长后下肢酸痛；大便 1～2 次 / 天，成形；夜尿 1～2 次。血压：130/90 毫米汞柱；空腹血糖：5.3 毫摩尔 / 升；餐后 2 小时血糖：8.7 毫摩尔 / 升；舌红，苔黄厚腐腻。药用：茯苓 120 克，桂枝 30 克，白术 120 克，炙甘草 15 克，酒大黄 3 克，附子 30 克（先煎 2 小时），红参 15 克，葶苈子 30 克，杏仁 15 克（后下），生姜 5 大片（自备）。此后患者每月看诊一次，以此方加减，随访半年，病情稳定，收效良好。

按语：此患者罹患糖尿病 15 年，未进行系统正规治疗，病情发展至络损阶段，出现络脉瘀滞，血行不畅，先后累及肾脏及双目；其阴虚为本，阴不敛阳，肝阳上亢，且血行不畅，血不利则为水，故血压升高；气血阴液受损，脾胃虚弱，故不能散精于四肢使宗筋失养，导致患者阳痿、性功能障碍；其后脉络受损，即大血管损害愈发明显，累及心脏，很快发展为心衰，属中医学心悸、怔忡、喘证、痰饮等范畴，为中医的危重证候。患者咳嗽、咳白痰、不能平躺、性功能障碍、阳痿、夜尿次数多，舌细颤而淡，苔略腐腻，舌底瘀滞，均属于心脾肾阳气不足，气化不利，水湿内停，积聚于胸中生痰化饮，凌心迫肺；经脉痹阻，则下肢肌肉僵硬，夜里咳嗽，使神不能敛，故眠差；中医辨证为心脾肾阳虚，水凌心肺。一诊时，王教授主要以大黄附子汤合参附汤合苓桂术甘汤为基础方治疗。患者痼病沉疾，多见肾阳不足，肾为先天之本，肾阳不足，则不能温煦周身之阳，导致心阳不振，温煦的推动功能失职；脾阳不足，运化不及而不能完成其水液升降输布枢纽的功效，且患者体内毒素沉积较重，反映在舌象上为腐腻之苔、舌体细颤，故以大黄附子汤温阳散寒，泻浊行滞。酒大黄与附子皆为刚猛强悍之药，寒热并用，有攻补兼施之效，配伍可温下通腑排毒；本方酒大黄用量较小而附子用量较大，所以补重于攻，因患者本以中阳虚弱，恐大幅度泻下而伤及正气；附子用量达 30 克之多，以重剂达到回阳救逆，温散寒浊的目的；王教授擅长以山萸肉配合参附汤治疗心肾阳衰，元气欲脱之症，山萸肉味酸而性温，大能收敛元气，振作精神，因"萸肉救脱之功，较参、芪、术更胜，凡人身之阴阳气血将散者，皆能敛之，故救脱之药当以萸肉第一"，参附汤同样为峻补阳气的方剂，《删补名医方记》中记载："补后天之气，无如人参；补先天之气，无如附子，此参附汤之所以立也……二药相须，用之得当，则能瞬息化气于乌有之乡，顷刻生阳于命门之内，方之最神捷者也。"以苓桂术甘汤温阳化饮，健脾利湿；葶苈子苦、辛、寒，归肺与膀胱经，威灵仙性猛善走，可通行十二经，缓解经脉痹阻，减缓下肢肌肉僵硬的症状；五味子同样为酸敛之药，可敛肺气而滋肾水，益气生津，敛汗宁神，以消患者白日汗多、眠差、咳嗽之苦。二诊及三诊时，运用温补肾阳之药，早已使体内"阳光一照，阴霾四散"，且患者体内毒素已肃清大半；咳嗽，有白痰的症状得到缓解，但仍然存在，对其"咳嗽而不能平躺"的特点，考虑其为"病痰饮者"，故以苓桂术甘汤加附子的温药以和之。据《素问·逆调论篇第三十四》记载："夫不得卧，卧则喘者，是水气之客也。"苓桂术甘汤加附子乃温补心脾肾之方，采用温补心肾之法，促使肺的宣肃功能恢复，达到祛痰饮的目的。方中茯苓甘淡，健脾渗湿，利水消饮，宁心安神，又善平饮邪之上逆，配伍甘草可温煦心阳；二者相辅相成，一利一温，以祛水饮为主；白术为佐，健脾燥湿，与茯苓配伍又可健脾利水，以祛痰饮之邪，桂枝、甘草温阳化气而扶正祛邪，加附子可温补脾肾，以固其本，全方温阳益气而无伤阴留邪之弊，利水消肿而无碍元阳之壮。三诊时，患者的症状有反复之象，王教授加入葶苈子和杏仁，增强止咳平喘之效。

第四章　心悸验方

心悸在中医学中既可作病名，又可作症状。作病名言，是指气血阴阳亏虚，或痰饮瘀血阻滞，导致心失所养，心脉不畅，心神不宁，引起心中急剧跳动，惊慌不安，不能自主为主要表现的一种病证。作症状言，是患者自觉心中急剧跳动、惊慌不安、不能自主的一种本体感受，它既是心悸病的主症，又可以是其他多种疾病的伴随症状。心悸发作时常伴有胸闷气短，甚至眩晕、喘促、晕厥，脉象或数，或迟，或节律不齐等。

现代中医学者普遍认为，心悸病相当于西医内科因各种原因引起的心律失常，如心动过速、心动过缓、期前收缩、心房颤动或扑动，以及心功能不全、神经官能症等具有心悸临床表现的疾病，治疗颇为棘手。

第一节　心悸的中医病名浅析

祖国医学历史悠久，中医文化渊远流长。随着医家们对心悸病证临床实践的不断深入与发展，其病名及症状内容也经历了不断地演化与丰富，体现着历代中医人在医学实践中的不懈努力与智慧。先秦两汉时期，心悸症状的记载偏于文学描述，部分症状对分析病机、指引治疗起着重要意义；随着临床实践的进步、对疾病认识的深入，仲景在《金匮要略》中首次定义"惊、悸"病名，"动则为惊，弱则为悸。"这一时期的认识是后世医家对心悸病证相关内容得以研讨的理论基础。

魏晋南北朝及隋唐、宋金元时期，心悸相关病名、症状内容得以极大丰富，称谓繁多、概念混杂是这一时期的特点。《诸病源候论》明确以"惊悸"命名心悸病证，"冲悸""松悸""心忪""心怔""怔忡""怔松"等病名也都出自这一时期，出现频率使用最多的是"惊悸"。通过对病名的深入辨析，医家们已经认识到"惊悸"与"心忪""怔忡""松悸"等既有区别又有联系。

明清时期，医家们在继承前人的沉淀中结合临床实践，对心悸病的病因病机有了更为完善和深入的认识，病名的辨析也较以往更为深入。最终思辨的主流将心悸病分为"惊悸""怔忡"两部分。因二者病因病机相似，轻重程度有别，"惊悸"日久不愈可转为重证"怔忡",故可视为同一疾病过程的两个不同阶段,且"惊悸"易使人理解为因惊致悸,现代中医将其统称为"心悸(病)"。

综上所述,随着祖国医学对心悸病证认识的不断深入发展与积累,心悸病名逐渐趋于统一、概念逐渐明确、症状描述趋于规范。

第二节　心悸的病因病机认识

关于心悸的病因病机,历代医家的认识也有所不同。成无己将"心悸之由"概括为气虚与饮停;《丹溪心法》认为其发病责之虚与痰;唐容川将心悸的病因病机归为虚、痰、瘀、火四者。

一、病因

1. 外感致悸

早在《黄帝内经》中即已认识到心悸的发病与外感有关,认为风、寒、湿、火是心悸的常见外因。如《素问·痹论》曰:"风寒湿三气杂至,合而为痹也。心痹者,脉不通,烦则心下鼓。"巢元方《诸病源候论》中论述心悸发病时十分强调风邪的致病作用,认为"风邪搏于心,则惊不自安。惊不已,则悸动不定。"这一理论在《太平圣惠方》得到进一步发挥,强调风虚合邪而致惊悸,首次明确提出心脏中风可致心悸,认为其发病是由于"风邪伤于心经"。此外,孙思邈的《备急千金要方》首次提出冬季温风伏邪致悸。可见感受外邪是心悸发生的重要原因之一。

2. 内伤七情

《黄帝内经》中即指出惊、悲哀、愁忧皆可影响心神,导致心悸的发生。李杲《脾胃论》云:"凡怒、忿、悲、思、恐、惧,皆损元气。"亦可导致心悸。明代虞抟在《医学正传》中指出"怒气伤肝"或"因惊气入胆"皆可导致心悸。可见,情志内伤是导致心悸的常见原因。

3. 饮食不节

《黄帝内经》认为心悸的发生与饮食有关,指出过食咸味可致心悸。《金匮要略》则提出:"食少饮多,水停心下,甚者为悸。"李用粹则提出"膏粱厚味,积成痰液"亦可导致心悸。可见,饮食不当是导致心悸的又一重要原因。

4. 劳欲过度

劳伤太过,致使积损正虚,亦可导致心悸。《诸病源候论》中引用《养生方》的内容,指出房劳损伤肾精可致惊悸。虞抟认为劳思太过"或遇事繁冗,思想无穷",亦可发生心悸。《圣济总录》提出"劳极惊悸",认为其病因为"过伤"。

5. 他病传变或失治误治

由于其他疾病迁延不愈，或失治误治，致使正气受损，或邪气乘之，亦可导致心悸。《伤寒杂病论》中即有太阳病发汗太过或误用下法、少阳病误用汗吐下法皆可导致心悸的记载。至于他病传变致悸，《黄帝内经》中即指出痹证迁延不愈，内舍于心，可致心悸；《诸病源候论》中提出金疮可致惊悸，并对脚气风经五脏惊悸、虚劳惊悸的病机进行了初步论述；唐代孙思邈的《备急千金要方》指出风癫、风眩两病常伴心悸；《太平圣惠方》提出"伤寒后心虚惊悸"；北宋年间的《圣济总录》首次提出"痫内虚"导致惊悸及肾虚致悸，并对《诸病源候论》中关于脚气风经五脏惊悸、虚劳惊悸的内容做了进一步发挥。

二、病机

心悸的病机比较复杂，但概括起来不外本虚与标实两个方面。各种原因所致的气血阴阳的不足或失调，或感受外邪以及各种病理产物阻于局部，致使心失所养，心脉不畅，均可发为心悸。

1. 正虚致悸

"正气存内，邪不可干"，气血阴阳的虚损，致使心失所养，均可导致心悸病的发生。

（1）阳气不足

《黄帝内经》认为心下虚里跳动，多为"宗气泄"，《类经》则进一步强调导致这一病机的根本原因在于"谓真阴之虚"，指出"肾虚不能纳，故宗气泄于上，则肾水竭于下，肾愈虚则气愈无所归"。对于这一观点张介宾概括为"阴虚于下，则宗气无根，而气不归源"，并进一步发挥，提出"虚微者动亦微，虚甚者动亦甚。"《圣济总录》认为心悸的发生"每本于心气之不足。"唐宗海亦认为"心火不足，则气虚而悸。"清末张锡纯《医学衷中参西录》认为惊悸与怔忡，究其根本均为心肌发动力微弱，并创大气下陷论，首次提出胸中大气下陷而致怔忡的新观点。宋代的成无己提出："夫惊悸者，心虚胆怯之所致也。"清代陈士铎对此已有所发挥，他认为"夫胆属少阳，心之母也，母虚则子亦虚。胆气一虚，而脏腑之气皆无所遵从，而心尤无主，故怦怦而不安。"至于阳虚致悸，早在《伤寒论》中即有上焦心阳受损导致心悸的桂枝甘草汤证，以及肾阳受损，蒸腾气化无权，以致水饮上凌于心的真武汤证。

（2）阴血不足

虞搏认为心悸的主要病机为心血不足，神明不安；唐宗海认为："血不养心，则神气浮越而悸。"清代高鼓峰《四明心法》曰："怔忡，心血少也。"但他认为引起心血不足，其源起于肾水不足，不能上升，以致心火不能下降。李用粹认为"阴气内虚，虚火妄动"也可以导致心悸。

3. 邪实致悸

（1）火热致悸

各种原因导致的火热之邪扰及心神，皆可出现心悸，但对于火热之邪出现的原因，历代医家有不同的见解。刘完素认为心悸的病机多为"心火热甚"，认为"水衰火旺，其心胸躁动，谓之怔忡。"在此基础上，王肯堂进一步发挥，提出"悸之为病，是心脏之气不得正动，而为火邪者也"的观点，并根据包络之火的特性，结合五脏之气化火，明确提出了"五脏有五疾，皆能与包络之火合动而作悸"的新颖观点，指出"包络之火，非惟辅心，而且游行于五脏，故五脏之气妄动者，皆火也。是以各脏有疾，皆能与包络之火合动而作悸。"唐宗海指出"心悸又有胃火强梁，上攻于心而跳跃者。"金代李杲重视脾胃，强调脾胃内伤，阴火扰心而致心悸，认为饮食劳倦、七情过伤等因素影响脾胃气机，升降悖逆，人体元气受损，阴火乘虚上凌，干扰心神，更引起心火暴甚，火乱于心，心悸病证因而发生。李用粹亦指出"阴火上冲"可致"怔忡不已。"

（2）水饮及痰饮致悸

脾肾阳虚，不能蒸化水液，水液停聚而为痰为饮，均可导致心悸。早在张仲景的《伤寒杂病论》中即已认识到心悸的发生与痰饮及水饮有关，对此成无己解释为"其停饮者，由水停心下，心主火而恶水，水即内停，心自不安，则为悸也。"沈金鳌亦提出"水饮停于心下，水乘其心，侮其所胜，心畏水自不安。"朱丹溪重视痰在内科杂病中的致病作用，提出心悸患者"肥人属痰，寻常者多是痰。"虞搏亦指出"心悸亦有清痰积饮，留结于心胞、胃口而为之者"，唐容川进一步指出"痰入心中，阻其心气"可致心悸。

（3）瘀血致悸

早在《素问·痹论篇》中即提出："脉痹不已，复感于邪，内舍于心。""心痹者，脉不通，烦则心下鼓。"指出风寒湿邪搏结于血脉，内犯于心，以至心脉痹阻，营血运行不畅，亦可导致心悸。叶天士在论述心悸的辨治规律提到血络瘀阻可导致心悸。到了清代，王清任重视气血，多从气血立论，在《医林改错》中认为瘀血内阻亦能导致心悸，《医林改错·血府逐瘀汤所治症目》中列有"心跳""心忙"等病症。

王凤荣教授力倡仲景之学，博采众长，在继承历代医家学术思想的基础上，结合数十年的临床实践，认为心悸是一个本虚标实之证，正虚（心气虚和心阴虚）是本病的内因，痰与瘀是本病的继发因素。气虚、阴虚、痰浊、血瘀构成了心悸病机的四个主要环节。一般来说心悸以气虚（阳虚）而兼痰浊者为多见，当疾病到了中后期，或心肌梗死的患者，则以心阳（阴）虚兼血瘀或兼痰瘀为多见。在本病的治疗上，王凤荣教授强调以心脾相关、痰瘀相关理论作指导，临床上运用温补心阳、滋养心阴、气血同调法、化痰祛瘀、疏肝理气、安神定志治疗心悸，取得了较好的疗效。

第三节　辨证分型与治疗

1. 心肾阳虚证

证候：心悸怔忡，畏寒肢冷，小便不利，肢体水肿，腰膝酸软，甚则黑矇、昏仆，舌淡紫，苔白滑，脉沉细结。

治法：温肾养心复脉。

方药：麻黄附子细辛汤合右归丸加减。

组成：炙麻黄、黑顺片、细辛、熟地黄、山萸肉、山药、枸杞子、菟丝子、当归、杜仲、鹿角胶（烊化）、肉桂。

中成药：右归丸、六味地黄丸等。

2. 阴阳两虚证

证候：心悸怔忡，畏寒肢冷，或五心烦热，盗汗，胸闷，头晕，甚则黑矇、昏仆，舌暗红，脉弱结。

治法：滋阴温阳复脉。

方药：炙甘草汤加减。

组成：炙甘草、西洋参、麦门冬、五味子、生地黄、阿胶（烊化）、桂枝、当归、黄芪、醋延胡索、甘松、炒酸枣仁。

中成药：生脉胶囊、益气复脉冲剂等。

3. 气血两虚证

证候：神疲乏力，头晕健忘，胸闷心悸，自汗或心痛如刺，甚则黑矇、昏仆，舌淡紫或有瘀斑瘀点，苔薄白，脉细结。

治法：补益心脾，益气养血。

方药：归脾汤加减。

组成：党参、黄芪、麸炒白术、甘草片、当归、远志、茯神、木香、龙眼肉、炒酸枣仁。

中成药：补心气口服液、益心舒胶囊、归脾丸等。

4. 痰瘀互结证

证候：胸闷心悸，体胖多痰，身体困重，心痛如刺，痛引肩背内臂，甚则黑矇、昏仆，唇舌紫暗，苔腻或滑，脉涩结。

治法：祛痰化瘀复脉。

方药：桃仁红花煎合瓜蒌薤白半夏汤加减。

组成：红花、当归、山桃仁、香附、川芎、乳香、醋延胡索、丹参、青皮、瓜蒌、薤白、制半夏。

中成药：通心络胶囊、丹蒌片等。

5.气阴两虚证

证候：心悸怔忡，心烦不寐，乏力气短，自汗口干，手足心热，舌红少津，脉虚细或结代。

治法：益气养阴。

方药：炙甘草汤合生脉饮加减。

组成：党参、丹参、生龙骨、生牡蛎、生地黄、五味子、肉桂。

中成药：生脉口服液。

6.气滞血瘀证

证候：心悸，胸闷，急躁易怒，善太息，焦虑或抑郁，情志不舒，失眠多梦，舌淡苔白，脉细弦。

治法：理气疏肝，化瘀复脉。

方药：柴胡疏肝散或丹栀逍遥散加减。

组成：柴胡、当归、白芍、麸炒白术、茯苓、生姜、薄荷、炙甘草。

中成药：解郁丸、柴胡舒肝丸、逍遥散等。

第四节　经方解析

一、定悸方

方剂组成：

人参、茯神、远志、龙骨、石菖蒲、川芎、甘草。

方解：

定悸方作为治疗心律失常的基础方，该方由人参、茯神、远志、龙骨、石菖蒲、川芎、甘草共7味药组成，集补、泻、通三法于一方，具有补气、化痰、祛瘀之效，既可养心安神，又可重镇安神。该方取自《医学心悟·卷四·不得卧》安神定志丸，原文言："有惊恐不安卧者，其人梦中惊跳怵惕是也，安神定志丸主之。"方中以人参、龙骨为君，以茯神、远志为臣，以川芎为佐，以甘草、石菖蒲为使。其中，参的种类繁多，各有妙处，应随证用之：①人参为大补元气第一品，入脾肺心经，《神农本草经·卷一·上经》道其"补五脏，安精神，止惊悸，除邪气。"其中红参补气之力更强，白参兼能安神益智，故定悸方中多用白参。②西洋参、太子参能益气养阴，两者温补之性较人参弱。③党参为气血双补，可补中、益气、升津。④明党参可润肺化痰，养阴和胃。龙骨涩平，可重镇安神，疗阴阳乖离之病，使阳能入阴，另可敛魂，收敛浮越之气；茯神与茯苓功能虽相似，都能养心安神兼渗湿，但《本草经疏·卷十二·木部上品》提出"茯神抱木心而生，以此别于茯苓。"故选茯神入心经而安神，寓补兼通；远志开心窍而宁心安神；心阳心气不足，推动血行无力，易夹瘀血，川芎行气活血，使全方能补能行；石菖蒲豁痰开窍，《神农本草经·卷一·上经》记载其"开心孔，补五脏，通九窍。"甘草调和诸药。该方妙用石菖蒲为引经药，因其味辛，性温，辛能行能散，温则能疗寒病；主入心、肝二经，可引诸药归心经；气味芳香，能豁痰开窍，恰中病机。临床常按心律失常的分类进行加减：快速性心律失常可加牡蛎、五味子之品，以增加其重镇之力；缓慢性心律失常可加桂枝、白芍之品。牡蛎性寒属阴药，龙骨性温属阳药，二者入少阴之经，两药相合交通心肾，重镇安神；五味子虽不是重镇之品，但《本草纲目·虚损》言其入心经，具有酸敛之性，敛心气，使心气不涣散，又可壮水锁阳，使阳气不得浮越；虽桂枝与肉桂同为辛、甘、温之品，但肉桂温热之性较前者强，长于温里寒，可补火助阳、引火归元，桂枝虽温热之性不及后者，但其可助心阳、通血脉、止悸动，因此尊师用桂枝而不用肉桂，其次桂枝配甘草寓以辛甘化阳；白芍敛阴养营，佐甘草酸甘化阴，桂枝、甘草、芍药三者配伍可调和阴阳。诸药合之，补、泻、通共用，心之气血阴阳得补，心阳得生，阳气既不浮越于上，又不鸱张于外，则心悸自除。

二、炙甘草汤

方剂组成：

炙甘草、生姜、桂枝、人参、干地黄、阿胶、麦门冬、麻仁、大枣。

方解：

炙甘草汤首见于东汉·张仲景《伤寒论·辨太阳病脉证并治》，原文是"伤寒脉结代，心动悸，炙甘草汤主之。"主要作用是益气滋阴，补血复脉，是治疗"脉结代，心动悸"的主方。唐·孙思邈《千金翼方》中提到"炙甘草汤"主虚劳不足，汗出而闷。脉结，心悸，行动如常，不出百日，危急者十一日死，指出本方病机为因虚而致。金·成无己《注解伤寒论》认为炙甘草汤"益虚补血气而复脉"，强调该方为气血双补之剂；元·朱丹溪《丹溪手镜·悸》提到"有气虚者，由阳明内弱，心下空虚，正气内动，心悸脉代，气血内虚也，宜炙甘草汤补之"，亦说明炙甘草汤多用于脉结或代，自觉心慌厉害，气短者。清·尤在泾《伤寒贯珠集》认为该方"扩建中之制，为阴阳并调之法"，又指出炙甘草汤是阴阳并补之剂。炙甘草，为本方主药，有"补中益气，通经脉，利气血"之功效。配人参和大枣可以补气滋液，使气血生化有源，以复脉之本；和生地、麦门冬、阿胶、胡麻仁等药配伍可以养心血，滋心液，以充脉之体；加桂枝能振奋心阳，配生姜更能温通血脉。汤氏认为，用此辛温助阳之品与甘寒滋阴养血之味相配，能令阳生阴长，阴阳双补，使心悸得安。桂枝辛温走散，为通心阳的要药，不能缺少。《本经疏证》谓："和营、通阳、利水、下气、行瘀、补中、为桂枝六大功效。"沈宝藩认为："桂枝味辛、轻扬上行，本方中麦门冬、生地、阿胶、麻仁，一派阴腻浊重之品，若无桂枝则不能载其上行心经，何以复脉？"正如岳美中老中医所云："必凭借阳药之主动者，以推之挽之而促激之，才能上入于心……使结代之脉去，动悸之症止。"生地黄为玄参科植物地黄的根茎，性味甘、苦、寒，具有清热凉血、养阴生津之功。本品在炙甘草汤中与诸滋阴药配伍，可制约桂枝、生姜之温燥，使温阳不伤血。人参，一名神草，一名人微，一名土精，一名血参，为五加科植物人参的根。最早见于《神农本草经》，其性微温，味甘、微苦。有大补元气，补脾益肺，益气生津，宁心安神之功。本方用人参以益心气、补脾气，以滋气血生化之源。然而在临床上，许多医家都会根据病情的需要，以党参、西洋参或太子参等替代人参。如清代王士雄在《王氏医案绎注》就有对阴虚劳倦的病人用西洋参代替人参之记载；另在赵镰的《医门补要·卷中·补遗方》中亦以西洋参代替人参。大枣味甘，益脾养心。一名干枣，一名美枣，一名良枣。《神农本草经》云：大枣"主安中养脾……补少气、少津液   ……和百药。"本方据此用以益心气、补脾气、以资气血生化之源。另外，中医认为脾胃为后天之本，脾胃之气旺，则一身之气皆旺。故本方将参草枣配伍合用以补脾气、益元气。生姜性味辛温，为姜科多年生草本植物姜的根茎。《本草备要》认为，生姜能行阳分而祛寒发表，宣肺气而解郁调中。本方据此用以解表散寒、温中健胃。按生姜在本方中与它药配伍每有不同作用，兹分述如下：①桂枝、生姜配伍：如《普济方》谓："与桂枝相配，以益正气。"《方剂学》七版教材认为：桂枝、生姜配伍可以"温心阳、通血脉、诸厚味滋腻之品得之则滋而不腻。"总结二药之功用为，一能温阳气，通经脉，鼓舞血行，以促脉续。二能监制生地黄等阴柔之品，使补中有行。②生姜、大枣配伍：如《降雪园古方选注》："使以姜、枣和营卫，则津液悉上供于心肺矣。"胡麻仁《本草备要》载胡麻：能"补肝肾，润五脏，滑肠。"大麻仁能润燥，滑肠。其中大麻仁即作布之麻，俗作火麻。胡麻仁和火麻仁两者均具有滑肠的作用，而胡麻仁，兼有"补肝肾，润五脏"之效。阿胶性味甘、平。《神农本草经》载：阿胶"主心腹内崩，劳极……"《名医别录》亦载阿胶"主虚劳羸瘦，阴气不足……"本方据此用为补阴血不足之品。麦门冬，为百合科多年生草本植物麦门冬的块根。性味甘、微苦、微寒，归心、肺、胃经。《神农本草经》载：麦门冬"主胃络脉绝，羸瘦短气。"《名医别录》载：麦门冬"虚劳、客热……强阴，益精。"总结二书内容，可将本品之功用归纳为清心除烦、养阴润肺、益胃生津。本方据此用以滋心阴、养心血、充血脉。另本方生地黄、麻仁、阿胶、麦门冬相互配伍，可以滋阴养血，对气血俱虚之证最为合宜。本方用酒与水各半煎药，则温行气血，以助通脉，甚至有补虚扶弱之功。清酒配用，一是取其性猛轻捷于上，使通百脉，温行气血效力欲彰；二是有加强温通血脉、祛痰涤浊之功。

现代药理学研究：

生地黄的水提取液有镇静、降压、抗炎作用，其流浸膏有强心、利尿作用，具有增强机体免疫力的功能；麦门冬可以双向调节血糖，提高机体抗缺氧的能力，可增加冠脉血流，抗心律失常及改善心功能；党参能双向调节血压、神经，具有抗缺氧的功能；阿胶为骨胶原组成，水解后为多种氨基酸，补血作用显著，其疗效甚至优于口服补铁药物；炙甘草具有显著的抗心律失常作用。现代实验医学研究发现炙甘草汤的提取物对心肌细胞膜的钠离子通道起抑制作用，减少钙离子内流，增加钾离子外流，阻滞 β-受体激动，抑制交感神经兴奋，抗心律失常作用效同某些西药，改善各种伴随症状有明显优势，能有效降低心腔内异位起搏点的兴奋性，调节心肌细胞的电传导功能，并能抑制心脏重构，双向调节心脏的各种心律失常。

病案举隅：

马某，男，67岁。反复出现心慌胸闷10年，加重伴心烦头晕1周。

2009年9月3日初诊：患者10年来反复出现心慌胸闷，心烦头晕，气短乏力。曾在外院住院，发现心动过缓，做阿托品实验，为阴性，诊断为"病态窦房结综合征"。曾服用阿司匹林、消心痛、氨茶碱等西药对症治疗，病情反复。近1周因劳累诱发反复出现心慌胸闷，伴心烦头晕，气短乏力，失眠。遂来辽宁中医药大学附属医院寻求中医治疗。症见心慌心烦，心胸憋闷，气短，头晕耳鸣，汗出，倦怠乏力，失眠，纳可，口干，小便短少，大便干燥。查体：舌红少津，少苔，脉细弱。心电图提示：窦性心动过缓，48次/分；血压：130/90毫米汞柱。曾建议安装起搏器治疗，患者拒绝。四诊合参，此乃气阴两虚之心悸。患者为老年男性，本身脏气已经衰落，心气不足，则行血无力，阴血不足则心神失养，导致血脉不畅，又因长期工作劳累，心血亏耗，虚热内生加重心失所养，又因心主血脉，主神志，心气不足，行血无力，心血亏虚，故心神不宁，胸闷，失眠。元气不足，故气短、乏力。拟用生脉散合炙甘草汤加减，益气养阴，补心安神。处方：人参20克，麦门冬15克，五味子15克，白术10克，黄芪20克，当归15克，茯神10克，远志15克，炒酸枣仁10克，煅龙骨30克，煅牡蛎30克，龙眼肉10克，山萸肉15克，炙甘草9克。慢火煎取300毫升，100毫升日3次口服。服15剂。

2009年9月18日二诊：服药后，患者劳累后心悸偶有发作，时间较短，心率逐渐升高，但仍自觉神疲，纳可，寐佳，二便调。查体：舌红少津，苔薄，脉细弱。故服原方15剂。

2009年10月3日三诊：服药后，诸症基本消失，纳可，寐佳，二便调。查体：舌淡红，苔薄，脉细。故服用原方10剂，巩固疗效。

按语：患者为老年男性，年老之人脏气衰落，心气不足，则行血无力，阴血不足则心神失养，导致血脉不畅，又因长期工作劳累，心血亏耗，心失所养，因心主血脉，主神志，心气不足，行血无力，阴血亏虚，从而加重血脉运行不畅，故心神不宁，胸闷，失眠。元气不足，故气短、乏力。阴血亏虚，阳不入阴，心神浮动则不寐。舌淡苔薄腻，脉弦细为气阴两亏的表现。本方之意乃益气养阴，补心安神。方中人参大补元气，益肺生津，固脱止汗；麦门冬滋阴润燥，与人参相协，气阴双补，相得益彰；五味子益气生津，敛阴止汗，益气生津；白术、黄芪益气健脾，以资气血生化之源；当归补养心血；龙眼肉补益心脾，养血安神；茯神、远志、炒酸枣仁宁心安神；煅龙骨、煅牡蛎重镇安神定悸；山萸肉益气敛汗；炙甘草补气生血，养心益脾，调和诸药。诸药配伍，共奏益气养阴，补心安神之效。

三、桂枝甘草龙骨牡蛎汤

方剂组成：

桂枝、甘草、龙骨、牡蛎。

方解：

桂枝甘草龙骨牡蛎汤出自东汉末年医学家张仲景的《伤寒杂病论》，而《金匮要略》有桂枝加龙骨牡蛎汤，是在桂枝汤的基础上加龙骨牡蛎而成，病机不一样，病症亦不同。《伤寒论集注》张隐庵曰："火逆者，因火而逆也。逆则阳气上浮，下之则阳气下陷，因加烧针，则阴阳水火之气不和。夫太阳不得少阴之气以和之则烦，少阴不得太阳之气以下交则躁，宜桂枝甘草龙骨牡蛎汤和太阳少阴心肾相交之血气。"《伤寒贯珠集》尤在泾曰："火逆复下，已误复误，又加烧针，火气内迫，心阳内伤，则生烦躁，桂枝甘草以复心阳之气，牡蛎龙骨以安烦乱之神。"桂枝一两（15克）（去皮），甘草二两（30克）（炙），牡蛎二两（30克）（熬），龙骨二两（30克），上四味，以水五升（1000毫升），煮取二升半（500毫升），去滓，温服八合（160毫升左右），每天3剂。主治心悸心烦身躁，胸闷汗出，乏力，或失眠，或精神萎靡，舌淡苔薄，脉虚弱。总之，本方为温补心阳、安神除烦之要剂。临证治疗火气内迫，心阳内伤，导致心神浮越者。

病案举隅：

陈某，女，63岁。心悸，胸闷伴气短自汗1年。

2009年5月26日初诊：患者1年来时觉心悸，胸痛胸闷不舒，气短自汗，动则尤甚，昨日发作时服用速效救心丸，症状无缓解，遂来辽宁中医药大学附属医院就诊。症见心悸不安，心胸憋闷，气短自汗，动则尤甚，面色苍白，畏寒肢冷，查体：形寒肢冷，舌淡苔白，脉沉细无力。心电图示ST-T改变。此乃心阳不振之心悸。患者为老年女性，年高脏气衰落，心阳虚衰，温运无力，虚寒内生，鼓动无力，心动失常则为悸。并且胸阳不振，阳虚则寒凝，寒凝则经脉血不通，则心悸胸闷气短。心阳虚衰，卫外不固，则自汗。拟用桂枝甘草龙骨牡蛎汤加减，温补心阳，安神定悸。处方：桂枝 15 克，炙甘草 10 克，党参 30 克，黄芪 30 克，制附子 5 克，麦门冬 15 克，枸杞 20 克，当归 20 克，远志 15 克，炒酸枣仁 10 克，生龙骨 20 克，生牡蛎 20 克。慢火煎取 300 毫升，100 毫升每天 3 次口服，服 15 剂。

2009 年 6 月 10 日二诊：服药后，患者心悸心慌，气短，心胸憋闷，面色苍白的症状有所好转。纳可，但自汗。查体：舌淡，苔薄，脉沉细无力。故以原方中生龙骨、生牡蛎改为煅龙骨、煅牡蛎，再加山萸肉以敛汗。处方：原方去生龙骨、生牡蛎，加煅龙骨 20 克，煅牡蛎 20 克，山萸肉 15 克。服法同上。服 15 剂。

2009 年 6 月 25 日三诊：服药后，诸症基本消失，患者心悸心慌，气短自汗，胸闷胸痛，面色苍白，形寒肢冷的症状明显好转，二便调。查体：舌淡红，苔薄，脉细。故再用原方 15 剂，巩固疗效。

按语：患者为老年女性，年高脏气衰落，心阳虚衰，温运无力，虚寒内生，鼓动无力，心动失常则为悸。并且胸阳不振，阳虚则寒凝，寒凝则经脉血不通，则心悸胸闷气短。心阳虚衰，卫外不固，则自汗。本方之意乃温补心阳，安神定悸。方中桂子、制附子温振心阳。党参、黄芪益气助阳。麦门冬、枸杞滋阴，取"阳得阴助而生化无穷"之意。远志、炒酸枣仁宁心安神。当归补养心血。生龙骨、生牡蛎重镇安神。因后仍有自汗而改用煅龙骨、煅牡蛎重在收敛止汗。山萸肉益气敛汗。炙甘草补气生血，养心益脾，调和诸药。诸药配伍，温补心阳，安神定悸，宁心安神，使阳气生，温运有力，则虚寒去，血运通畅。

四、苓桂术甘汤

方剂组成：

茯苓、桂枝、白术、炙甘草。

方解：

本方由张仲景所创，出自《伤寒杂病论》。《灵枢》谓："心包络之脉动则病胸胁支满者，谓痰饮积于心包，其病则必若是也。目眩者，痰饮阻其胸中之阳，不能布精于上也。茯苓淡渗，逐饮出下窍，因利而去，故用以为君。桂枝通阳输水走皮毛，从汗而解，故以为臣。白术燥湿，佐茯苓消痰以除支满。甘草补中，佐桂枝建土以制水邪也。"中焦阳气不足，脾阳不足，健运失职，则湿滞而为痰为饮。而痰饮随气升降，无处不到，停于胸胁，则见胸胁支满；阻滞中焦，清阳不升，则见头晕目眩；上凌心肺，则致心悸、短气而咳；舌苔白滑、脉沉滑或沉紧皆为痰饮内停之证。方中立茯苓为君药，是识透了茯苓的药效特性。此药是由千年古松之灵气所结，有益脾助阳，淡渗利窍，除湿化痰，降浊生新之功。能入手太阴、足太阳、少阳等经气分，有浮升下降之力。入手太阴，补肺气，清肺热，养肺阴而化肺中浊痰；入手少阴，补心气，温心阳，育心阴，安心神，除惊悸，止心汗。又是去心下水饮的要药。入阳明胃腑，能温暖脾胃，振奋升降之机能，育养脾胃之阴液。其淡渗利湿之功，与甘温化阳之力，能把胃脘部（即心下）的痰饮水邪化为温暖水液，在脾气的升清，肺气的肃降，三焦的气化等作用下，下输膀胱，经膀胱的气化，将胞中陈旧积垢和湿热排出体外。此药入肝肾，能温补肝肾之阳气，又能助元阳化肾中阴水以滋肝木。此药与杜仲相伍是补肝肾的妙药。方中立桂枝为臣药，因桂枝的甘温化阳之力，能升能降，能阴能阳的双向作用，及温阳化气，温通血脉，调和气血等功效，在方中起主导作用。桂枝又是太阳经散寒解表的主药，它深入太阳经，开发腠理，去除表邪，振奋阳气，使经脉温顺调和。太阳经的温通，对督脉有振奋的作用，因足太阳经行于督脉之旁，督脉又为阳经之主。而五脏六腑在后背各开出的俞穴，都立于督脉两侧，故督脉经气旺盛，能温通十二背俞，十二背俞各自向其脏腑传导温和之阳气，这对茯苓、白术、甘草运化痰饮湿邪，健补脾胃都非常有力。所以茯苓、白术离开桂枝的辛甘温热之力和能升能降，能阴能阳的双向作用，则力显单薄而不足；合入桂枝，则力如蛟龙入海。桂枝和茯苓虽都具升降功能和甘温之性，但茯苓不论多用还是少用，其浮降甘温之力远不如桂枝，其淡渗利水降浊之力则远远超出桂枝。而桂枝少用能升，中用能降，重用入肾补元阳和命门之火，误用则多烦多燥。用之得当，外能解肌祛寒，内能化气调和阴阳，是开腠理，调和营卫，温阳化气，温通血脉，温补脾胃的妙药。白术为方中臣药，借其苦能燥湿，甘温能温补脾胃，又能温通中州血脉，运化痰饮水湿，此药具土德最厚，能与金、木、水、火四脏交媾。与凉润药相伍，能补润肺脏；与升散药相伍，能补肝气，同镇静安神药相伍，能安心神，养心气；与滋阴药相伍，则能补益肾中精血。故是生养金、木、水、火的妙药。甘草在方中为使药，以其甘缓之力制茯苓淡渗不过，以其清泻之力缓桂枝的辛温之热，以升浮施降之功缓解白术的壅滞之性。故使者，外交也。经其使达，三药温顺平和，共尽相生相益去病康体之职。所以选甘草为使是明识也。因此药是众药使主，又能协调诸药，解百药毒。四味药配伍，温阳化饮，健脾利湿。

现代药理：

苓桂术甘汤组成成分大多有抗炎、抗肿瘤以及调节免疫的作用。目前关于苓桂术甘汤的药理机制研究主要涵盖 β 淀粉样蛋白（Aβ）清除与抗神经炎症、调控脂质代谢和胰岛素抵抗、保护心肌细胞以及调节水液代谢。苓桂术甘汤可以通过调节 Aβ 关键转运蛋白的表达，包括低密度脂蛋白受体相关蛋白 -1 和晚期糖基化终末产物受体，促进 Aβ 清除，并且可以通过抑制小胶质细胞分泌白细胞介素（IL）-1β，IL-6 和肿瘤坏死因子 -α

（TNF-α）等促炎因子减轻神经细胞炎症。该方还可通过调控脂联素、胰岛素和瘦素水平影响脂质代谢和胰岛素抵抗，进而对代谢综合征和非酒精性脂肪性肝病产生治疗作用。苓桂术甘汤对心肌细胞的保护机制主要涉及抑制核转录因子-κB（NF-κB）信号通路过度激活、上调 Smad7 蛋白表达和下调 Smad3 蛋白表达、调节 NF-κB 抑制蛋白激酶（IKK）/NF-κB 抑制蛋白（IκB）/NF-κB 信号通路抑制炎症因子产生以及下调半胱氨酸蛋白酶（Caspase）-3 和 Caspase-8 的表达。此外，苓桂术甘汤还可调控水通道蛋白以影响机体水液代谢。此外，该方还具有显著的抗氧化作用。中药复方与中医疾病证候的网络调节密切相关，借助以"疾病-靶点-药物"为特征的网络药理学完善"病-证-方"的研究，有助于阐释脾虚饮停证的科学内涵以及温脾化饮法的生物学机制。

病案举隅：

马某，女，70 岁。心慌胸闷气短 3 年，伴双下肢水肿 1 周。

2009 年 9 月 7 日初诊：患者 3 年来反复出现心慌，胸闷气短，头晕头胀。既往有高血压，冠心病史。曾服用阿司匹林、消心痛等西药对症治疗，病情反复。近 1 周前因偶感风寒，自觉心慌、胸闷气短症状加重，伴头晕头胀，劳累后加重，遂今日来辽宁中医药大学附属医院寻求中医诊治。症见心慌心烦，心胸憋闷，气短自汗，纳少痞满，渴不欲饮，形寒肢冷，面色淡白，倦怠乏力，寐不佳，小便短少，双下肢水肿，大便正常。查体：舌淡胖，脉沉细而滑；血压：170/110 毫米汞柱；心电图示 ST-T 改变。此乃水饮凌心之心悸。该患者素来体质虚弱，而且平时过度劳累，导致脾肾阳虚，肾阳虚衰，血脉瘀滞，心神失养。脾胃虚弱，则不能运化气血，血脉凝滞，导致血脉运行不畅。脾失健运，则痰湿内生，从而导致水饮内停，上凌于心，扰乱心神，故发为心悸。拟用苓桂术甘汤加减，取其温运脾阳，渗湿化饮之功，用以振奋心阳，健脾益气，消逐痰湿。处方：茯苓 20 克，泽泻 20 克，猪苓 20 克，车前子 15 克，桂枝 10 克，人参 15 克，白术 15 克，远志 15 克，黄芪 20 克，当归 15 克，炒酸枣仁 20 克，陈皮 10 克，川芎 9 克，丹参 20 克，葶苈子 20 克，益母草 20 克，炙甘草 6 克，生姜 5 片。慢火煎取 300 毫升，100 毫升每天 3 次口服。服 15 剂。

2009 年 9 月 22 日二诊：服药后，患者偶有心悸心慌，纳尚可，小便明显增多，但睡眠不佳，自汗。查体：舌淡，脉沉细。故以原方加煅龙骨、煅牡蛎、浮小麦重镇安神，益气敛汗。处方：原方加煅龙骨 30 克，煅牡蛎 30 克，浮小麦 15 克。煎服法同上。服 15 剂。

2009 年 10 月 7 日三诊：服方后，患者心慌，心烦，胸闷气短，自汗的症状明显好转，纳可，二便调。查体：舌淡，脉细。故再服用原方 15 剂，巩固疗效。

按语：该患者为老年女性，素来体质虚弱，而且平时因过度劳累，导致脾肾阳虚，肾阳虚衰，血脉瘀滞，心神失养。脾胃虚弱，则不能运化气血，血脉凝留，导致血脉运行不畅。脾失健运，则痰湿内生，从而导致水饮内停，上凌于心，扰乱心神，故发为心悸。

故用苓桂术甘汤加减，取其温运脾阳，渗湿化饮之功，用以振奋心阳，健脾益气，消逐痰湿。方中茯苓渗湿健脾，祛痰化饮，使水饮从小便而出。桂枝温阳化气，布化津液，并平冲降逆，协茯苓以加强化饮利水之力。白术健脾燥湿，助运化以杜绝痰饮生成之源。泽泻、猪苓、车前子淡渗利水。益母草、葶苈子利水消肿。人参、白术、黄芪健脾益气助阳。远志、茯神、炒枣仁宁心安神。陈皮、生姜和胃降逆。丹参、川芎活血化瘀。当归养血活血。煅龙骨、煅牡蛎重镇安神定悸。浮小麦益气固表止汗。炙甘草补脾益气，兼和诸药。诸药配伍，共奏温运脾阳，渗湿化饮之功，用以振奋心阳，健脾益气，消逐痰湿，服药后小便增多，乃邪从小便而去。

五、麻黄附子细辛汤

方剂组成：

麻黄、附子、细辛。

方解：

麻黄附子细辛汤是用麻黄二两、细辛二两、附子一枚，以上三味药，煮取三升所得到的。方中主要是治素体阳虚，外感风寒。麻黄可以发汗解表，附子温经助阳，以鼓邪外出，两药相合温经散寒，而恢复阳气，故为主药。辅以细辛，外解太阳之表，内散双阴之寒，既能助麻黄发汗解表，又助附子温经散寒。三药合用可以补散兼施，既可以使外感寒邪从表散，又能够固护真阳，使里寒为之驱逐，故作助阳解表之功。麻黄附子细辛汤治少阴病始得之，反发热脉沉，二三日无里证者。太阳证发热，脉当浮，今反沉；少阴证脉沉，当无热，故曰反也。热为邪在表，当汗，脉沉属阴，又当温，故以附子温少阴之经，以麻黄散太阳之寒而发汗，以细辛肾经表药，联属其间，是汗剂之重者。柯琴曰：少阴主里，应无表证，病发于阴，应有表寒，今少阴始受寒邪而反发热，是有少阴之里，而兼有太阳之表也，太阳之表脉应不沉，今脉沉者，是有太阳之证而见少阴之脉也，故身虽热而脉则沉也，所以太阳病而脉反沉，便用四逆以急救其里，此少阴病而表反热，便于表剂中加附子以预固其里，夫发热无汗，太阳之表不得不开，沉为在里，少阴之枢又不得不固，设用麻黄开腠理，细辛散浮热，而无附子以固元阳，则少阴之津液越出太阳之微阳外亡，去生便远，唯附子与麻黄并用，则寒邪虽散而阳不亡，此里病及表，脉沉而当发汗者，与病在表，脉浮而发汗者径庭也，若表微热，则受寒亦轻，故以甘草易细辛而微发其汗，甘以缓之，与辛以散之者，又少间矣。

方剂中各药物的现代药理：麻黄附子细辛汤具有抗炎、抗过敏、抗氧化的作用，可灵活用于过敏性支气管炎、慢性支气管炎、脊髓空洞病、过敏性鼻炎、百日咳、无汗症、低血压、重症肌无力、疲劳综合征、心动过缓、坐骨神经痛、压痛等病，但须注意，辨证属外寒里饮者，凡证见发热或不发热、恶寒倦怠、脉沉细或浮紧等均可运用麻黄附子细辛汤。

病案举隅：

韩某，女，72 岁。胸闷心慌反复发作 7 年，加重 1 天。

2010 年 12 月 3 日初诊：该患者 7 年前无明显诱因出现胸闷心慌，时作时止，遂就诊于辽宁省人民医院，行冠脉造影后植入药物支架一枚（具体不详），经查诊为"冠心病、病窦综合征"，建议安置永久起搏器，但患者拒绝，经住院治疗后，上症缓解后出院。出院后上症时有反复发作，多次于多家医院行门诊及住院治疗，平素于家中规律口服阿司匹林、波立维、氨茶碱片、康欣等药物治疗。1 天前患者因劳累后上症加重，伴气短乏力，含服硝酸甘油 10 毫克后上症缓解，今为求系统诊治，遂寻求王教授诊疗。症见：胸闷心慌，时作时止，遇劳后加重，气短乏力，汗出，肢冷畏寒，纳呆，寐尚可，二便可。上个月某日曾有过一过性黑蒙。查体：血压：130/70 毫米汞柱；心率：40 次 / 分；形体适中，舌质暗，苔白，脉沉细。心电图示：窦性心动过缓，ST-T 改变。心脏彩超示：主动脉硬化改变，左室舒张期顺应性降低。24 小时动态心电图示：窦性心动过缓，窦性停搏，24 小时窦性心律最快 82 次 / 分，最慢心率 34 次 / 分，平均心率 51 次 / 分，其最慢心率白天、夜晚均可见到。（建议患者安装心脏起搏器，患者拒绝。）中医诊断：胸痹心痛（气虚血瘀、心阳不振）。西医诊断：冠心病，不稳定型心绞痛，心律失常，病态窦房结综合征。故用麻黄附子细辛汤加减，治以温补阳气、益气活血为主。处方：麻黄 10 克，制附子 5 克（先煎），细辛 3 克，桂枝 5 克，党参 30 克，白术 20 克，丹参 20 克，益母草 20 克，鸡血藤 20 克，当归 15 克，桃仁 20 克，红花 20 克，麦门冬 15 克，女贞子 15 克，墨旱莲 15 克，合欢皮 15 克，夜交藤 15 克，炙甘草 10 克。慢火煎取 300 毫升，100 毫升每日 3 次口服，服 15 剂。

2010 年 12 月 18 日二诊：服药后，患者自觉胸闷心慌，气短乏力的症状明显改善，畏寒轻，纳可，睡眠质量明显提高，二便尚可。查体：血压：130/75 毫米汞柱；心率：52 次 / 分；舌质暗，苔白，脉沉细。患者诸症好转，尤其畏寒减轻，说明阳气渐复。效不更方，继续服用原方 10 剂。处方：原方。服法同上。服 10 剂。

2011 年 1 月 2 日三诊：服药后，诸症基本消失。查体：血压：120/75 毫米汞柱；心率：67 次 / 分；舌暗，苔白，脉细。24 小时动态心电图示：窦性停搏消失，ST-T 改变，24 小时窦性心律最快 132 次 / 分，最慢心率 46 次 / 分，平均心率 63 次 / 分，故继续服用原方 10 剂以巩固疗效。

随访 1 个月，诸症基本消失，患者遵医嘱坚持调畅情志，坚持锻炼，低盐低脂饮食，病情基本稳定。

按语：此乃气虚血瘀、心阳不振之胸痹。（患者为老年女性，胸闷心慌反复发作 7 年，加重 1 天。一个月前曾有过一过性黑矇，心电图示：窦性心动过缓，ST-T 改变。建议患者安置心脏起搏器，但患者要求中医治疗而拒绝。）如《金匮要略·胸痹心痛短气病脉证治》中的"阳微阴弦"是对胸痹心痛病因病机的高度概括，"阳微"即是本虚，"阴弦"即是标实。仲景认为胸痹是由于内虚致阴邪干犯，"阳微"指"上焦阳虚"，即指心、脾、肾之阳气虚。"阴弦"是阴邪之盛，即指寒邪、痰饮、瘀血等一类病邪干犯的病因。患者属老年人，素体阳虚，心阳不振，气机痹阻，气虚则无以行血，血液运行不畅，而袭阳位，导致机体本虚逐渐加重，心脉阻滞，发为胸痹。心气不足，鼓动无力，心律失常，则心慌。阳气虚衰，故见气短乏力、畏寒肢冷。病位在心，属本虚标实之证。故用麻黄附子细辛汤加减，本方之意乃温补阳气、益气活血。方中麻黄、制附子、细辛温阳复脉而为君药。党参、白术益气助阳、健脾；丹参、益母草、鸡血藤、当归、桃仁、红花活血化瘀；麦门冬、女贞子、墨旱莲以滋阴（温阳药中掺入益阴之品，作用有二，其一调节阴阳，防止阴阳互损；其二因遵张景岳"善补阳者，必阴中求阳，则阳得阴助而生化无穷"之训）。合欢皮、夜交藤养心安神，共为臣药。佐以桂枝，温通血脉，《本草思辨录》云："桂枝所优为在温通经脉。"炙甘草补气生血，养心益脾，调和诸药。诸药配伍，共奏益气活血、温补心阳之功效，通补兼用，以通为补，使正气足，邪去而脉道通畅。患者又遵医嘱而坚持锻炼，饮食节制，心情舒畅等，则病情更为稳定。

第五章 不寐验方

不寐，亦称失眠，是以经常不能获得正常睡眠为特征的一类病证。主要表现为睡眠时间、深度的不足，轻者入睡困难，或寐而不酣，时寐时醒，或醒后不能再寐；重则彻夜不寐，影响人们的正常工作、生活、学习和健康。《类证治裁·不寐》："阳气自动而之静，则寐；阴气自静而之动，则寤；不寐者，病在阳不交阴也。"本病多为情志所伤、饮食不节、劳逸失调、久病体虚等因素引起脏腑机能紊乱，气血失和，阴阳失调，阳不入阴而发病。病位主要在心，涉及肝胆脾胃肾，病性有虚有实，且虚多实少。治疗以补虚泻实，调整脏腑阴阳为原则。

第一节 不寐的中医病名浅析

不寐，病证名。睡眠时经常不易入眠，或睡眠短浅易醒，甚至整夜不能入眠。出自《难经·第四十六难》。《黄帝内经》有夜不瞑（见《灵枢·营卫生会》）、目不瞑（见《灵枢·大惑论》）等名称，无不寐的病证名称。其不得卧有两种含义：一种含义是指由于其他病证的直接影响，如咳喘、呕吐、腹满等，使人不得安卧。如《素问·病能论篇》云："人之不得偃卧者何也？歧伯曰。肺者，脏之盖也，肺气盛则脉大，脉大则不得偃卧。"在《素问·厥论篇》中云："……腹满䐜胀，后不利，不欲食，食则呕，不得卧。"癫疾欲走呼，腹满不得卧，面赤而热，妄见而妄言。在《素问·评热病论篇》云："诸水病者，故不得卧，卧则惊，惊则咳甚也。"另一种含义是指气血阴阳失其调和，使人不能入寐。如《素问·病能论篇》中说："人有卧而有所不安者，何也……脏有所伤及，精有所之寄，则安，故人不能悬其病也。即指脏腑有所损伤，阴精有所偏倚，阴阳不和，则夜寐不安。"《灵枢·邪客》篇云"夫邪气之客人也，故令人目不瞑，不卧出者，何气使然？"伯高曰：五谷入于胃也。其糟粕、津液、宗气分为三隧。故宗气积于胸中，出于喉咙，以贯心脉而行呼吸焉。营气者，泌其津液，注之于脉，化以为血，以荣四末，内注五脏六腑，以应刻数焉。卫气者，出其悍气之栗疾，而先行于四末，分肉，皮肤之间而不休者也。昼日行于阳，夜行于阴，带从足少阴之分，间行于五脏六腑，今厥气客于五脏六腑，则卫气独卫其外，行于阳，不得入于阴。行于阳则阳气盛，阳气盛则阳跻陷，不得入于阴，阴虚，故目不瞑。"指出夜间目不瞑是由于邪气客于脏腑，卫气不能入阴所致。《素问·逆调论篇》记载："胃不和则卧不安"是指，阳明逆不得从其道，逆气不得卧，而息有音者。《灵枢·邪客》篇列半夏汤以治之，即："补其不足，泻其有余，调其虚实，以通其道而去其邪……阴阳已通，其卧立至……此所谓决渎壅塞，经络大通，阴阳和得者也。"后世医家延伸了它的涵义，认为不仅逆气不得卧而息有音者属之，凡因脾胃不和，痰湿、食滞内扰以致寐寝不安均属之。自《黄帝内经》之后，医家论述本证大多将此两种涵义混杂而谈，从不同的角度论述了本证的病因病机及其治疗。《难经·第四十六难》最早提出不寐这一病名，并就老年人不寐的病机作了恰当的论述："老年人血气衰，肌肉不滑，荣卫之道涩，故昼日不能精，夜不得寐也。"故知老年人不得寐也。此释与《灵枢·营卫生会》关于老年人夜不瞑的病机分析一致。《金匮要略》称本证为不得眠，不得卧。《血痹虚劳病篇》中："虚劳虚烦不得眠，酸枣仁汤主之。"《诸病源候论·虚劳病诸候》认为其病机："大病之后，脏腑尚虚，荣卫未和，故生于冷热。阴气虚，卫气独行于阳，不入于阴，故不得眠。"《证治要诀·不寐》认为不寐有两种："有病后虚弱，及年高人阳衰不寐，有痰在胆经，神不归舍，亦令不寐……大抵惊悸健忘，怔忡、失志、不寐、心风，皆是胆涎沃心，以致心气不足，若用凉心之剂太过，则心火愈微，痰涎愈盛，病愈不减，唯当以理痰气为第一义。"指出了虚实两种病机的主要特点。《古今医统大全·不得卧》较为详细地分析了不寐的病因病机，如痰火扰乱，心神不宁，思虑过伤，火炽痰郁，而致不眠者多矣。有因肾水不足，真阴不升而心阳独亢，亦不得眠。有脾倦火郁，夜卧遂不疏散，每至五更随气上升而发躁，便不成寐，此宜快脾发郁，清痰抑火之法也。并对临床表现及其治疗作了较为详细的论述。张景岳在前人经验的基础上，较全面地归纳和总结了不寐的病因病机及其辨证施治方法。《景岳全书·不寐》将本证分为有邪与无邪两种情况，认为"有邪者多实证。无邪者多虚证，无邪是指思虑劳倦惊恐忧疑，及别无所累而常多不寐者，总属真阴精血之不足，阴阳不交，而神有不安其室耳。有邪者又分外邪、内邪。凡如伤寒、伤风、疟疾之不寐者，此皆外邪深入之扰也，如痰如火，如寒气水气，如饮食忿怒之不寐者，此皆内邪滞逆之扰也。此外还有，饮浓茶则不寐，心有事亦不寐者，以心气之被伐也。不寐的病机，无论有邪无邪，均可以。寐本乎阴，神其主也，神安则寐，神不安则不寐。其所以不安者，一由邪气之扰，一由营气之不足耳。概述之，本书在辨证论治方面也作了比较全面的论述。在《不寐·论治》中指出："无邪而不寐者……宜以养营气为主治……即有微痰微火皆不必顾，只宜培养气血，血气复则诸证自退，若兼顾而杂治之，则十曝一寒，病必难愈，渐至元神俱竭而不可救者有矣。有邪而不寐者，去其邪而神自安也……仍当于各门求法治之。"《景岳全书·不寐》篇为人们认识本证起了承前启后的作用。《医宗必读·不得卧》将不寐的病因概括为五个方面。一曰气虚，一曰阴虚，一曰痰滞，一曰水停，一曰胃不和。《症因脉治·不得卧》对心血虚与心气虚所致的不得卧，从症，因，脉、治等方面作了细致的描述。如："心血虚不得卧之症，心烦躁乱，夜卧惊起，口躁舌干，五心烦热……心血虚不得卧之因，曲运神机，心血耗尽，阳火旺于阴中，则神明内扰，而心神不宁，不得卧之症作矣……心血虚不得卧之脉，左寸细数，沉按多疾，若见钩洪，心火旺极，肝脉若数，木火通明，尺脉若数，水竭火盛。"心血虚不得卧之治，阴虚则阳必旺，故心血不足，皆是火症，宜壮水之主，以制阳光。治宜滋阴降火，用归芍天地煎、黄连安神丸，虚人，天王补心丹。《医效秘传·不得眠》认为不寐的主要病机是夜以阴为主，阴气盛则目闭而安卧，若阴虚为阳所胜，则终夜烦扰而不眠也。心藏神，大汗后则阳气虚，故不眠。心主血，大下后则阴气弱，故不眠。热病邪热盛，神不清，故不眠。新瘥后，阴气未复，故不眠。若汗出鼻干而不得眠者，又为邪入表也。

第二节　不寐的病因病机认识

一、病因

1. 情志失常

喜怒哀乐等情志过极均可导致脏腑功能失调，而发生不寐病证。或由情志不遂，肝气郁结，肝郁化火，邪火扰动心神，心神不安而不寐。或由五志过极，心火内炽，扰动心神而不寐。或由喜笑无度，心神激动，神魂不安而不寐；或由暴受惊恐，导致心虚胆怯，神魂不安，夜不能寐。

2. 饮食不节

暴饮暴食，宿食停滞，脾胃受损，酿生痰热，壅遏于中，痰热上扰，胃气失和，可致失眠。此外，浓茶、咖啡、酒之类饮料也是造成不寐的因素。

3. 劳逸失调

劳倦太过则伤脾，过逸少动亦致脾虚气弱，运化不健，气血生化无源，不能上奉于心，而致心神失养而失眠。或因思虑过度，伤及心脾，心伤则阴血暗耗，神不守舍；脾伤则食少，纳呆，生化之源不足，营血亏虚，心失所养，而致心神不安。

4. 病后体虚

久病血虚，年迈血少，引起心血不足，心失所养，心神不安而不寐。正如《景岳全书·不寐》所说："无邪而不寐者，必营气之不足也，营主血，血虚则无以养心，心虚则神不守舍。"亦可因年迈体虚，阴阳亏虚而致不寐。

二、病机

不寐的病位主要在心，与肝、脾、肾有关。基本病机为阳盛阴衰，阴阳失交。一为阴虚不能纳阳，一为阳盛不得入于阴。病理性质有虚实两面，肝郁化火、痰热内扰，心神不安为实；心脾两虚、心胆气虚、心肾不交，心神失养为虚，但久病可表现为虚实兼夹，或为瘀血所致。临床应辨别虚实。虚证多因阴血亏损、中气不足或心脾两虚所致。因阴血不足，心失所养者，常兼虚火偏亢，证见心烦失眠，头晕耳鸣，甚则五心烦热，多汗、口干、舌红、脉细数，治宜滋阴养血为主，火亢则兼降心火，方用酸枣仁汤、补心丹、朱砂安神丸等。中气虚弱者，证见失眠，神疲乏力，食欲减退，以补气为主，方用六君子汤、补中益气汤加减。心脾两虚者，证见多梦易醒，心悸健忘，饮食减少，面色少华，舌淡，脉细，治宜补益心脾，方用归脾汤、寿脾煎等。因胆虚所致者，详见胆虚不眠条。实证不寐，有外感时邪和内邪滞逆之不同。外感时邪者，有表热不得卧、里热不得卧、半表半里热不得卧、血热不得卧、气热不得卧、余热不得卧、虚烦不得卧等。各详该条，内邪滞逆者，有痰浊内阻、水气凌心、肝火、胆火、胃中不和数种。痰浊内阻者，症见不寐，呕恶胸闷，苔腻脉滑，治以化痰为主，用温胆汤加减。水气凌心者，症见不寐而心下动悸，胸中漉漉有声，治宜逐饮祛湿，用平胃散、控涎丹等方。肝火、胆火、胃中不和者，详见肝火不得卧、胆火不得卧、胃不和卧不安等条。

第三节　辨证分型与治疗

1. 肝火扰心

证候：不寐多梦，甚则彻夜不眠，急躁易怒，伴头晕头胀，目赤耳鸣，口干而苦，不思饮食，便秘溲赤，舌红苔黄，脉弦而数。

治法：疏肝泻火，镇心安神。

方药：龙胆泻肝汤加减。

常用药：龙胆草、黄芩、栀子、泽泻、车前子、当归、生地黄、柴胡、甘草、生龙骨、生牡蛎、灵磁石。

2. 痰热扰心

证候：心烦不寐，胸闷脘痞，泛恶嗳气，伴口苦，头重，目眩，舌偏红，苔黄腻，脉滑数。

治法：清化痰热，和中安神。

方药：黄连温胆汤加减。

常用药：半夏、陈皮、茯苓、枳实、黄连、竹茹、龙齿、珍珠母、磁石。

3. 心脾两虚

证候：不易入睡，多梦易醒，心悸健忘，神疲食少，伴头晕目眩，四肢倦怠，腹胀便溏，面色少华，舌淡苔薄，脉细无力。

治法：补益心脾，养血安神。

方药：归脾汤加减。

常用药：人参、白术、甘草、当归、黄芪、远志、酸枣仁、茯神、龙眼肉、木香。

4. 心肾不交

证候：心烦不寐，入睡困难，心悸多梦，伴头晕耳鸣，腰膝酸软，潮热盗汗，五心烦热，咽干少津，男子遗精，女子月经不调，舌红少苔，脉细数。

治法：滋阴降火，交通心肾。

方药：六味地黄丸合交泰丸加减。

常用药：熟地黄、山萸肉、山药、泽泻、茯苓、丹皮、黄连、肉桂。

5. 心胆气虚

证候：虚烦不寐，触事易惊，终日惕惕，胆怯心悸，伴气短自汗，倦怠乏力，舌淡，脉弦细。

治法：益气镇惊，安神定志。

方药：安神定志丸合酸枣仁汤加减。

常用药：人参、茯苓、甘草、茯神、远志、龙齿、石菖蒲、川芎、酸枣仁、知母。

第四节　经方解析

一、酸枣仁汤

方剂组成：

酸枣仁、川芎、栀子、甘草、茯苓。

方解：

酸枣仁汤首载于《金匮要略·血痹虚劳病脉证并治第六》："虚劳虚烦不得眠，酸枣仁汤主之。"东汉张仲景在《黄帝内经》和《难经》的基础上有所发挥，将"虚"与"劳"合称，创立"虚劳"病名，且在《金匮要略·血痹虚劳病》篇首次立名为虚劳病，是最早系统论述此病的专篇。从原文描述的"虚劳"考证其拟方初衷，认为"虚劳"是因劳致虚而致病。"虚"指人体气血阴阳消耗不复，"劳"指动作过极或人体脏腑器官过用造成的伤害。仲景在《伤寒杂病论·伤寒卒病论集》中写道："余宗族素多，向余二百。建安纪年以来，犹未十稔，其死亡者三分有二，伤寒十居其七。"结合仲景的生平年代，东汉末年是中国历史上一个极为动荡的时期，战乱频频，瘟疫流行，百姓流离失所，民生凋敝。战乱频发而至精神焦虑不安，再加之流离失所，饮食失调，气血不足，因劳致虚而致病者众，所以治疗以肝阴血不足为主要矛盾的失眠是酸枣仁汤的拟方初衷。《黄帝内经·素问·本病论》中载："人或恚怒，气逆上而不下，即伤肝也。"也证实此观点。方中重用酸枣仁为君，以其甘酸质润，入心、肝之经，养血补肝，宁心安神。茯苓宁心安神；知母苦寒质润，滋阴润燥，清热除烦，共为臣药。与君药相伍，以助安神除烦之功。佐以川芎之辛散，调肝血而疏肝气，与大量之酸枣仁相伍，辛散与酸收并用，补血与行血结合，具有养血调肝之妙。甘草和中缓急，调和诸药为使。酸枣仁汤所治疗的虚烦失眠，均是由于肝血不足，虚热内扰导致。其病位在肝，肝藏血，血舍魂；心藏神，血养心。肝血不足则魂不守舍，导致心神失养，加之阴虚生内热，虚热内扰，故心悸不安。

现代药理学研究：

酸枣仁汤能对正常人的入睡度、熟睡度及觉醒爽快感等综合判定指标产生有利影响，其机制可能与 c-fos，c-jun 表达及升高脑内啡肽有关。酸枣仁汤对老年失眠证的治疗有明显效果，其可能是通过减少脑内氨基酸毒性、下调大脑皮质及海马部位 GABAAR α1 和 γ2 亚单位的表达而实现。进一步研究发现酸枣仁汤能提高中枢神经系统内重要的神经递质 NO 与其合成限速酶 NOS 的含量，表明其具有扩张毛细血管、增大血脑屏障通透性的作用，进而增强对脑组织的作用，最终改善机体免疫作用对镇静催眠起协同作用。相关研究表明，酸枣仁挥发油中的反 -9- 十八碳烯酸甲酯、棕榈酸甲酯、顺 -11- 二十碳烯酸甲酯、硬脂酸甲酯、花生酸甲酯及二十二烷酸甲酯可在体内酰化转化成内源性睡眠诱导物油酰胺（OLA），进而改善慢波睡眠，诱导生理性睡眠。

病案举隅 1：

庄某，女，48 岁。失眠半年，加重 1 个月。

2018 年 11 月 12 日初诊：患者自述失眠半年，入睡困难，多梦易醒，醒后难以再入睡，每晚最多可睡 4 小时，平日自觉神疲乏力，腰酸，停经 4 个月，偶尔潮热，情绪良好，食欲可，大小便正常，曾服用多种中西药物，症状时好时坏。近 1 个月失眠加重，每晚入睡 2～3 小时，入睡困难，多梦易醒，醒后难以入睡。现症见：失眠，面色无华，头晕心慌，腰酸，纳尚可，二便正常。舌暗红，苔薄白，边有齿痕，脉象沉细弦。中医诊断：不寐（肝血不足，心神失养证）。当予补益肝肾、养血安神、清热除烦。方用酸枣仁汤加减。处方：酸枣仁 30 克，川芎 15 克，知母 10 克，炙甘草 8 克，茯苓 20 克，丹参 20 克，合欢皮 15 克，制远志 15 克，太子参 15 克，玄参 10 克，醋龟板 15 克，珍珠母 30 克（先煎）。共 5 剂，以水煎服，分两次服，嘱睡前服。

2018 年 11 月 18 日二诊：患者服药后睡眠较前安稳，梦减少，腰酸好转，一夜可连续睡 4～5 小时，神疲乏力及头晕心慌也有减轻，服药后月经来潮，行经 3 天，量少，无血块，偶有潮热，情绪可，胃纳可，二便调，舌暗红，苔薄白，脉沉弦细。效不更方，去龟甲、太子参，加用黄芪 25 克，党参 15 克，再服 14 剂。

2018 年 12 月 1 日三诊：服药后夜间能睡 7 个小时，多梦、腰酸、心悸缓解，偶有少许头晕，无潮热。口干不苦，情绪可，二便正常。舌暗红，苔白，边有齿痕，脉弦滑。药用：炒酸枣仁 20 克，川芎 15 克，甘草片 9 克，丹参 30 克，合欢皮 15 克，麦门冬 15 克，党参片 15 克，珍珠母 30 克，熟地黄 20 克，当归 20 克，葛根 30 克。7 剂。

1 个月后随访，患者夜卧安，体力恢复，头晕缓解，精神好，疾病基本痊愈。

按语：肝主疏泄，调节全身气机。情志舒畅与肝的疏泄功能正常与否关系密切。在生活中，情志的异常如烦躁、生气、不安等都非常容易导致不寐的发生。《黄帝内经》中提到："夜卧而血归于肝，肝血充则寐。"又有《病因脉证》云："肝火不得卧之因，或恼怒伤肝，肝气怫郁，或尽力谋虑，肝血伤，肝藏血，阳火扰动血室，则夜卧不宁。"可见肝气郁结、肝血不足、肝郁化火均可致不寐的发生。此患者偶尔潮热，面色无华，头晕心慌，腰酸，脉象沉细弦，为肝血不足，王教授提出失眠虽主要病位在心，但与其余四脏关系密切，在治疗不寐时，应结合患者病情对阴阳、脏腑、瘀血、痰浊等共同分析。

病案举隅 2：

张某，女，61 岁。失眠 3 年，加重 2 个月。

2017 年 12 月 13 日初诊：有原发性高血压病、冠心病史。失眠 3 年，偶发心悸，近 2 个月加重。夜半之后才能入睡，易醒。舌偏红苔白，脉弦。治用酸枣仁汤加味。处方：炒酸枣仁 30 克，知母 10 克，川芎 5 克，茯苓 10 克，茯神 10 克，甘草 10 克，山萸肉 30 克，丹参 15 克，当归 10 克，莲子心 5 克，生龙骨 15 克，生牡蛎 15 克。4 剂，水煎服，每天 1 剂。同时服柏子养心丸 1 盒。

2017 年 12 月 17 日二诊：服用上方 4 剂后，失眠明显改善，晚上 11 点可入睡，睡到清晨 5—6 点。脉沉弦缓，舌偏红少苔。效不更方，守方再服 7 剂。不再用柏子养心丸。

2017 年 12 月 27 日三诊：服上方 7 剂睡眠好，疗效稳定。脉沉弦缓偏细。补述：近两年血压最高 160/110 毫米汞柱，但一直未服降压药，近 4 个月因冠心病就诊，才开始服降压药，今晨起 6 点服用坎地沙坦酯片、倍他乐克。现在为下午 4 点多，血压 100/70 毫米汞柱，血压已偏低，告之停服降压药三四天后复诊。再守上方 4 剂。

2017 年 12 月 31 日四诊：服上方睡眠良好，疗效稳定。近 3 天停服降压药，现在为上午 10 点半，血压 110/80 毫米汞柱。嘱其降压药改为每天半片。脉沉弦缓，舌偏暗红、苔薄黄。继守前方 7 剂。

2018 年 1 月 10 日五诊：服药 20 多天以来，每夜睡眠皆可，十分欣喜。睡眠改善，精神状态、面部气色等皆逐渐改善。降压药每天半粒，昨天与今天未服降压药，现血压 114/80 毫米汞柱。观察半个月，若血压始终正常，可停服之。劳累或进食较多后仍发心悸，数秒钟即过。继续守原方加珍珠母 20 克，以加强镇心平肝之功。因每次不远百里于辽宁中医药大学附属医院就诊，此次取 14 剂，隔天 1 剂，逐步减少，若睡眠好，血压正常，可停药。

按语：此案以酸枣仁为主方，加山萸肉辅助酸枣仁加强养肝血之功；加丹参与川芎相合，加当归则具有和血之功（既养血，又活血，谓之和血）；加莲子芯清心安神；加生龙骨、生牡蛎潜镇安神。全方谨守《金匮要略》治肝虚之大法，即"肝之病，补用酸，助用焦苦（焦苦为偏义复词，义在"苦"。"焦"是气，"苦"是味。大意是说"少加点苦药以清心中虚火），益用甘味之药调之。"并针对具体病机，适当变通而立法处方选药。方证相对，睡眠很快改善，且疗效稳定。患者失眠得以改善，每夜睡眠良好，心身得到调养，精神愉快，自然心脉通畅，即使降压药减量，血压亦正常。现代药理研究：酸枣仁具有防治动脉硬化、降血脂及降压作用。研究还发现，不同剂量的酸枣仁总皂苷对原发性高血压大鼠均有降压作用，作用机制可能与酸枣仁抗心肌缺氧、抗心肌缺血和调节血脂等功能协同作用有关。这体现了治病求本的中医治疗原则。

二、黄连阿胶汤

方剂组成：

黄连、黄芩、芍药、鸡子黄、阿胶。

方解：

黄连阿胶汤首见于《伤寒论·少阴篇》303条，条文曰："少阴病，得之二三日以上，心中烦，不得卧，黄连阿胶汤主之。"此条文是论述少阴热化证，其病机在于少阴病肾阴不足，心火亢盛，阴虚阳扰。心肾不交所致的失眠证。肾主水，内寓元阴元阳，若肾阴亏虚，阴虚生内热，而邪从热化，可出现一派里虚热证，同时，肾阴不足，肾水不能上济于心，则心火亢盛，火扰心神，从而出现心中烦躁、不得安卧之病证。是治疗少阴病的经典方剂，具有苦泄滋阴之功效，是"泻南补北"法的最好诠释。诸病发病均为心肾不交所致，皆可应用黄连阿胶汤治疗，临床上多应用于心悸、乙脑后期、失眠、阴虚便血等症状。黄连阿胶汤的治疗疾病中主要针对"烦"及"不寐"。所谓"烦"则代表两层含义，其一是指心中烦闷，其二是指烦躁、燥热。烦闷可由烦躁而发，如王冰曾曰："心中烦闷皆有烦躁之意。"又如："烦者，热也。至于胸中烦、心中烦、内烦、虚烦，皆以烦为热。"而焦虑症则多因心中烦闷而发，糖尿病多由燥热盛而起。"不寐"又称"不得卧""卧不得眠"。由此可见，黄连阿胶汤对于治疗失眠、焦虑症以及糖尿病皆具有出处可寻。成无己《注解伤寒论》言："阳有余，以苦除之，黄芩、黄连之苦以除热；阴不足，以甘补之，鸡子黄、阿胶之甘以补血；酸，收也，泄也，芍药之酸，收阴气而泄邪热。"方中黄连清泻心火，使心气下交于肾。阿胶滋肾阴，使肾气上奉于心，与黄连相伍，交通心肾。黄芩清热，芍药补血养阴，与阿胶相用，养心血，育肾阴。鸡子黄清热之中以益阴，诸药相伍，心肾交通，水火和调，而阴阳共济。清代吴谦认为，用芩、连以直折心火，用阿胶以补肾阴，鸡子黄佐芩、连于泻心中补心血，芍药佐阿胶于补阴中敛阴气，则心肾交合，水升火降；清庆恕认为，黄连、芩、芍清君火而除烦热，阿胶、鸡子黄补脾精而滋燥土也。

目前相关研究表明，与睡眠密切相关的神经递质有 5-羟色胺、GABA、谷氨酸（Glu）、一氧化氮（NO）、神经肽 S（NPS）、神经肽 Y（NPY）、多巴胺（DA）等，其中 5-羟色胺和 GABA 是大脑中主要调节睡眠的神经递质。黄连阿胶汤中的氢化小檗碱、β-谷甾醇、山姜素、山柰酚、小檗浸碱、茳芒黄酮等 19 个成分可能通过调控 5-羟色胺、多巴胺、γ 氨基丁酸、阿片受体、乙酰胆碱等 25 个靶点作用于失眠症治疗。从免疫因子学入手，发现黄连阿胶汤能提高失眠大鼠 Th1 细胞因子表达，同时降低 Th2 细胞因子的表达，认为促使 Th1/Th2 平衡向 Th1 方向偏移可能是其治疗失眠机制之一。

病案举隅：

王某，女，73 岁。失眠 2 个月，加重 1 天。

2019 年 9 月 10 日初诊：患者 2 个月前因老伴住院，心中万分焦虑，白天往返于医院、家，身体疲惫不堪，由刚开始的少眠到近期整晚难以入睡，伴有口干，大便 3 天一次、质干量少，纳差，偶有胃脘部烧灼感。患者体态消瘦、面赤唇红，既往糖尿病 20 年、高血压 10 年。查体：舌质红，无苔，脉弦数。四诊合参，辨证为少阴病，予以黄连阿胶汤加味。处方：黄连 15 克，黄芩 20 克，白芍 20 克，阿胶 10 克，鸡子黄 1 枚，知母 10 克，石膏 30 克，合欢皮 12 克。7 剂。每天用温水约 200 毫升冲开中药颗粒剂 1 剂，早晚分服，服用之前加生鸡子黄。

2019 年 9 月 17 日二诊：患者诉当晚睡了 5~6 小时，口干缓解。精神可，无出汗，大便日 1 次，舌质暗红，无苔，脉细数。上方黄连减至 9 克，余不变，再服 7 剂。

2019 年 9 月 24 日三诊：患者睡眠每日 6~8 小时，无口干，二便调，精神可，舌质红，苔薄白，脉细数。上方黄连减至 3 克，余不变，再服 7 剂后，患者睡眠恢复正常。

按语：黄连阿胶汤出自《伤寒杂病论》："少阴病，得之二三日以上，心中烦，不得卧，黄连阿胶汤主之。"此为少阴热化、水亏于下，水不得上济，火不能下降，心肾无能交通，故心中烦不得寐。《景岳全书·不寐》曰："真阴精血不足，阴阳不交，而神有不安其室尔。"方由黄连、黄芩、阿胶、白芍、鸡子黄 5 味药组成。功能：滋阴清热、交通心肾，用于治疗伴随烦躁症状的不寐。《本草崇原》注："黄连久服令人不忘者，水精上滋，泻心火而养神。阴中有阳，能济君火而养神也。"可见，黄连清心火之功自不待言。黄芩"主诸热"，助黄连以清心火，配阿胶、鸡子黄以滋肾水而除烦。白芍味苦性寒，能清热又善养血和营。《本草备要》载："鸡子黄入心经，镇心安神、益气补血、散热定惊。"阿胶填补真阴，与鸡子黄同用可增强滋阴之力。石膏、知母清泄内热、配合欢皮以镇静催眠。诸药合用，心肾交合、水升火降，共奏清热降火、滋阴安神之效。

三、交泰丸

方剂组成：

黄连、肉桂心。

方解：

多称本方源自《韩氏医通》，但韩氏在原书中只是提到"黄连……为君，佐官桂少许，煎百沸，入蜜，空心服，能使心肾交于顷刻。"并无交泰丸之方名。首先提及交泰丸这一方名的，当推金元时期的李东垣。李氏在《脾胃论·论饮酒过伤》篇中载有交泰丸一方，由干姜、巴豆霜、人参、肉桂、柴胡、小椒、白术、厚朴、酒煮苦楝、白茯苓、砂仁、川乌头、知母、吴茱萸、黄连、皂角、紫菀等组成，功能"升阳气，泻阴火，调营气，进饮食，沉困懒倦"等症。方中虽包含有黄连、肉桂，但并非主药，亦非治疗心肾不交之证。明代的易医学家韩懋精于易。他观《易》曰："天一，地二；天三，地四；天五，地六；天七，地八；天九，地十。"悟到：黄连苦寒，入少阴心经。肉桂辛热，入少阴肾经。取肉桂一钱以应"天一"之数，取黄连六钱以应"地六"之数。意在天一生水，地六成之，一改否卦为泰。明确提出黄连、肉桂同用，治心肾不交，名交泰丸者，则是清代的王士雄。他在《四科简要方·安神》篇中说："生川连五钱，肉桂心五分，研细，白蜜丸，空心淡盐汤下，治心肾不交，怔忡无寐，名交泰丸。"交泰丸的功能是交通心肾，适用于心肾不交、夜寐不宁等症。阴阳失乖，水火不济，人病失眠，可与交泰丸。心为阳，属火，居上焦；肾为阴，属水，居下焦，两脏之间有着密切的关系，必须相互交通。《中藏经》云："火来坎户，水到离扃，阴阳相应，方乃和平"；又云："水火通济，上下相寻，人能循此，永不湮沉。"《格致余论》云："人之有生，心为火居上，肾为水居下，水能升而火有降，一升一降，无有穷已，故生意存焉。"由于心阳（即心火）下降而交于肾阴，肾阴（即肾水）上升而济于心阳，从而使心肾两脏的阴阳、水火、升降关系处于平衡、相济、协调状态，以维持人体正常的生命活动。升降失常，水火不济，必然会产生心肾不交的病变，治疗应采用交通心肾的法则。

交泰丸所含活性化合物主要有槲皮素、黄连碱、小檗碱、肉桂醛、肉桂酸等。槲皮素为黄酮类化合物，具有抗氧化、抗炎、抗肿瘤和保护心血管、调剂人体节律钟、抑制衰老，改善睡眠治疗等作用。黄连碱可以抑制 A 型单胺氧化酶，用于治疗抑郁症、精神分裂、失眠障碍等。小檗碱亦称黄连素，是从中药黄连中分离的主要有效成分。研究表明，黄连素对心血管系统具有调节蛋白激酶保护心肌、改善心肌缺血、抑制血小板聚集、调节钙离子保护心肌等作用，尤其是降血脂作用对防治动脉粥样硬化效果良好，对于神经系统具有促神经组织修复的作用，能够通过影响大脑内神经递质来达到抗焦虑作用。小檗碱和黄连碱均可以作用于失眠障碍模型小鼠的下丘脑，通过上调 5-HT 和 NE 水平，发挥镇静助眠作用。通过研究配伍肉桂醛及小檗碱作用于失眠大鼠模型，结果显示，脑组织中小檗碱含量增加，镇静助眠作用显著增强。现代医学研究表明，肉桂醛、肉桂酸亦有镇静、镇痛、调节中枢神经的作用。以上研究可见新加交泰丸主要成分在失眠障碍治疗中发挥关键作用。由此可见，该方对于失眠的防治具有重要的作用，能够缓解安眠药带来的不良反应和长期的依赖性，交泰丸可以通过调节炎症因子、抗肿瘤、调节神经内分泌等相关通路，发挥改善睡眠的作用。

病案举隅：

曹某，女，56 岁。失眠 2 年，加重 1 个月。

2002 年 4 月 21 日初诊：患者两年来入睡困难，夜间易醒，甚至彻夜不眠，1 个月前因子宫肌瘤手术后症状加重，一直服用艾司唑仑、佳乐定等药物，起初作用较明显，日久加大剂量仍疗效不佳。兼见心烦、心悸健忘、眩晕、腰酸等症状，舌红少，脉细数。中医诊断：不寐，辨证分型：心火偏亢，心肾不交。治法：交通心肾，泻火除烦，养心安神，予交泰丸加味治疗。处方：黄连 10 克，肉桂 2 克，柏子仁 15 克，茯苓 30 克，远志 10 克，当归 10 克。7 剂，每日 1 剂，分 2 次温服。

2002 年 4 月 28 日二诊：夜寐渐安，心悸减而未尽，入睡时间缩短，但仍易醒，原方加生龙骨 30 克，牡蛎 30 克，白芍 15 克，服药后，诸症均有减轻。

2002 年 5 月 11 日三诊：原方继服后，症情基本稳定。

按语：本例用交泰丸治失眠，以夜半发烦，辨为阳不入阴之证。桂心与黄连两味之配合，《韩氏医通》桂五分而黄连一分，黄连用作反佐，借以引阳入阴，引火归原。患者兼有肝气犯胃、胃失和降之证，故合温胆汤、半夏秫米汤等以和胃降逆。古方大沉香丸、《局方》大已寒丸、《医学统旨》加味七气汤等亦均以此两药作为治疗心腹痛、心胃痛之重要配伍。交泰丸出自《韩氏医通》，具有清心除烦、引火归原之功效。方中以黄连为君，泻心火，佐肉桂之温，以入心肾，取其引火归原之意，使心火下降，肾水上济，水火既济而阴阳交泰。临证时根据辨证随证加减，以标本兼顾，使心火得降、心神安宁而不寐自愈。药理研究证明，黄连倍肉桂，可明显抑制小鼠的自发活动，协同戊巴比妥钠的催眠作用，其作用强于黄连、肉桂等量及肉桂倍黄连者。本方结构紧凑，寒热相伍，作用直接，且不良反应少，为治疗老年失眠之良方。

四、天王补心丹

方剂组成：

酸枣仁、柏子仁、当归、天门冬、麦门冬、生地黄、人参、丹参、玄参、茯苓、五味子、远志肉、桔梗。

方解：

天王补心丹方名，最早见于元代危亦林的《世医得效方》，此后，《医方考》《古今名医方论》《医方集解》等书均有所记载，源流之久远，囊括之丰富可见一斑。天王补心丹运用广泛，关于其来源则众说纷纭，或传此方系邓天子惜志公和尚讲经辛苦而创制，故以其名命之。或传终南宣律师终日诵课讲学劳心伤神，梦见天王传授此方而得名。至后世《医方考》《摄生秘剖》《颐生微论》等书皆有此方的记载。《摄生总要·摄生秘制卷一》中的天王补心丹由人参、茯苓、远志、玄参、丹参、柏子仁、天门冬、麦门冬、酸枣仁、五味子、当归、桔梗、生地黄、辰砂共 14 味药物组成，此方药物简单，配伍合理，以滋阴清热、养血安神药为主，治疗失眠、健忘、心悸、咽干等证属阴亏血虚者。需要提出的是，天王补心丹中加入有毒的辰砂，考虑到辰砂色赤入心，性寒泻热质重宁神，故为增强安神之力而设。天王补心丹为治疗心肾阴血亏虚所致失眠的常用方。《名医方论》柯韵伯："心者主火，而所以主神也，神衰则火为患，故补心者，必清其火，而安其神，补心丹以生地为君，取其下足少阴以滋水，水盛可以伏火……清气无如柏子仁，补血无如酸枣仁，其神存而；参苓之甘以补心气，五味之酸以收心气，二冬之寒以清气分之火，心气和而神自归矣；当归之甘以生心血，玄参之咸以补心血，丹参之寒以清血中之火，心血足而神自藏矣。"本方标本兼治，心肾两顾，共奏滋阴养血，补心安神之功。本方证是由阴亏血少，心肾之阴不足所致。虚烦少寐，心悸神疲，皆由阴虚血少，阴虚阳亢而生。梦遗健忘，是由心动则神摇于上，精遗于下。血燥津枯，故大便不利，舌为心之外候，心火上炎，故口舌生疮。本方重用生地黄，一滋肾水以补阴，水盛则能制火；一入血分以养血，血不燥则津自润，是为主药。玄参、天门冬、麦门冬有甘寒滋润以清虚火之效，丹参、当归用作补血、养血之助。以上皆为滋阴、补血而设。方中人参、茯苓益气宁心，酸枣仁、五味子酸以收敛心气而安心神，柏子仁、远志、朱砂养心安神。以上皆为补心气，宁心安神而设。两相配伍，一补阴血不足之本，一治虚烦少寐之标，标本并图，阴血不虚，则所生诸症，乃可自愈。方中桔便，一般为载药上行。本方是滋阴安神，两调心肾的重要方剂，对于心肾不交，阴亏血少所致的虚烦心悸，睡眠不安，梦遗健忘，精神衰疲，不耐思虑，大便干燥，口舌生疮，虚热盗汗，舌红少苔，脉细而数为适应证。《医方考》系明代医家吴琨所著，他在书中写道："心者，神明之脏，过于忧愁思虑，久久则成心劳……人参养心气，当归养心血，天门冬、麦门冬所以益心津，生地、丹、玄所以解心热，柏仁、远志所以养心神，五味、枣仁所以收心液，茯苓能补虚，桔梗能利膈。诸药专于补心，劳心之人宜常服也。"吴氏提出"心劳则神明伤"的观点，由于心劳导致出现了心虚、心神不宁的一系列症状，指出本方用药特点在于"诸药专于补心"，强调从"补心"的角度出发，补心气，生心血，滋心阴，兼清心火而达到安心神的目的。《古今名医方论》曰："心者主火，而所以主者神也。神衰则火为患，故补心者必清其火而神始安。补心丹用生地黄为君者……。清气无如柏子仁，补血无如酸枣仁，其神存耳。参、苓之甘以补心气，五味之酸以收心气，二冬之寒以清气分之火，心气和而神自归矣；当归之甘以生心血，玄参之咸以补心血，丹参之寒以清血中之火，心血足而自藏矣；更假桔梗为舟楫，远志为向导，和诸药入心而安神明。"强调了清心中伏火是安心神的关键，全方组成清养并用，于清心火上兼有补心气、养心血，是以滋补收敛、养心安神为主的经典名方，在改善症状的同时能增强人体正气，提高机体免疫力。

天王补心丹作为治疗失眠的经典名方，有片剂、滴丸、贴剂等剂型，临床应用极其广泛。临床药理研究表明，其复方及单味中药可通过调节神经递质、抑制氧化应激反应与炎症因子表达等发挥镇静安神作用。能够恢复失调心脏供血不足至生理平衡，调节缺血心肌的血液供应，提高缺血心肌缺氧的耐受性，改善缺血心肌的生化代谢，镇静，催眠，降血压。天王补心丹加减方可以改善老年失眠患者心功能，降低血中三酰甘油、总胆固醇含量，抑制单核细胞趋化因子 1、C- 反应蛋白、白细胞介素 6（interleukin 6，IL-6）、肿瘤坏死因子 α（tumor necrosis factor α，TNF-α）等炎症因子的表达。其中酸枣仁、茯苓、丹参、当归、朱砂能抑制中枢神经系统，以镇静、催眠；党参、五味子调节大脑皮层机能，镇静，催眠；麦门冬提高机体耐缺氧能力；玄参镇静，抗惊厥；天门冬抗菌，祛痰，增强体液免疫；生地黄强心，扩张血管，利尿，保肝，降血糖。

病案举隅 1：

李某，男，51 岁。失眠健忘半年。

2012 年 4 月 21 日初诊：近半年多来精神萎靡不振，健忘失眠，极度倦怠乏力、心慌气短，周身肌肉疼痛，烦躁，头昏头痛，有时低热，口干，大便干，3～4 天一行，食欲不振，盗汗，舌质红苔薄，脉细数，症状时轻时重。曾住院查心电图提示偶发房早，做冠脉造影、心脏彩超、头颅 CT、胸片、彩超、血、尿、粪常规，肝肾功、风湿及类风湿、甲功等多种检查均未发现明显器质性病变，诊断考虑慢性疲劳综合征，服用辅酶 Q10，抗焦虑、抑郁等多种药物治疗均无明显好转，患者痛苦不堪。求治于中医，根据病人症状及体征，辨为心脏气血亏虚，久病及阴，阴虚阳亢所致，给予天王补心丹加减：生地黄 20 克，麦门冬 15 克，丹参 12 克，玄参 10 克，当归 10 克，西洋参 10 克，茯神 12 克，五味子 10 克，炒酸枣仁 15 克，柏子仁 10 克，制远志 10 克，火麻仁 10 克，柴胡 15 克。上方 7 剂，每天 1 剂，水煎早晚两次温服。

2012 年 4 月 28 日二诊：患者心慌、乏力减轻，睡眠好转，无发热，大便 2 天 1 次，不干结，余症无明显改善，上方加天麻 10 克，黄芪 15 克，继服 7 剂。嘱患者适当参加体育活动如去户外散步、打太极等。

2012 年 5 月 10 日三诊：患者精神状况明显好转，头痛肌肉痛减轻，夜间入眠 5～6

个小时，仍多梦，口干好转，舌脉同前。上方加炒谷芽 20 克，首乌藤 10 克，继服 10 剂。

2012 年 5 月 24 日四诊：患者诸症明显好转，已可以上班工作，活动后仍容易疲劳，有时心慌气短，头昏。嘱服天王补心丹成药合归脾丸口服半个月以巩固疗效。嘱患者放松心态，生活规律，不要熬夜及抽烟饮酒。3 个月后随访患者未复发已正常工作。

按语：慢性疲劳综合征是以长期极度疲劳为主要表现的全身性症候群，主要表现为精神不振、疲倦乏力，休息后不能缓解，头痛、肌肉关节痛，眼痛，心慌失眠，心烦盗汗、低热等多种症状，临床检查排除器质性病变。本病随着目前生活节奏的加快，临床发病率日益增高，现代医学认为该病是由于长期生活不规律，工作压力大、精神高度紧张造成的神经、内分泌、免疫、消化、循环等多系统功能紊乱所致。中医将本病归属于"虚劳""郁证"的范畴，认为长期劳心劳力，心力憔悴，伤气耗血，气血亏虚，久病及阴，阴虚阳亢而生本病。《素问·灵兰秘典论》曰："心者，君主之官，神明出焉。"因此心主神志的功能正常，则神志清晰，精力充沛，思维敏捷。《灵枢·邪客》篇云："心者，五脏六腑之大主。"《素问·灵兰秘典论》云："主不明则十二官危。"因此心失所养，功能失常则导致全身各脏器的功能失调，从而变证丛生。治病必求其本，因此治疗应补心气、养心血、滋心阴，药中病所，"主明则下安"，而诸症痊愈。

病案举隅 2：

吕某，女，70 岁。心悸失眠反复发作半年，加重 1 个月。

2021 年 3 月 5 日初诊：半年前，患者无明显诱因出现心悸不适，呈阵发性，伴轻微胸闷，深呼吸后胸闷好转，患者为独居老人，当时未治疗。近 1 个月以来，患者心悸多次发作，伴胸闷、神疲、乏力、口干、纳差、胃脘部嘈杂感，夜寐差，自觉夜间潮热，偶有头晕，无头身疼痛，无胸痛、胸前区压榨感等不适。形体瘦削，大便干结，严重时 2～3 天 1 解，小便调，舌质红、少苔，脉弦细。既往原发性高血压病史 10 年，长期口服降压药（具体不详），自诉血压控制可。查体：血压 122/84 毫米汞柱，脉搏 96 次/分。心电图：窦性心律不齐，心率 96 次/分。西医诊断：窦性心律不齐，原发性高血压；中医诊断：不寐，证属气阴两虚证。治以滋阴益气，养血安神。方用天王补心丹加减。药用：柏子仁 20 克，酸枣仁 20 克，黄芪 20 克，丹参 20 克，生地黄 20 克，火麻仁 20 克，当归 20 克，麦门冬 15 克，茯苓 15 克，五味子 15 克，地骨皮 15 克，远志 12 克，瓜蒌 12 克，薤白 12 克。7 剂，每日 1 剂，水煎早晚温服。嘱患者加强营养，忌食生冷、辛辣、油腻之品，每日监测血压。

2021 年 3 月 12 日二诊：心悸、胸闷明显好转，仍有夜寐欠佳、胃脘嘈杂、纳差，大便干结较前好转，舌红、少苔，脉弦细。仍以原方化裁，去瓜蒌、薤白，减火麻仁用量至 10 克，加白术 20 克，山药 20 克，龙骨 20 克，木香 10 克。7 剂，每日 1 剂，早晚温服。

2021 年 3 月 20 日三诊：诸症减轻，饮食、睡眠、大便均明显好转，近日未再发心悸、胸闷等不适，舌淡红、苔薄白，脉细。继服中药以巩固疗效，于前方去木香、地骨皮、火麻仁、龙骨，加人参15克，继服5剂，每日1剂，早晚温服。嘱患者多食蔬菜，适当锻炼，加强营养。5个月后随访，诸症悉平。

按语：患者以反复心悸失眠为主要临床表现，辨病当属不寐。患者年老体衰，有多年高血压病史，久病正气耗伤，心阴渐耗，心神失养，且阴虚生内热，故表现为气阴两虚证。当以益气滋阴，养血安神为基本治法，方选天王补心丹加减。方中生地黄滋肾、补阴、养血，为君药；麦门冬养阴清心，地骨皮清虚热，当归补血，黄芪补气，使气旺则阴血自生，柏子仁、酸枣仁养心安神，以上共为臣药，助生地滋阴补血、养心安神；佐以五味子酸敛气阴以养心神，茯苓、远志宁心安神，瓜蒌、薤白通阳行气以宽胸，丹参养血活血，使诸药补而不滞，火麻仁润肠通便兼能补虚。二诊时患者心悸，胸闷明显好转故去瓜蒌、薤白；仍有纳差，胃脘嘈杂，夜寐欠佳，说明脾胃气阴仍虚，胃不和则卧不安，遂加白术、山药补脾益气，木香理气使补而不滞，龙骨以增安神助眠之效。考虑到大便已通，排便渐趋正常，故减火麻仁用量。三诊时患者诸症悉平，但久病之人气血阴阳皆不足，乃去木香、地骨皮、火麻仁、龙骨等久用伤正之品，酌加人参，一为培补元气，二为补气助阴血自生。

第六章　双心疾病验方

第一节　双心疾病病名浅析

"双心疾病"即具有不良情绪和心境相关的心血管躯体症状，伴有或不伴有器质性心血管疾病的情况均为"双心疾病"的范畴。随着社会的发展，生活压力的增大，双心疾病的发病率在逐年升高，但临床识别率及诊治率仍处于较低水平。中医在治疗双心疾病方面有明显的优势。"形神合一"是体现中医整体观的重要学术思想，是对心身统一的概括总结。中医学认为"形"和"神"是对立统一的关系。如"形为神之体，神为形之主""形与神俱，而尽终其天年，度百岁乃去""形病则神不安，神病则形受损，皆提示形神相互依附、互为影响以维持机体平和健康状态，若一方受损，另一方将受到影响。中医学认为人的神志与五脏有关，正如《素问·宣明五气》中论述："心藏神、肺藏魄、肝藏魂、脾藏意、肾藏志。"因此五脏受损可导致不同方面的神志异常。"心者，五脏六腑之大主也，精神之所舍也，其脏坚固，邪弗能容也，容之则心伤，心伤则神去，神去则死矣。"则提示神与五脏皆相关，其中与心的关系最密切。情志活动与五脏关系密切。中医学将人体正常情志分为喜、怒、忧、思、悲、恐、惊七个方面，称为"七情"。七情和五志合称为情志。五脏配五志，"心在志为喜，肝在志为怒，脾在志为思，肺在志为忧，肾在志为恐。"根据脏腑归属，不同的情志会影响相应脏腑的气机，气机升降出入失常，使脏腑功能失调，而产生诸多病证，正如"百病生于气也，怒则气上，喜则气缓，悲则气结，惊则气乱，劳则气耗。"反之，五脏精气的盛衰可直接影响情志的变化。"心为五脏六腑之大主"，对机体的心理活动及生理功能均有调节作用，在情志与五脏关系中处于核心位置。张景岳云："情志之伤，虽五脏各有所属，然求其所由，则无不从心而发。"情志伤心，而后影响其他脏腑。双心疾病其病位在心，涉及众多脏腑，因此对双心疾病进行辨证施治要以心为主宰的五脏一体观为基础，达到治病求本，标本兼治。

第二节　双心疾病的病因病机认识

病因

1. 情志异常

《素问》云："惊则心无所倚，神无所归。"《诸病源候论》又云："思虑烦多则损心，心虚故邪乘之。"七情内伤，五志过极，首犯于心，《灵枢·口问篇》曰："故悲哀忧愁则心动，心动则五脏六腑皆摇。"患者平素忧思恼怒、喜笑无度、郁郁寡欢、精神紧张，致使心神被扰，血脉失和，进而产生胸闷、心悸、不寐等症。情志变动尚可影响气机，《素问·举痛论》曰，"百病生于气也。怒则气上，喜则气缓，悲则气消，恐则气下，寒则气收，炅则气泄，惊则气乱，劳则气耗，思则气结。"情志不舒，气机失和，经脉阻塞，脏腑功能紊乱，而发双心疾病。

2. 药食不节

患者平素饮食不节、不洁、饥饱无度或乱投药物，伤及脾胃，运化失健，或气血乏源，心失所养；或聚湿生痰，久而可与瘀血、寒邪、气滞、痰湿等病理因素互结，阻碍气机，胸阳失展，出现胸闷、胸痛、心悸等诸症。

3. 体虚久病

患者素体亏虚，易感疾患，或心系疾病罹患日久，病情复杂，反复求医，但疗效欠佳，信心丧失，"君主之心"影响"神明之心"，导致情绪紧张或思想负担沉重，使心血暗耗，心气郁结，出现或加重胸闷、心悸、不寐等症。

第三节　辨证分型与治疗

1. 肝气郁结证

证候：胸闷，胸痛，气促，精神抑郁，胁肋胀痛，腹胀，嗳气，善太息，不思饮食，苔薄或薄腻，脉弦细。

治法：疏肝理气，宁心安神。

方药：柴胡疏肝散。

常用药：柴胡、香附、芍药、陈皮、枳壳、川芎、炙甘草。

2. 心血瘀阻证

证候：胸闷胸痛，兼有脘腹胀痛，时欲太息，头痛，痛如针刺，心悸，日久不愈，伴烦躁易怒，情志不遂时症状加重，唇甲青紫，舌紫暗或有瘀斑，苔薄，脉涩或结代。

治法：活血化瘀，宁心安神。

方药：血府逐瘀汤加减。

常用药：川芎、桃仁、红花、赤芍、柴胡、桔梗、枳壳、牛膝、当归、生地黄、降香、郁金。

3. 痰火扰心证

证候：心悸，胸闷，烦躁，失眠，多梦，口干苦，大便秘结，小便短赤，急躁易怒，舌红，苔黄腻，脉弦滑。

治法：清热化痰，宁心安神。

方药：礞石滚痰丸合黄连温胆汤。

常用药：青礞石、沉香、黄芩、熟大黄、半夏、陈皮、竹茹、枳实、茯苓、炙甘草、大枣、黄连。

4. 心肾阳虚证

证候：心悸怔忡，神疲乏力，畏寒肢冷，或小便不利，面目肢体水肿，唇甲淡暗或青紫，舌淡紫，苔白滑，脉沉细。

治法：温补阳气，振奋心阳。

方药：参附汤合右归丸加减。

常用药：人参、熟地黄、附子、肉桂、山药、山茱萸、菟丝子、鹿角胶、枸杞子、当归、杜仲。

5. 心脾两虚证

证候：心悸气促，头晕目眩，失眠健忘，面色无华，倦怠乏力，食少纳呆，舌淡红，苔薄白，脉细弱。

治法：益气健脾，养血安神。

方药：养心汤或归脾汤加减。

常用药：黄芪、人参、白术、炙甘草、熟地黄、当归、龙眼肉、茯神、远志、酸枣仁、木香。

6. 心肾不交证

证候：心烦不寐，入睡困难，心悸多梦，伴头晕耳鸣，腰膝酸软，潮热盗汗，五心烦热，咽干少津，男子遗精，女子月经不调，舌红少苔，脉细数。

治法：交通心肾，滋阴清火。

方药：黄连阿胶汤合交泰丸加减。

常用药：黄连、肉桂、熟地黄、菟丝子、牛膝、龟板胶、鹿角胶、山药、山茱萸、枸杞子。

第四节　经方解析

一、柴胡加龙骨牡蛎汤

方剂组成：

柴胡、龙骨、黄芩、生姜、铅丹、人参、桂枝、茯苓、牡蛎、大枣。

方解：

方中以柴胡疏表达里、调畅三焦、舒畅气血津液，加龙骨、牡蛎以镇肝胆之惊；取柴胡、黄芩为伍，解未尽之表邪，清泄少阳郁热，可使邪郁得透，气郁能达，火郁得清；大黄苦寒泄热，攻已陷之里热；桂枝温通经络，合大黄活血通络；茯苓、珍珠母宁心安神定志，半夏降逆化痰；党参、大枣、生姜补虚而安神，以培养其胃，调和诸药。广泛性焦虑症的临床表现为经常持续的无明确对象和固定内容的恐惧或提心吊胆；或伴有自主神经症状或运动不安。根据其临床特点认为此病是由于少阳相火上炎，胃热上蒸，心气被扰，阳气内郁，神明不安而见惊恐不安，正如成无己所云："胸满而烦者，阳热克于胸中也。惊者，心恶热而神不守也。"

现代药理：

从柴胡中提取的柴胡皂苷类化合物具有抗病毒、抗炎、抗肿瘤、抗纤维化、抗抑郁、抗癫痫等药理作用。柴胡皂苷对肝细胞有保护作用，研究证实柴胡皂苷可通过调控核因子κB和转录因子STST3信号通路而起到减轻肝损害的作用。黄芩的有效成分主要为黄酮类化合物，其他还包括挥发油、甾醇、黄芩多糖、微量元素等。药理研究表明，黄芩具有解热抗炎、广谱抗菌、抗氧化、抗肿瘤、保肝等作用。研究发现黄芩苷对大鼠肾性高血压的改善作用可能通过保护心肌细胞、预防心室重构等机制实现。柴胡、黄芩不仅对肝胆有治疗作用，对心血管、精神疾病亦有协同作用。龙骨、牡蛎均为重镇安神、平肝潜阳、收敛固涩之要药，临床上常相须为用。牡蛎味咸，有软坚散结之效。现代药物化学、药理研究证实龙骨、牡蛎不仅具有相似的化学组成，且均具备镇静、催眠、抗惊厥等功效。牡蛎中钙盐成分可使血管通透性降低，并具有调节电解质平衡、抑制神经肌兴奋等作用。有研究分别对龙骨、牡蛎及两者混合煎煮后的微量元素含量进行测定发现，龙骨与牡蛎混合后的水煎液中微量元素含量大大增加。龙骨主入心、肝经，偏于安神定志；牡蛎主入肝、肾经，偏于收敛浮阳。两者配伍可用于治疗胸腹动悸、焦虑、抑郁、失眠等症。桂枝、茯苓具有镇静、平喘、解热、抗炎、利尿等作用。桂枝助心阳，通心脉，止动悸，对大鼠神经系统具有镇静、抗焦虑作用，且作用强度与药量呈正相关。茯苓的主要有效成分为三萜类和多糖类化合物，现代药理学作用主要包括利尿、保肝、镇静等。铅丹中的铅在人体中过多蓄积会造成铅中毒，但铅在祖国医学的历史长河中也发挥着其独特的魅力。但临床实践中因考虑到铅丹的毒副作用，多以远志、代赭石、生铁落、琥珀、朱茯苓、石决明、白芥子、青礞石等药物代替。人参的主要有效成分人参皂苷对心血管病具有防治作用，能有效控制心律失常，改善心肌梗死后心功能指标，延缓心肌纤维化。生姜具有多种有效成分如萜类挥发油、姜辣素、二苯基庚烷等因此具有多方面的药理作用。大枣中含有丰富的大枣多糖，大枣多糖具有护肝、降脂、抗炎、提高免疫力、抗肿瘤等多重功效。生姜与大枣同用能促进姜中姜酚类有效成分溶出，心脑血管柴胡加龙骨牡蛎汤治疗抑郁症的临床研究结果显示，使用柴胡加龙骨牡蛎汤加减治疗肝郁气滞型抑郁患者能有效提高患者的生活质量评分。

病案举隅：

吴某，女，62 岁，胸闷心慌 2 年。

2019 年 4 月 18 日初诊：近 2 年来，患者无明显诱因出现心慌，呈发作性，伴胸闷、心情不好时加重，无胸痛，心慌与胸闷发作与体力活动无明显关联，易生气发怒，时有耳鸣，稍有口干，口苦，汗出如常，无异常汗出，夜眠可，纳食可，大小便正常。患者面色白，舌质淡红、苔白，右脉弦细，左脉细弦稍沉。体格检查：血压 130/80 毫米汞柱，双肺听诊呈清音，未闻及干湿性啰音，无胸膜摩擦音，心律齐，心率 102 次 / 分，未闻及病理性杂音。心电图：窦性心动过速；心脏彩超：左室舒张功能减退。躯体化症状自评量表评分：35 分，轻度异常。给予患者柴胡加龙骨牡蛎汤加减治疗。药用：柴胡 30 克，龙骨 20 克，牡蛎 20 克，桂枝 12 克，茯苓 10 克，黄芩 10 克，姜半夏 9 克，夏枯草 20 克，醋青皮 6 克，栀子 20 克，厚朴 6 克，炒枳实 6 克，生姜 3 克，甘草 3 克，黄连 6 克。7 剂，水煎服，每日 2 次。

2019 年 4 月 26 日二诊：病史同前，服药后，患者心慌胸闷较前明显减轻，口干口苦减轻，纳眠可，二便正常。舌质淡红稍暗、苔薄白，右脉细稍弦，左脉细稍弦。上方加赤芍 10 克，继服 14 剂，每日 2 次。后随访患者躯体化症状自评量表评分 26 分，诸不适症状已无。

按语：患者无明显诱因出现发作性心慌胸闷，心肺听诊正常，心率较快，心电图及心脏彩超均存在阳性指征。同时患者又存在口干口苦、脉弦等情况，疑患者存在精神疾患，故对患者进行躯体化症状自评量表评分，得分 35 分，轻度异常。因患者存在胸闷心慌，心情不好时可加重，易燥易怒，伴有耳鸣，故应用柴胡加龙骨牡蛎汤加减治疗，患者心慌，脉弦，为肝火过旺所致，加用夏枯草清肝泻火，栀子、黄连泻火除烦，枳实、厚朴、青皮疏肝理气，患者大便无异常，故去大黄。患者经治疗后症状明显减轻，用方对症，因其舌质偏暗，故加用赤芍以清热散瘀，继服以巩固治疗。经随访，患者症状消失，躯体化症状自评量表评分 26 分，正常。该患者为窦性心动过速合并焦虑的情况，应用柴胡加龙骨牡蛎汤加减治疗后好转，用方准确。

二、参七解郁颗粒

方剂组成：

远志、石菖蒲、人参、丹参、三七、郁金、合欢花、柴胡、香附、百合、珍珠母、炙甘草。

方解：

王凤荣教授以《千金方》中"开心散""定志小丸"化裁，独创参七解郁颗粒，益气化痰、安神定志。方中用开窍化痰的远志、石菖蒲，补气安神的人参共为君药。远志安神开窍，祛痰益智，石菖蒲化湿和胃、醒神益智，二者共行化痰开窍之功。远志辛开苦泄以助心阳、益心气，又祛痰而开窍，石菖蒲芳香升散以开心窍、化脾湿，正如《神农本草经》中所云："菖蒲辛温，主治湿痹，远志苦温，主治咳逆，一以辛散而开其湿痰之痹著，一以苦降而定其逆上之痰涎，则气自顺而壅自开，气血不复上菀，庶乎风波大定，神志清明，此菖蒲、远志之大功用也。"人参大补元气，安神定志，《本草新编》言："石菖蒲开窍必须佐以人参。"可见人参补气以助远志散痰结，安神以助石菖蒲开神窍。此三药共奏益气养阴，定志解郁之功。丹参味苦微寒，为臣。《本草纲目》云："能破宿血，补新血。"《景岳全书》云："此心脾肝肾血分之药，所以亦能养阴定志，益气解烦。"既可祛瘀，又能除烦安神。三七散瘀定痛，《玉楸药解》曰："和营止血，通脉行瘀，行瘀血而敛新血。"瘀血既去，新血得生，且能止痛，二药共用，可加强化瘀之力。郁金味辛苦寒，行散降泄，可行气凉血，助丹参以行气活血，同香附以解郁止痛，又因入肝、胆、心经，可引诸药入脏，直达病所。合欢花既长于解肝郁而又安神定志，兼能活血散瘀，消痈散肿。诸药祛瘀与养血同施，合而共行活血化瘀之功。肝气郁滞、肝络不舒故佐以柴胡，味辛苦而微寒，行入肝胆经，条达肝气而疏郁结，又"在脏主血，在经主气""除烦而益气力""散诸经血凝气聚"，气郁得伸，有利于化瘀、散瘀。香附味微苦辛平，入肝经，有助柴胡疏肝理气之用，擅理气解郁，疏肝调经，有"气中血药"之称；百合养阴润肺，清心安神，《本草纲目拾遗》言："清痰火，补虚损。"佐郁金清心以安神，滋阴以制诸药之燥性。珍珠母镇心安神，平肝潜阳，佐合欢花以安神，四药同为佐药，以助解郁化痰活血，补气安神定志之用。炙甘草调和诸药为使。诸药合用既能行血分瘀滞，又可解气分郁结，全方共奏化瘀祛痰，解郁安神之功。

现代药理作用：

参七解郁方 12 味中药中，远志、石菖蒲、三七、合欢花、柴胡、香附、百合、珍珠母等 8 味药有抗抑郁的药理作用，远志、人参、丹参、三七等 4 味药抗心肌缺血，石菖蒲、人参、郁金、柴胡、百合等 5 味药降血脂、降血压，有远志、丹参、郁金、合欢花、百合等 5 味药有抗氧化的功能。远志针对心血管系统不但有抗心肌缺血、维持能量代谢的作用，还能调控抑制大鼠海马区 BCL-2/Bax 比例进而调整抑郁情绪，其中远志中的皂苷 3D 还具有强大的祛痰作用，在延缓细胞的衰老和抗坏死抗氧化、清除自由基也有一定的功效。石菖蒲有降血脂、抗血小板聚集、抗血栓的功效、从而抗动脉硬化，从根本上减缓冠心病的病程。石菖蒲中能抑制中枢 5-HT 等递质的重摄取、降低骨骼肌内过氧化物的生成和脑组织兴奋性氨基酸的含量，从而抗抑郁。另外，它还在解痉平喘、抗肿瘤等方面成为研究热点。人参中的人参皂苷 Rg1 在心血管系统能保护心肌细胞、抗心肌缺血，协同人参皂苷 Rg2 改善海马体依赖提高记忆学习记忆力和记忆易化作用，还有缓解神经元毒性的作用。人参皂苷还具有抗肿瘤转移的作用，而人参中的人参皂苷等成分均具有一定的降低血压和降低血清 TC、TG、LDL-C 的功能。丹参对心脑血管的保护作用显著，丹参酮 II 可以显著降低动物模型中血清肌酸激酶（CK）、心肌肌钙蛋白（cTnI）水平，减少心肌梗死面积，改善心肌病理变化，还通过抗氧化、抗自由基、抗炎等层面着手、减轻心肌缺血再灌注等对心肌细胞的损伤，从而起到保护心脑血管的作用。此外，丹参的抗肿瘤作用也不容小觑。众所周知，三七具有止血、活血、补血的作用，三七皂苷对心肌缺血 – 再灌注损伤的发生也能起到延迟保护作用，从而达到抗心肌缺血的作用。在心血管方面，三七能降低心肌自律性，使传导速度减慢，延长心脏的有效不应期和动作电位时程而抗心律失常；还能扩张血管而减低血压。在抗抑郁方面，有实验表明三七总皂苷明显缓解脂多糖所致模型小鼠的抑郁样行为，且能够营养神经，毒副作用小，是潜在的新的抗抑郁药。三七对神经系统疾病的镇痛、镇静、增智也有一定效果并可激活淋巴细胞因子的释放，调节机体免疫达到抗炎的效果。对于心血管系统而言，郁金有降血脂、预防动脉粥样硬化的作用。郁金中的莪术二酮能有效抑制血小板凝集增强血管舒张能力，减少血栓的形成，同时具有抗氧化活性，而减少心血管事件的发生。在神经系统，对 SWS II、REM 期睡眠的安神作用明显。有研究表明，郁金在抗炎、保肝、利胆排石、抗肿瘤方面也有一定作用。合欢皮中所含的黄酮类物质，通过对脑内单胺类神经递质的调节实现抗抑郁、改善睡眠。此外合欢皮还有抗氧化清除自由基、抗菌的作用。柴胡在解热镇痛、调节免疫、保肝、抗炎抗肿瘤方面有良好的疗效。柴胡通过 MAPK、FoxO、Rap1、PI3K-AKT、neurotrophin 等信号通路实现抗焦虑、抑郁的作用。柴胡皂苷还能抑制动脉粥样硬化的形成并降血脂。香附对于心脑血管系统不但可以抗血小板聚集，还可以强心。对于中枢神经系统作用也很强大：香附中的成分可以通过增强与内源性受体配基结合，变构地调节 GABA 的神经传递，因而实现镇静作用；香附醋制后的成分可以减少大鼠脊髓中 c-fos 蛋白表达，阻断痛信号在脊髓神经内传导，实现镇痛作用；香附醇有效提高了脑内单胺类神经递质 5- 羟色胺（5-HT）和多巴胺（DA）的含量从而抗抑郁。此外，香附还有延缓胃排空运动、降血糖、抑菌消炎、抗肿瘤等作用。百合的现代药理学研究与香附作用部分相似，都有抗肿瘤、降血糖、抗炎抑菌的作用。另外，百合还有降血脂、抗氧化、清除自由基的作用。可以通过提高大脑皮层中单胺类神经递质的含量，抑制亢进的下丘脑 – 垂体 – 肾上腺轴而抗抑郁。还可通过调节脑肠轴改善抑郁引起的并发症。珍珠母中的珍珠母蛋白阻断酪氨酸合成多巴胺的途径，降低去甲肾上腺素的合成而抗抑郁。而珍珠母镇静催眠的作用更为强大，有研究表明珍珠母可抑制神经和骨骼肌兴奋。

医案举隅：

李某，男，88 岁。冠状动脉狭窄支架术后 1 年，胸痛憋闷不适频发半年。

2015 年 1 月 11 日初诊：患者自述间断出现心前区刺痛，2 个月前心前区不适加重，突发剧烈心绞痛，于当地医院住院治疗，住院期间冠状动脉造影示左前降支（LAD）狭窄80%，植入支架 2 枚。术后病人心前区不适明显缓解。2014 年 5 月 7 日出现心前区刺痛，胸部发紧，服用硝酸甘油可缓解。2014 年 9—12 月心绞痛发作较前频繁，含服硝酸甘油无缓解，夜间加重，于当地急诊抢救并住院治疗。每次查心电图、心肌酶谱均无明显异常，复查冠状动脉 CT 血管造影（CTA）提示支架内无明显狭窄，其他冠状动脉较前无明显异常。医生建议继续服用盐酸曲美他嗪、阿司匹林、氯吡格雷，患者服药后依旧频发心绞痛，后就诊于辽宁中医药大学附属医院门诊。现症见：胸前区发作性疼痛，多在运动和生气后发作，服用硝酸甘油可缓解，体力差，乏力，只能在家中慢走 10 分钟左右，胸闷不适，善太息，心烦急躁，易怒，饮食可，睡眠差，每晚睡眠 4 ~ 5 小时，大便排出困难，需口服乳果糖口服液。舌质暗，苔黄腻，舌下脉络重度迂曲，脉沉弦。HAMD 评分24 分，HAMA 评分 21 分。中医诊断：胸痹（肝郁气滞，气虚血瘀）；西医诊断：冠心病，支架术后，焦虑、抑郁状态。予参七解郁颗粒，嘱患者规律服药，定期复查；遇事勿恼，走路勿跑，饮食勿饱；保持大便通畅。

2015 年 1 月 17 日二诊：无明显心绞痛发作，时有汗出，体力较前好转，能在家中慢走 30 分钟，无心烦急躁及情绪低落，夜间能睡 6 ~ 8 小时，大便 1 天 1 行。舌质暗，苔黄腻，舌下脉络重度迂曲，脉沉。HAMD 评分 6 分，HAMA 评分 7 分。病人病情、情绪稳定，活动等基本正常，失眠、便秘等症状明显缓解。继续予以益气活血、疏肝理气、解郁安神治疗，予参七解郁颗粒后，药用：黄芪 10 克，玄参 15 克，银柴胡 10 克，青蒿 10 克，三棱 10 克，莪术 12 克，丹参 15 克，赤芍 15 克，路路通 15 克，川牛膝 15 克。共 14 剂，每日 1 剂，水煎早晚服。

按语：该患者因突发剧烈心绞痛，后诊断为冠心病，并行 PCI 治疗，术后仍频繁出现心前区疼痛不适，多次到医院急诊抢救，检查均提示无明显异常。冠心病属中医"胸痹"范畴，合并焦虑、抑郁属中医"郁证"范畴。王教授认为 PCI 术后患者再次出现胸痛发作，其核心病机为心脉瘀阻、肝郁气滞。长期情志不畅导致的肝郁气滞为发病的关键。加之患者年老久病，气虚血瘀，因此，王教授采用益气活血、疏肝理气、解郁安神法进行治疗。以生黄芪、人参益气健脾，丹参、香附、三七、合欢皮疏肝理气、活血止痛，远志、珍珠母安神。结合患者病史、舌脉提示为血瘀证，故在上方基础上又加三棱、莪术。

三、益气聪明汤

方剂组成：

黄芪、甘草、赤芍、黄柏、人参、升麻、葛根、蔓荆子。

方解：

升麻、蔓荆子为风药，具有走窜透、灵动及开通的特性，在抑郁症治疗中，不仅有其本身改善临床症状的作用，还能配伍他药达到增效的功效。风药与活血化瘀药配合使用可达到 1+1 > 2 的功效，充实了风药增效的科学内涵，方中按"重用补气药、辅以祛风活血化瘀药方中选用黄芪、人参以达补气见长以及活血生血，黄芪与人参共为君药，以增强健脾益气，治疗本病之本虚证。二者合用共奏大补元气，健运脾胃，脾胃得健，则气血生化充足。气旺则血行，瘀血消而不伤其正。葛根为臣药，其味辛，主升发与宣散，葛根可助行气血，起到祛风通窍的作用，具有生津止渴的作用，具有辅助津液"化赤为血"之功，本方用之为臣药，与君药合用，散胸中之血瘀，又能载君药上浮于脑窍，而达开通玄府，益气活血化瘀之效，使心、脑络气血流通，散解瘀结，恢复神机，益气活血、化瘀通路、补虚固本，恢复神机之功，攻补兼施，以通补用。

现代药理作用：

黄芪的主要药理作用为改善血管收缩能力，扩脑血管，改善供血，使损伤细胞的活力恢复，调节中枢神经系统功能以及降低海马区几种氨基酸物质水平，提高脑组织的抗氧化能力，使脑细胞的凋亡数目减少。人参长于大补精气，可安神益智，补益脾肺之气，气是维持人体生命活动的重要物质基础，所谓"气止则化绝"。脾主运化，化生全身气血津液，与肺吸入之自然清气结合于胸中，贯注于心，入脉为营血，奉心化赤。气旺生血，气血充足则脑窍得养，头脑清利。现代药理研究表明，人参皂苷作用有抗血小板聚集，降低血液黏稠，抗血管硬化及减轻血管脆性；拮抗 Ca^{2+} 沉积，防止神经元的坏死；抗细胞缺氧，维持细胞的活性；双向调节神经系统的兴奋和抑制作用；改善脂膜流动性，稳定细胞膜，促进生成蛋白质，起到保护的作用。作用机制：单体 Rg1 和 Rb1 可增加胆碱能突触数量及阻止 Ach 的水解，改变 AchE 的活性，提高胆碱能系统的功能，起到保护神经系统的作用，减少神经细胞的损伤，对神经元起到修复和保护的作用，延缓神经细胞的衰老而稳定生物神经系统。葛根能够选择性扩张脑血管，使血管阻力降低，改善脑部代谢，使脑血流量充足；使毛细血管不过度收缩，使血黏度降低，从而改善脑代谢；保护和软化发生硬化的血管，使血管内斑块得到固定，保证血管内血流的通畅。增强突触的传递功能，改善抑郁心理。研究表明，益气聪明汤对神经元突触结构、海马区胆碱能神经递质乙酰胆碱 (Ach)、胆碱酯酶 (AchE)、大脑皮层单胺类递质 5- 羟色胺 (5-HT)、多巴胺 (DA)、去甲肾上腺素 (NE) 的影响，改善慢性心理应激。

病案举隅：

陈某，女，60 岁。反复头晕头胀 10 余年，再发 2 周。

2019 年 6 月 16 日初诊：患者既往诊断"原发性高血压病"10 余年，最高收缩压达 200 毫米汞柱，目前长期服用"硝苯地平控释片 30 毫克 Qd、培哚普利吲达帕胺片 4 毫克 / 1.25 毫克 Qd、美托洛尔缓释片 47.5 毫克 Qd"，血压控制欠佳，忽高忽低。患者平素易紧张，既往"睡眠障碍"多年，曾长期服用助眠药，约半年前因"头晕、眠差"在外院就诊，诊断为"焦虑障碍"，曾服用奥氮平、唑吡坦、右佐匹克隆、帕罗西汀等治疗，效果欠佳，后就诊于辽宁中医药大学附属医院门诊，目前服用"盐酸舍曲林片 150 毫克、米氮平片 15 毫克、氯硝西泮 1 毫克"。入院查体：血压：165/88 毫米汞柱，其余查体未见明显异常，头颅磁共振、24 小时动态心电图、心脏超声、甲状腺功能等未见明显异常，HAMA：23 分。中医四诊：患者反复头晕、乏力、昏昏沉沉，伴耳闷、眠差、纳差，常觉喉中有堵塞感，夜间入睡困难，睡后易醒，夜间睡眠时间 3 ~ 4 小时，舌胖大有齿痕、苔白腻，脉细。入院诊断：西医诊断：①原发性高血压 3 级，极高危。②焦虑障碍。③睡眠障碍。中医诊断：眩晕病，脾胃虚弱、清阳不升证。予以补益脾气以升清阳，方选益气聪明汤加减。药用：黄芪 25 克，白芍 15 克，党参 15 克，葛根 15 克，蔓荆子 10 克，黄柏 10 克，炒白术 12 克，茯苓 12 克，升麻 6 克，法半夏 6 克，甘草 6 克，厚朴 9 克，大枣 9 克，仙鹤草 30 克。7 剂，水煎分 2 次温服。同时监测血压，患者治疗 3 天后血压趋于稳定，偶有血压相对偏低，收缩压 105 ~ 110 毫米汞柱，予以降压药减量，停用硝苯地平控释片。7 剂药后患者头昏沉感、耳闷有明显缓解，血压控制佳，睡眠稍有改善，仍有入睡困难，睡后易醒好转，HAMA 复测 12 分。

1 周后随访，患者病情稳定，睡眠改善明显，睡眠时间延长至 6 小时，喉中堵塞感亦改善。

按语：本例患者基础有心血管疾病、原发性高血压病多年，平素多种降压药联用控制欠佳，血压波动大。结合其焦虑症、睡眠障碍病史，患者老年女性，平素思虑较多耗伤脾气、脾胃虚弱运化失常则清阳不升，清窍失养则头晕、昏沉、耳闷、喉中堵塞感，脾胃虚弱则乏力。故予以从脾论治，法以健脾升清，其中黄芪、党参、仙鹤草、大枣、甘草予以益气补中，茯苓、白术健脾渗湿，法半夏燥湿化痰，升麻、葛根、蔓荆子升清举陷，厚朴下气除满，使脾胃升降有序，水谷精微得以荣养全身。

四、黄连温胆汤

方剂组成：

黄连、枳实、竹茹、半夏、陈皮、甘草、生姜、茯苓。

方解：

方中半夏降逆和胃，燥湿化痰；枳实行气消痰；竹茹清热化痰，止呕除烦；陈皮理气燥湿化痰；茯苓健脾渗湿消痰；黄连清热燥湿，泻火解毒；甘草、生姜、大枣益脾和胃，以绝生痰之源。制方精当，药专力宏，若病机与痰、浊、湿、热相关，拘其法而不泥其方，随症加减，可获良效。黄连温胆汤是由温胆汤加味而成，温胆汤首见于唐·孙思邈的《备急千金要方》，原书指出该方主治"大病后虚烦不得眠。"其病因是"胆寒故也。"胆为少阳，少阳主少火，司春升之气。《素问·六节藏象论》云："凡十一藏，取决于胆也。"胆气温和，始能条达，故以温胆名之。医家们根据胆喜温和而主升发，郁则生热，升发疏泄则郁热可解的特点，不仅用该方治疗"心胆虚怯，触事易惊"等证，且通过和解枢机、温通胆腑、化痰和胃而用于胆郁痰热上扰之证，使温胆汤又具有了"清胆"之功。但《千金方》之温胆汤清胆之力稍弱，痰热较甚者应加芩、连之属，其中单加清心泻火之黄连者名黄连温胆汤，首见于清·陆廷珍的《六因条辨·中暑》关于黄连温胆汤的论述有"中暑吐泻并作，吐既止而泻不止者，宜胃苓汤泄之，若泻止而吐不止者，宜黄连温胆汤和之"及"伤暑汗出，身不大热，而舌黄腻，烦闷欲呕，此邪踞肺胃，留恋不解。宜用黄连温胆汤，苦降辛通，为流动之品，仍冀汗解也。"由此可见，该方为和解之剂，主要治疗中焦湿热病症，具有化痰和胃、清热去湿、解郁除烦的功效。随着后世演变，黄连温胆汤已成为临床异病同治常选经方，被广泛用于治疗舌苔黄腻、脉弦滑或滑数之痰瘀互结证，痰热为其中心证候。

现代药理：

半夏可以降低血清总胆固醇、甘油三酯的含量，还具有镇静安神的作用；黄连素可以改善代谢异常，调节血脂，小檗碱具有中枢镇静和抗焦虑的作用；丹参可以保护心肌细胞，防止心肌缺血，抑制血小板聚集和动脉粥样硬化；茯苓可以增强 5-HT 的释放，发挥抗焦虑作用，延长睡眠时间，增强免疫；郁金具有调脂功能，减少动脉内膜斑块，通过抑制 NF-κB 信号通路进而抑制炎症反应，还具有抗焦虑抑郁的作用；甘草可以保护心肌细胞，治疗冠心病，还能抑制海马神经的损伤，发挥抗焦虑作用。

病案举隅：

患者，41 岁，男。失眠 1 年，加重 2 个月。

2018 年 9 月 13 日初诊：患者 1 年前自述入睡困难，易醒，醒后多难入睡，多梦，2 个月前因家中事变，失眠加重，一夜可睡 3~4 个小时。白日精神差，易疲倦乏力，遇事易着急烦躁，情绪易紧张，有恐惧害怕感，偶有情绪低落，闷闷不乐。胸闷气短，燥热汗多，口干口苦，口中有异味，纳差，食后消化不良，小便量少色黄，大便 1~2 天 1 行，质黏不成形，排不尽感。查：舌质红，苔黄腻，脉弦滑，诊为肝郁痰热型不寐伴焦虑、抑郁情绪，方拟黄连温胆汤加减。处方：北柴胡 12 克，石决明 30 克，生代赭石 30 克，生龙骨 30 克，炒酸枣仁 20 克，灯心草 3 克，淡竹叶 15 克，龙胆草 10 克，盐车前子 15 克，茯苓 15 克，竹茹 10 克，砂仁 6 克，陈皮 10 克，生薏苡仁 15 克，清半夏 9 克，黄连 6 克，石菖蒲 15 克，炒栀子 12 克，川芎 10 克，炒神曲 12 克。水煎服，每日 1 剂，共 14 剂。

2018 年 9 月 27 日二诊：睡眠状况较前好转，一夜可睡 5~6 个小时。白日疲劳乏力感减轻，情绪较前好转，食欲好转，大便 1 日 1 行，质仍黏，余症状同前。查：舌暗红，苔黄腻，脉弦滑。继上方去清半夏、黄连、炒神曲，加胆南星 6 克，炒麦芽 10 克，龙胆草减至 6 克，盐车前子减至 12 克，炒栀子减至 10 克。

2018 年 10 月 11 日三诊：睡眠状态明显改善，一夜可睡 7~8 个小时，情绪好转，余症状皆好转，继服。

按语：《景岳全书·不寐》云："痰火扰乱，心神不宁，思虑过度，火炽痰郁而致不眠者多矣。"患者多因精神压力过大而致情志不畅，肝属木，喜条达而恶抑郁，情志失畅则疏泄失职，气机郁滞，津液停聚，气郁日久易化火，可炼液成痰，痰与热搏结，则浊毒内生，耗损脏腑，扰乱心神而发病。治疗以疏肝解郁、清热化痰、祛浊排毒为主。方中石菖蒲、川芎、陈皮理气开窍化痰、安神益智；半夏、竹茹清热燥湿化痰，除烦安神；龙胆草、车前子、灯心草、淡竹叶、炒栀子、黄连合用泻火除烦，清热利湿，使浊毒从小便而走；脾虚津液输布失常，湿聚成痰，炒神曲、茯苓、砂仁、生薏苡仁健脾化湿祛痰，截断浊毒生成之源；生龙骨、石决明、生代赭石重镇安神；诸药合用，共奏气机调畅，痰去热清，安神定志之功。

五、半夏泻心汤

方剂组成：

半夏、黄连、黄芩、干姜、甘草、大枣、人参。

方解：

王教授认为郁证主要病机为气机失调，气血失和，而脾胃为气机升降的枢纽，因此他尤其重视调和脾胃气机，而半夏泻心汤辛开苦降，可调理气机，着重调节脾胃气机，不单纯治疗心下痞，还可治疗多种疾病。刘真教授认为本方的使用关键是只要抓住疾病之本质——中焦气机不利，即可用半夏泻心汤加减，半夏泻心汤乃为误用下法所导致的变证所设，下利后必使中气受损，脾胃气虚，其升清降浊之力必减，清气不升，浊阴不降，使虚寒夹湿热、痰饮等内生之病理产物或太阳、少阳之热等外邪乘虚客于心下，阻滞气机故而为痞。清阳与浊阴逆位，故上而呕，下而肠鸣下利，心主要是着眼于"泻"心下之邪，"消"心下之痞。是首先和胃，胃气降则脾气生。半夏泻心汤重用半夏苦辛燥，苦入胃，降逆和胃；辛燥入脾，散结消痞，一药既能运脾又能和胃散结故为君药。臣药为黄芩、黄连和干姜，黄芩黄连苦寒清降和胃、干姜辛热温中散寒消痞运脾，寒热并用，辛开苦降，助胃降脾生。脾胃即和，复与人参大枣甘草补脾气，使中州斡旋有力，人参、大枣甘温既可防黄芩黄连之苦寒伤阳，又可制约半夏、干姜之辛热伤阴，为佐药。炙甘草补脾和中，调和诸药为使药。在半夏泻心汤中如再加佩兰、藿香等芳化之品效果更佳。

方剂中各药物的现代药理：黄连素可以改善代谢异常，调节血脂，小檗碱具有中枢镇静和抗焦虑的作用；人参所含物质可以保护心血管系统和脑组织，同时也可扩张冠状动脉，改善冠脉血流量；干姜具有抗氧化、解热、镇痛、抗炎、抗病原体、保肝利胆、抗肿瘤、抗溃疡、改善局部血液循环等多种作用；黄芩苷可以通过雌激素受体调节 Nrf2-ARE 信号通路发挥抗氧化作用，黄芩及其主要成分还具有利胆、保肝、抗抑郁、保护心血管系统和神经系统、糖尿病治疗等多种药理作用有降低心率，血压，显著降低大鼠血清总胆固醇（TC）、甘油三酯（TG）、低密度脂蛋白胆固醇（LDL-C）、TC/TG，提高心肌能量代谢，减少炎症和氧化应激等作用。

病案举隅：

董某，女，51 岁。患者阵发性心悸 2 个月。

2018 年 1 月 24 日初诊：患者 2 个月内出现阵发性心悸，心悸时多伴有燥热，自觉热自左胸胁上攻于头部，面红，头晕，躁动不安。上述症状需通过来回走动、吹凉风、食冷物方可缓解，但燥热缓解后则胃脘疼痛。且情绪激动、饮食不慎均可诱发胃脘疼痛，以胀痛为主，同时伴有恶心、呃逆反酸、双足发凉、寐差、入睡困难，近日饮食少，大便 3 天未解，小便调。半年前停经。舌暗苔白腻，脉弦。近半年多次就诊多家医院，查动态心电图提示偶发室早、室上早，ST-T 未见明显异常。曾于外院查胃镜提示慢性非萎缩性胃炎，甲状腺功能未见明显异常。现查患者健康问卷 -9 项（PHQ-9）14 分、广泛焦虑问卷 7 项（GAD-7）13 分。中医诊断：心悸；病机：脾胃升降失常致心神不宁；治则：辛开苦降，调理脾胃以宁心安神。处方：清半夏6克，高良姜6克，黄芩6克，黄连6克，党参6克，甘草6克，柴胡10克，白芍15克，炒枳壳10克，百合30克，娑罗子10克，预知子10克，海螵蛸30克，玉米须30克，盐车前子30克，茯苓10克，白术10克，炒谷芽30克，旋覆花10克（包），合欢花20克，旱莲草30克。7剂，水煎服，每日1剂，分2次温服。同时嘱其控制情绪，保持恬淡虚无心态，练习八段锦，转移注意力，避免饮食生冷之品。

2018年1月31日二诊：心悸、燥热发作减少。胃脘疼痛、恶心减轻，无口干加重，舌暗苔白，脉弦。患者目前无因辛燥伤阴药物所致口干症状，可增加疏肝健脾药物的用量。药用：清半夏9克，栀子15克，白术15克。患者舌质暗，气血郁滞，增强解郁活血之功，去旋覆花、合欢花，加合欢皮30克。7剂，水煎服，每天1剂，分2次温服。

2018年2月7日三诊：心悸未再发，情绪较平稳，胃脘痛发作减少，大便成形，每日1次。继服上方7剂，诸症皆去。患者健康问卷-9项4分、广泛焦虑问卷7项8分。

按语：目前大多认为心悸的主要病机为气血阴阳亏虚、心失所养，或痰火等邪气内扰心神导致心神不宁。该患者饮食不节，损伤中阳，影响脾胃升降，清气不升，浊阴不降，在上则心悸，在中则胃胀痛、恶心、反酸，在下则大便不畅。肝胃气滞，气机不畅，阳郁不能达四末故见双足发凉。方选半夏泻心汤合四逆散加减。半夏辛苦温燥，散结消痞，和胃降逆；高良姜温胃散寒止痛；黄连、黄芩苦寒清降，清泻里热；党参、甘草健脾益气，补虚和中；柴胡、白芍、炒枳壳疏肝行气消胀；娑罗子甘温、无毒，入脾肺经，疏肝理气，和胃止痛，适用于肝胃不和的胃痛；茯苓、炒谷芽、白术健脾；海螵蛸制酸止痛；旋覆花降逆止呕。脾虚则生湿，舌苔腻提示体内兼有湿，应用玉米须、盐车前子分消利湿，利水而不伤阴。患者为绝经期女性，大多肝肾亏虚，大剂量的墨旱莲可补肝肾退热，明显改善燥热。对于心悸患者，无论睡眠如何，加一些安神药物可有效控制症状，尤其夜间犯病者，常用百合15~30克，配伍黄连以清心宁神。合欢花和合欢皮，同属一种植物，均有解郁安神功效，合欢花侧重理气开胃，合欢皮侧重安神活血，失眠轻者用合欢花，重则用合欢皮。

下篇

经验撷萃

第一章　难诊病例临证思路

第一节　心悸

心悸，是指患者自觉心中悸动，惊惕不安，甚则不能自主的一种病证，临床一般多呈发作性，每因情志波动或劳累过度而发作，且常伴胸闷、气短、失眠、健忘、眩晕、耳鸣等症。病情较轻者为惊悸，病情较重者为怔忡，可呈持续性。是临床上心系疾病的常见症状之一，西医多见于因心脏功能性、结构性及器质性改变或其他疾病继发而导致的各种常见类型的心律失常，有 15% ～ 41% 的心悸与心律失常有关。在对于心悸的治疗上，虽可以采用口服、注射药物或射频消融术等，但对于无明显阳性表现却觉心悸的患者，大多建议继续进行临床观察，但心悸依然明显地影响着广大患者的生活质量。然中医学对此认为，心脏本为运行血脉之脏腑，无病之人不会感受其跳动，而只有患怔忡疾病的患者才会自觉心中跳动不安，明确指出心悸为一种病理状态。《黄帝内经》虽无心悸或惊悸、怔忡之病名，但已认识到心悸的病因有宗气外泄，心脉不通，突受惊恐，复感外邪等。如《素问·平人气象论》云："乳之下，其动应衣，宗气泄也。"《素问·举痛论》云："惊则心无所倚，神无所归，虑无所定，故气乱矣。"《素问·痹论》亦云："脉痹不已，复感于邪，内舍于心。""心痹者，脉不通，烦则心下鼓。"心悸的病名，首见于东汉·张仲景的《金匮要略·惊悸吐衄下血胸满瘀血病脉证治》和《伤寒论·辨太阳病脉证并治》，称之为"心动悸""心下悸""心中悸"及"惊悸"等，并认为其主要病因有惊扰、水饮、虚劳及汗后受邪等，提出了基本治则，并以炙甘草汤等为治疗心悸的常用方剂。元·朱丹溪认为心悸的发病应责之虚与痰，如《丹溪心法·惊悸怔忡》云："惊悸者血虚，惊悸有时，以朱砂安神丸。""怔忡者血虚，怔忡无时，血少者多，有思虑便动，属虚；时作时止者，痰因火动。"明·虞抟《医学正传·惊悸怔忡健忘证》云："怔忡者，心中惕惕然动摇而不得安静，无时而作者是也；惊悸者，蓦然而跳跃惊动，而有欲厥之状，有时而作者是也。"对惊悸、怔忡的区别与联系有详尽的描述。明·张介宾在《景岳全书·怔忡惊恐》中提出怔忡由阴虚劳损所致。清·王清任重视瘀血内阻导致心悸怔忡，《医林改错》中记载了用血府逐瘀汤治疗心悸获效。

关于心悸的病因，可由体虚劳倦，如《丹溪心法·惊悸怔忡》所言："人之所主者心，心之所养者血，心血一虚，神气不守，此惊悸之所肇端也。"禀赋不足，劳倦太过，致气血阴阳亏损，脏腑功能失调，心神失养，发为心悸；或七情内伤，如《济生方·惊悸论治》云："惊悸者，心虚胆怯之所致也。"心神动摇，不能自主而发心悸；或忧思郁结，心气郁结，化痰化火，皆会扰乱心神而发惊悸；再如感受外邪，招致风、寒、湿三气杂至于心，日久生痹，痹阻心脉，耗伤心气心阴，皆会招致心悸。温病、疫毒均可灼伤营阴，心失所养，或邪毒内扰心神，如春温、风温、暑温、白喉、梅毒等病，往往伴见心悸。药食不当者，嗜食醇酒厚味、煎炸炙煿，蕴热化火生痰，痰火上扰心神则发为悸，或因药物过量或毒性较剧，耗伤心气，损伤心阴，引起心悸。如中药附子、乌头、雄黄、蟾酥、麻黄等，西药锑剂、洋地黄、奎尼丁、阿托品、肾上腺素等，或补液过快、过多等。

一、辨证施治

1.心虚胆怯证

证候：心悸不宁，善惊易恐，坐卧不安，不寐多梦而易惊醒，恶闻声响，食少纳呆，苔薄白，脉细数或细弦。

治法：镇惊定志，养心安神。

方药：安神定志丸加减。

常用药：人参、茯苓、茯神、石菖蒲、远志、龙齿。

2.心血不足证

证候：心悸气短，头晕目眩，失眠健忘，面色无华，倦怠乏力，纳呆食少，舌淡红，脉细弱。

治法：补血养心，益气安神。

方药：归脾汤加减。

常用药：白术、当归、茯神、炙黄芪、龙眼肉、远志、酸枣仁、木香、炙甘草、人参、生姜、大枣。

3.阴虚火旺证

证候：心悸易惊，心烦失眠，五心烦热，口干，盗汗，思虑劳心则症状加重，伴耳鸣腰酸，头晕目眩，急躁易怒，舌红少津，苔少或无，脉象细数。

治法：滋阴清火，养心安神。

方药：天王补心丹合朱砂安神丸加减。

常用药：人参、茯苓、玄参、丹参、桔梗、远志、当归、五味子、麦门冬、天门冬、柏子仁、酸枣仁、生地黄、朱砂、黄连、炙甘草。

4. 心阳不振证

证候：心悸不安，胸闷气短，动则尤甚，面色苍白，形寒肢冷，舌淡苔白，脉象虚弱或沉细无力。

治法：温补心阳，安神定悸。

方药：桂枝甘草龙骨牡蛎汤合参附汤加减。

常用药：桂枝、炙甘草、煅龙骨、煅牡蛎、人参、炮附子、生姜。

5. 水饮凌心证

证候：心悸眩晕，胸闷痞满，渴不欲饮，小便短少，或下肢水肿，形寒肢冷，伴恶心，欲吐，流涎，舌淡胖，苔白滑，脉象弦滑或沉细而滑。

治法：振奋心阳，化气行水，宁心安神。

方药：苓桂术甘汤加减。

常用药：茯苓、桂枝、白术、甘草。

6. 瘀阻心脉证

证候：心悸不安，胸闷不舒，心痛时作，痛如针刺，唇甲青紫，舌质紫暗或有瘀斑，脉涩或结或代。

治法：活血化瘀，理气通络。

方药：桃仁红花煎加减。

常用药：丹参、赤芍、桃仁、红花、香附、延胡索、青皮、当归、川芎、生地黄、乳香。

7. 痰火扰心证

证候：心悸时发时止，受惊易作，胸闷烦躁，失眠多梦，口干苦，大便秘结，小便短赤，舌红，苔黄腻，脉弦滑。

治法：清热化痰，宁心安神。

方药：黄连温胆汤加减。

常用药：半夏、陈皮、茯苓、甘草、枳实、竹茹、黄连、生姜、大枣。

二、临证体会

心悸的病理性质主要有虚实两方面。虚者为气、血、阴、阳亏损，心失滋养，而致心悸；实者多由痰火扰心，水饮上凌或心血瘀阻，气血运行不畅所致。虚实之间可以相互夹杂或转化。实证日久，病邪伤正，可兼见气、血、阴、阳之亏损，而虚证也可因虚致实，兼见实证表现。临床上阴虚者常兼火盛或痰热；阳虚者易夹水饮、痰湿；气血不足者，易兼气血瘀滞。心悸初起以心气虚为常见，可表现为心气不足，心血不足，心脾两虚，心虚胆怯，气阴两虚等证。病久阳虚者则表现为心阳不振，脾肾阳虚，甚或水饮凌心之证；阴虚血亏者多表现为肝肾阴虚，心肾不交等证。若阴损及阳，或阳损及阴，可出现阴阳俱损之候。若病情恶化，心阳暴脱，可出现厥脱等危候。

三、医案

病案举隅 1：

李某，男，55 岁。心悸不适半年余。

2021 年 7 月 26 日初诊：患者自诉半年前无明显诱因出现心悸不适，每于晨起症状明显，发作时伴双下肢抖动，头晕，无胸痛、无气短，无恶心呕吐，无呼吸困难。就诊于西安市某医院，行心脏超声示：升主动脉增宽，收缩功能正常，舒张功能减低，主动脉瓣反流（少量）。心电图结果阴性，心肌酶谱未见异常。动态心电图示：窦性心律，房性早搏 21 个。余检查结果未见明显阳性结果。患者既往有"原发性高血压"十余年，自服"苯磺酸氨氯地平 5 毫克，1 次／天"及"氟桂利嗪胶囊 5 毫克，1 次／天"，血压控制尚可。辽宁中医药大学附属医院门诊以"原发性高血压 2 级"收住入院，入院查血压 115/80 毫米汞柱，经住院治疗后，患者自觉头晕症状稍减，但仍觉有心悸不适。出院后规律口服"美托洛尔"12.5 毫克，1 次／天；"稳心颗粒"9 毫克，3 次／天，症状仍间断发作。后为进一步中医治疗，遂复诊，现症见：间断心悸，晨起为著，发作时伴双下肢抖动不适，自觉胸中憋闷，无恶心呕吐，无心前区疼痛，食纳可，夜休可，二便调。舌脉：舌质暗红，苔中根部黄腻稍厚，舌下脉络迂曲，脉弦滑。中医诊断：心悸病（痰湿中阻证），治法：健脾化痰，安神定悸。用以温胆汤合小陷胸汤加减。处方：橘红 15 克，瓜蒌皮 15 克，茯苓 15 克，姜半夏 15 克，枳壳 15 克，竹茹 15 克，天麻 15 克，葛根 15 克，党参 30 克，远志 10 克，石菖蒲 10 克，白僵蚕 9 克，黄连 3 克。7 剂，水煎服，每日 1 剂，早晚分服。

2021 年 8 月 6 日二诊：患者诉服上药后心悸症状较前减大半，双下肢抖动症状消失，头晕减轻，食纳可，夜休可，二便调。舌脉：舌质暗红，苔黄腻，舌下脉络迂曲，脉弦滑。上方去葛根，茯苓改为 30 克。14 剂，水煎服，每日 1 剂，早晚分服。二诊后电话随访诉服药后诸症基本消失。

按语：本例患者自觉心悸不适，头晕，甚则不能自主，临床检查未见明显异常，考虑为功能性心悸。患者自觉心悸，头晕，症状于每日晨起加重，舌质暗红，舌苔黄腻而厚，此为痰湿内蕴，郁而化热之象；据十二经脉子午流注法，此时为阳明胃经所主，阳明者，为脾胃也，又"脾主运化""脾为生痰之源"，结合本例患者症状，考虑心悸因脾虚不能运化水液，水湿凝聚为痰，痰浊阻碍气机，郁而化热，热扰心神所致，治疗上应清心火及化痰湿之邪，双管齐下，故方选温胆汤合小陷胸汤治之，以清热化痰，宽胸理气，安神定悸，加党参补脾益气，石菖蒲、远志化痰养心，天麻止晕定眩，葛根升阳止眩，久病多瘀，僵蚕可活血通络，诸药合用，共奏健脾化痰，安神定悸之功。患者服药后诉症状较前明显缓解，遵以"效不更方"原则，守方继服，而获良效。

病案举隅 2：

王某，男，47 岁。阵发性心悸 3 个月，加重 3 天。

2019 年 4 月 25 日初诊：患者自述 3 个月前因受寒感冒后出现心悸，未系统诊治，近 3 天加重。现症见：心悸，时有胸闷、气短，心烦头晕，双下肢酸重，易疲劳，打嗝，自觉双侧腘窝发凉，睡眠欠佳，口渴，渴欲饮水，食纳可，小便频，大便秘结，3 日 1 行，舌质淡暗，苔薄，脉沉滑数。查体：血压：135/75 毫米汞柱。心率：112 次 / 分，心音有力，节律不规整，各瓣膜听诊区未闻及杂音，双肺呼吸音清。触诊腘窝体表温度低于别处。查心电图：窦性心动过速，房性期前收缩，QRS 额面电轴不偏，轻度 ST–T 改变。中医诊断：心悸（饮邪上泛证）。西医诊断：心律失常 – 房性期前收缩。方选五苓散加减。处方：桂枝 10 克，茯苓 12 克，猪苓 10 克，泽泻 10 克，白术 10 克，清半夏 10 克，炙甘草 10 克，干姜 12 克。7 剂，水煎服，每日 1 剂，早晚分服。嘱患者清淡饮食，适当运动。

2019 年 5 月 3 日二诊：患者自述晨起心悸，偶有胸闷、气短，心烦、头晕减轻，双下肢酸重感减轻，睡眠欠佳，腘窝凉感有好转，尿频好转，大便可，仍打嗝，增加胃中有振水音症状，舌脉同前。心率：98 次 / 分，根据患者病情变化，调整上方药物，前方桂枝改为 20 克，加首乌藤 30 克，炒酸枣仁 15 克。7 剂，水煎服，服法同前。嘱患者清淡饮食。

2019 年 5 月 11 日三诊：患者自述基本无心悸、胸闷、气短症状，睡眠明显改善，腘窝凉感消失，双腿仍有酸重感，但较前减轻，大小便可，舌质淡暗，苔薄白，脉沉。心率：80 次 / 分，根据病情需要，调整上方药物及用量，去炒酸枣仁、首乌藤、干姜，调整桂枝用量至 15 克，加入山药 10 克、枸杞子 15 克、生地黄 15 克。再投 7 剂以善其后。

第二节　病态窦房结综合征

病态窦房结综合征是窦房结及其周围组织病变导致其冲动形成和传导障碍，从而产生一系列心律失常，并可伴有不同程度的脑、心、肾等供血不足症状，严重的病例可发生阿 – 斯综合征和猝死，是心血管疾病中较为常见而又难治的病症。病窦属于中医学"心悸""厥证"等范畴。目前来讲，心电图是诊断病态窦房结综合征的重要依据，在没有心电图以前，中医是靠脉诊察觉患者心率或心律的异常改变来认识病态窦房结综合征。如迟、涩、结、代、极、脱等脉象。病窦脉象以迟、涩、促、代脉为主；若迟脉与数脉交替出现，为阴损及阳，阳损及阴之危候；阴盛内寒、心阳浮越，可见心悸不宁、眩晕、厥逆，脉象乍迟乍数、或数而无力的现象。根据有关脉学的记载，迟脉为阳虚阴盛，气虚血塞；涩脉为血少精伤，气滞血瘀；结脉为心阳痹阻，血脉不畅；代脉为气衰；极脉、脱脉为阳气欲脱的重症。唐·孙思邈《千金要方·心藏脉论》曰："阳气外击，阴气内伤，伤则寒，寒则虚，虚则惊，掣心悸，定心汤主之。"明·虞抟《医学正传·怔忡惊悸健忘证》曰："惊悸者，蓦然而跳跃惊动，而又欲厥之状，有时而作者是也。"《伤寒论·厥阴篇》曰："凡厥者，阴阳气不相顺接，便为厥。厥者，手足逆冷是也。"张景岳也曾论述："厥者，逆也。气逆则乱，故忽为昏仆脱绝，是名为厥……甚则卒倒暴厥，忽不知人，轻则渐苏，重则即死，是为急候。"其中所述的证候均与病窦综合征中窦性心动过缓、心动过缓、心动过速综合征，甚则晕厥、心源性猝死等相似。

关于病态窦房结综合征的病因病机，与风寒湿邪、七情内伤、劳倦久病等因素有关，均可导致心脉失于温煦而发为病窦综合征，其病位在心、表现在脉，以迟脉和结促交替脉为主。阳气亏损，心肾阳虚，久之阳损及阴，寒凝血脉，气血运行不畅，继而阳气浮越，阴不敛阳，《素问·厥论篇》曰："冷厥因阴气胜，阳气衰。"《医宗金鉴》曰："三至为迟，迟则为冷"；"迟，阴脉也"；"迟司藏病"；"阳不胜阴气血寒。"《濒湖脉学》曰："迟而无力定虚寒，代脉都因元气虚，结脉皆因气血凝。"《诊家书枢》曰："迟为阴盛阳衰之候，为寒，为不足。"可见阳气亏虚是病态窦房结综合征发病的病理实质。《寿世保元》曰："心为血之主。"心脏位于胸中，与一身经脉相连，推动和调控血液的运行。心主血脉的功能正常，依赖于心气充沛、血液充盈和脉道通利。气为血之帅，气能生血，使血液充盈；又能摄血，使血液循脉运行，故心气充沛在心主血脉中占据主导地位。阳主温煦、推动、兴奋，心之阳气可温煦血液，激发心脏的搏动，推动血液运行，使脉搏跳动有力，节律整齐；若心阳不足，则心脏搏动无力，脉来迟缓，脏腑失养。《类经》曰："心属火，受水之制，故以肾为主。"肾为先天之本，是一身阳气之根，心主血脉的功能需要肾阳的温煦濡养。《桂林古本伤寒杂病论》曰："少阴之为病，脉微细，但欲寐也。"说明少阴心肾阳虚则脉道空虚、运血无力。心为君火，肾为相火，相火秘藏，禀命守位，才能心阳充足；心阳充足，相火方能潜藏。若肾阳衰微则温煦作用减弱，心阳不足，泵血功能下降；若心脏功能失调，心阳衰少，则肾无心火之温而水寒，故临床常并见肾阳虚与心阳虚。再有素体阳虚，寒邪凝滞血脉，气血瘀滞致使阴阳之气不相顺接者，或年老体弱，气血亏虚，精气亏乏者。阳虚则气化失司，津液不得蒸化，易生痰饮。痰饮可随气流窜，行至心脉，妨碍心脏的泵血功能，影响心率。本为阳气虚损，鼓动无力，故脉来缓慢，又有实邪阻滞，则见结脉；病程迁延，阳损及阴，阴虚生热，虚阳鼓动血脉时可见脉来疾数，而痰瘀阻于脉道，故可见时有一止，表现为结促交替脉。

一、辨证施治

1.心脾气虚证

证候：心悸，胸闷气短，自汗，排便困难，脉沉迟无力，舌淡苔白。

治法：补益心脾。

方药：补中益气汤加减。

常用药：党参、黄芪、黄精、升麻、柴胡、当归、附子、麻黄、细辛、干姜、枸杞子。

2.心肾阳虚

证候：心悸，气短，全身乏力，自觉头晕，畏寒肢冷，舌暗红苔白，脉沉细。

治法：温肾助阳。

方药：麻黄附子细辛汤加减

常用药：麻黄、细辛、附子、人参、黄芪、五味子、麦门冬、茯苓。

二、临证体会

阳气虚衰是病窦的根本；心阳不振、脾阳不足、肾阳不足是阳气虚衰的不同变化。心阳不足往往是心脉瘀阻、心血不濡的原因；脾阳不运，容易导致痰浊内生、阻滞气血；至于肾阳虚衰不但可以直接影响心、脾阳气的不足，而且会损及肾阴，形成阴阳两虚，甚则脉象出现乍迟乍数或头昏、晕厥等，阴阳不相顺接的危候。

《素问·至真要大论篇》曰："谨守病机，各司其属……必先五胜，疏其血气，令其调达，而致和平。"病态窦房结综合征以心肾阳虚为本，而阳气以通为用，走而不守，只有保证阳气运行不息，贯通无阻，才能充分发挥温煦鼓动之功，即《素问·举痛论篇》曰："经脉流行不止，环周不休，寒气入经而稽迟，泣而不行，客于脉外则血少，客于脉中则气不通，故卒然而痛。"故应以"通阳活血"为基本治法，该法关键在于通补兼施。

根据病窦气虚、阳虚、血瘀等特点，可分别用4组方药：①补气药为主，重用党参、黄精、甘草、黄芪、麦门冬、玉竹、桑寄生、枸杞子、黄精等。②温阳药为主，选用肉桂、附片、仙茅、淫羊藿、巴戟天、干姜等。③活血药为主，选用三棱、莪术、丹参、红花等。④温经升阳药为主，选用麻黄、细辛、柴胡等。

三、医案

病案举隅 1：

患者，男，59岁。心慌、胸闷加重1个月。

2016年5月31日初诊：患者10年前无明显诱因心慌、胸闷，伴头晕，无黑矇及晕厥，曾用阿托品，疗效不佳，1个月前加重而就诊当地医院，心电图示"窦性心动过缓（45次/分）"，诊断为窦性心动过缓。刻下：心慌胸闷，头晕，乏力，气短，畏寒肢冷，胸背冷痛，面色黄白，表情淡漠，语声低微，鼻息粗重，舌淡暗，有瘀斑，苔薄白，脉沉迟无力。查体：血压：120/78毫米汞柱；心率：50次/分；心尖部可闻及3/6级收缩期杂音。动态心电图示：最慢心率：38次/分；平均心率：45次/分，可见长R–R间期，最长3

秒钟。中医诊断：心悸（阳虚血瘀证）。治以通阳活血。处方：制附子（先煎）6 克，红参（另煎）10 克，炙甘草 9 克，黄芪 20 克，三七粉（冲服）3 克，生地黄 20 克，当归 20 克，干姜 3 克。14 剂，每日 1 剂，水煎服。

2016 年 6 月 14 日二诊：诸症明显好转，无黑矇及晕厥发生，ECG 示：心率 54 次/分。守方继服 14 剂后复查动态心电图示：最慢心率：45 次/分；平均心率：55 次/分，长 R-R 间歇最长 2 秒。守方继服 14 剂善后。

按语：本案为阳虚血瘀证，方以四逆汤加减以补肾阳、通心阳、活血而不伤正；制附子伍生地黄，一热一寒，热而不伤阴，补而不滋腻；红参补气，以助制附子补阳之功；当归、三七伍制附子，则阴寒得消，瘀血能除，而阳气通达；黄芪伍当归补气养血。诸药合用，阴阳协调，肾气充足，气血调和。

病案举隅 2：

患者，男，54 岁。阵发心慌伴头晕 1 年余。

2017 年 11 月 8 日初诊：患者 1 年前无明显诱因出现阵发心慌，伴头晕，于当地医院就诊，查心电图示：窦性心动过缓，窦房传导阻滞。24 小时动态心电图示：总心率 79535 次，平均 45 次/分，最慢 33 次/分，最快 99 次/分，窦性停搏 49 次，最长停搏时间 2.3 秒钟；血压 100/60 毫米汞柱；建议安装起搏器，患者拒绝。刻下症：头晕，心慌，乏力，畏寒，纳可，寐可，夜尿多，2~3 次/天，大便正常。面色少华，舌淡红，苔薄白，脉沉弱迟。中医诊断：心悸（心肾阳虚证）。西医诊断：病态窦房结综合征。治法：温补心肾。予麻黄附子细辛汤加减。处方如下：麻黄 15 克，细辛 6 克，制附片 9 克，巴戟天 12 克，菟丝子 12 克，炙甘草 10 克。14 剂，水煎服，每日 1 剂，早晚分服。

2017 年 11 月 22 日二诊：药后精神好转，自觉心慌程度减轻，头晕发作次数减少，纳可，眠可，畏寒稍有好转，夜尿 2~3 次/天，大便可。舌淡红，苔薄白，脉沉弱迟。查心率：50 次/分；血压：120/62 毫米汞柱。在前方基础上加补骨脂 15 克、女贞子 12 克。14 剂，水煎服，每日 1 剂，早晚分服。

2017 年 12 月 20 日三诊：患者服上方后精神明显好转，心慌基本消失，头晕偶有发作，纳可，寐可，畏寒稍有好转，夜尿 1~2 次/天，大便可。舌淡红，苔薄白，脉沉弱。查心率：59 次/分；血压：110/70 毫米汞柱。在前方基础上加细辛 3 克、葛根 18 克。14 剂，水煎服，每日 1 剂，早晚分服。

按语：患者以心慌为主症，属"心悸"范畴，辨证为心肾阳虚证。治以温补心肾。患者心阳不足，心脉失养，故见心慌；心阳无力行血，血液不得濡养清窍及四肢，故见头晕乏力；阳气虚损，故畏寒；肾阳不足，小便固摄失司而见频数；口唇紫暗，舌暗红，苔薄白，脉沉弱迟为心肾阳虚之象。

第三节　高脂血症

高脂血症是指血浆中总胆固醇（TC）和（或）甘油三酯（TG）高于正常水平的一类代谢性疾病。中医学中并无"高脂血症"病名，但根据其临床证候及继发性疾病的特点，可以将其与中医的多种疾病如"痰饮""肥胖""心悸""胸痹""眩晕""胁痛"等相关联。其致病脏腑主要涉及脾、肾、肝，而主要病机主要为本虚标实，以气、血、阴、阳亏虚为本，痰浊、瘀血为标。基于中医基础理论，学术界一致地认为高脂血症与痰、瘀、虚有关。正常水平的血脂为血液的膏脂，即为津液。津液来源于中焦脾胃，由水谷精微所化生，为津血的重要组成部分。正如清代张志聪《黄帝内经素问集注》云："中焦之气，蒸津液化精微……益于外则皮肤膏肥，余于内则膏肓丰满。"在生理条件下，膏脂依靠脾的运化、肺的输布、心的营运、肝的疏泄及肾的气化功能而流行津血之中，对人体起滋润濡养的作用，正如《素问·经脉别论》中所述："饮入于胃，游溢精气，上输于脾。脾气散精，上归于肺，通调水道，下输膀胱，水精四布，五经并行。"

关于高脂血症的病因病机，可责之肝脾肾三脏。多种致病因素，如饮食失调、情致失节、劳倦内伤、年迈体弱等均可影响脏腑的正常生理功能，使脾失健运、肺失宣肃、肝失疏泄、肾失气化、三焦失利，导致水谷精微输布及气血运失常，产生痰浊、瘀血而发为高脂血症。李中梓在《医宗必读》中说："脾土虚弱，清者难升，浊者难降，留中滞膈，瘀而成痰。"脾失健运，分清泌浊不及，不能化生水谷精微，反化为浊，而湿则为重浊有质之邪；湿邪阻滞，则气机逆乱升降失调，水精不能四布，浊阴弥漫，内生痰浊；痰浊阻滞脉道，气机不畅，形成气滞血瘀，湿、浊、痰、瘀相互搏结，滞留血脉，导致脉络壅塞不畅，治疗应以健脾益气、化痰祛瘀为主。《丹溪心法》云："气顺则一身之津液亦随气而顺矣。"千法一诀，求在源头，勿忘气病。肝藏血，主疏泄，调畅气机，调节情志，促进消化，通调水道，肝的疏泄功能正常，则气机调畅，助脾胃气机升降，促进消化吸收，协助人体血液运行，通利三焦，通调水道，使之调畅而不致瘀滞。若肝失疏泄则气机不畅，气血失和，因病而郁，气机郁滞，影响脾胃气机的升降出入和胆汁的分泌与排泄，气血不畅，痰湿瘀滞内生，从而血脂异常，而痰湿瘀浊作为新的病理产物又加重气血不畅，令脉络不通。因此采用疏畅气机之法可使血流之路畅通无阻，痰瘀自无处可生。肾为先天之本，元气之根，肾之阴阳为一身阴阳之根本。肾主气化，推动和调控着人体内的一切新陈代谢活动。肾气失常，则肺失宣降，脾失健运，肝失疏泄，心肾上下水火不济，从而影响水谷、津液的运化及血液的运行，从而产生痰湿瘀浊而发病。由于各种因素导致机体肝、脾、肾三脏亏虚，气血津液代谢失常，则生膏浊、痰湿、血瘀等"浊邪"浸淫脉络，随血循行内外上下，可滞留于心脉、脑脉、肝脉等全身各处，日久耗伤正气，败坏脏腑。

一、辨证论治

1. 脾虚痰积证

证候：神疲乏力，脘腹痞满，食少纳呆，形体肥胖，舌胖，苔白滑，脉濡。

治法：健脾化痰，化浊降脂。

方药：胃苓汤加减。

常用药：苍术、陈皮、厚朴、茯苓、猪苓、泽泻、肉桂、白术、大枣、甘草等。

2. 痰瘀滞留证

证候：胸闷时痛，头晕胀痛，肢体麻木或偏瘫，舌暗或有瘀斑，苔浊腻，脉沉滑。

治法：化痰散瘀。

方药：瓜蒌薤白白酒汤加减。

常用药：瓜蒌、薤白、白酒、桃仁、厚朴等。

3. 肝肾阴虚证

证候：头晕眼花，腰膝酸软，失眠健忘，五心烦热，舌红苔薄或少，脉细或细数。

治法：滋养肝肾，填精益髓。

方药：杞菊地黄汤加减。

常用药：枸杞子、菊花、熟地黄、酒萸肉、牡丹皮、山药、茯苓、泽泻等。

4. 肝气郁结证

证候：胸胁胀满，善太息，头胀痛，口苦心烦，舌红苔黄，脉弦紧。

治法：行气疏肝，散结降脂。

方药：柴胡疏肝散加减。

常用药：柴胡、芍药、川芎、枳壳、陈皮、炙甘草、香附等。

二、医案

病案举隅 1：

李某，男，45 岁。头晕 1 年，加重 1 天。

2017 年 3 月 2 日初诊：患者 1 年来自觉头晕、疲乏、困倦，体质量明显增加，体质量增加约 5 千克，目前体质量 83 千克，食欲旺盛。体型胖壮，面部红润，上腹饱满充实，平素易出汗，口苦，大便 2 天 1 次，偏干，舌质淡红，舌苔中后部薄黄腻，脉弦滑。检查血清 TC：8.9 毫摩尔 / 升；甘油三酯：3.61 毫摩尔 / 升；LCL–C：4.96 毫摩尔 / 升。中医诊断为眩晕，辨证为少阳阳明合病。西医诊断为高脂血症。方选大柴胡汤加减煎服。处方：柴胡 15 克，黄芩 9 克，半夏 9 克，枳实 15 克，白芍 12 克，大黄 6 克（后下），生姜 3 片，大枣 9 克，荷叶 9 克，炒山楂 9 克，炒麦芽 9 克，瓜蒌仁 9 克。7 剂，每日 1 剂，水煎服。

2017年3月10日二诊：头晕、疲乏、困倦等症状明显减轻，大便软，每日1次。前方继服。

2017年4月10日三诊：诸症消失，体质量下降3千克。检查血清TC：4.9毫摩尔/升；TG：1.62毫摩尔/升；LDL-C：3.26毫摩尔/升，指标恢复正常。

病案举隅2：

汪某，男，58岁。血脂异常8年。

2019年10月20日初诊：患者确诊糖尿病6年余，高脂血症8年余，现服用西药治疗，但糖脂控制不佳。现症见：平素口干多饮，腰酸膝软，双下肢时有麻木，脘腹作胀，时有食欲不振，略感倦怠，夜尿多（2～3次），大便正常，舌质紫暗，舌苔白腻，脉沉弦滑。检查FBG：8.6毫摩尔/升；2小时PG：11.6毫摩尔/升；TC：6.36毫摩尔/升；LDL-C：4.19毫摩尔/升。中医诊断：消渴，胃痞（脾肾两亏夹瘀证）。西医诊断：高脂血症、糖尿病。治以补益脾肾、活血化瘀。处方：黄芪30克，葛根30克，山药30克，茯苓15克，黄精12克，淫羊藿12克，沙苑子15克，制首乌15克，鹿角胶15克，丹参30克，血竭10克，制大黄10克。14剂，每日1剂。嘱患者继续服用西药，需改变生活方式，合理饮食，加强运动锻炼。

2019年11月5日二诊：口干多饮已有好转，脘腹作胀较前缓解，双下肢麻木改善不明显，仍有腰酸，大便稀不成形，每日1次。FBG：7.30毫摩尔/升，观其脉，考虑辨证无误。

前方加肉苁蓉15克，杜仲15克，鸡血藤12克，麻黄12克，制大黄减至6克。14剂。

2019年11月26日三诊：口干明显改善，已无腹胀，食欲恢复正常，腰酸较前缓解，稍有双下肢麻木，夜尿1次或2次，大便正常。舌质紫，舌苔白，脉沉弦，前方续服。

2019年12月11日四诊：FBG：6.5毫摩尔/升；2小时PG：96毫摩尔/升；TC：5.34毫摩尔/升；LDL-C：3.08毫摩尔/升。患者经过上方治疗后诸症缓解，血糖、血脂控制可，效果明显，前方继服，定期复查。

第四节　心力衰竭

心力衰竭属于中医"心悸""怔忡""喘咳""水肿""水饮"等范畴。因心病日久，心阴阳俱虚，心气亏则血运无力，环流不畅通。五脏皆失血养而见衰，肺气虚，气运不行则肺血瘀阻，而见气促喘咳；脾虚则无以运化水谷而生痰湿，而见腹胀纳差；肝虚则藏血无度，肝血瘀滞，而见肝区肿大；肾虚则无以利水，而见尿少水肿。《金匮要略·水气病脉证并治》曰："心水者，其身重而少气，不得卧，烦而躁，其人阴肿。"又曰"心下坚，大如盘，边如旋盘，水饮所作。"中医心水病的症状，类似现代医学的心力衰竭，标本俱病，心气虚是病理基础，血瘀是中心病理环节，痰湿是主要病理产物，治疗原则为补气温阳，活血利水，兼顾阴津。

一、辨证论治

1. 气虚血瘀证

证候：胸闷气短，心悸，活动后诱发或加剧，神疲乏力，自汗，面色㿠白，口唇发绀，或胸部闷痛，或肢肿时作，喘息不得卧，舌淡胖或淡暗有瘀斑，脉沉细或涩、结、代。

治法：补益心肺，活血化瘀。

方药：保元汤合血府逐瘀汤加减。

常用药：人参、黄芪、肉桂、生姜、牛膝、桂枝、桃仁、生地黄、红花、枳壳、赤芍、柴胡、川芎、桔梗、甘草等。

2. 气阴血瘀证

证候：胸闷气短、心悸，动则加剧，神疲乏力，口干，五心烦热，两颧潮红，或胸痛，入夜尤甚，或伴腰膝酸软，头晕耳鸣，或尿少肢肿，舌暗红少苔或少苔或少津，脉细数无力或结或代。

治法：益气养阴，活血化瘀。

方药：生脉饮合血府逐瘀汤加减。

常用药：人参、麦门冬、五味子、牛膝、桂枝、桃仁、红花、生地黄、枳壳、赤芍、柴胡、川芎、桔梗、甘草等。

3. 阳虚水泛证

证候：心悸，喘息不得卧，面浮肢肿，尿少，神疲乏力，畏寒肢冷，腹胀，便溏，口唇发绀，胸部刺痛，或胁下痞块坚硬，颈部暴露，舌淡胖有齿痕，或有瘀点、瘀斑，脉沉细或结、代、促。

治法：益气温阳，化瘀利水。

方药：真武汤合葶苈大枣泻肺汤加减。

常用药：炮附子、白术、芍药、茯苓、生姜、葶苈子、大枣等。

4. 喘脱危证

证候：面色灰暗，喘悸不休，烦躁不安，或额汗如油，四肢厥冷，尿少肢肿，舌淡白，脉细欲绝或疾数无力。

治法：回阳固脱。

方药：参附龙骨牡蛎汤加减。

常用药：人参、炮附子、煅龙骨、煅牡蛎、生姜、大枣等。

二、医案

病案举隅：

患者，男，63 岁。喘促 2 年，加重伴乏力、心慌 1 天。

2019 年 8 月 10 日初诊：患者两个月前因喘促不能平卧而住院治疗，诊断为扩张性心肌病，慢性心功能不全，经过系统治疗后好转，出院后仍存在发作性喘促，现服用倍他乐克、螺内酯。1 天前喘促加重伴乏力、心慌，遂于辽宁中医药大学附属医院就诊。现症见：乏力，心慌，活动后喘憋，无夜间阵发性呼吸困难，无明显胸闷胸痛，干咳无痰，纳呆，大便正常，小便不爽。既往有慢性支气管炎病史。查体：血压 124/72 毫米汞柱，心率 95 次 / 分，律齐，两肺未闻及干湿性啰音，双下肢轻度水肿，舌淡红苔薄黄，脉沉弦。超声心动图示：左室壁运动弥漫性减低，左心扩大，二尖瓣少量反流，三尖瓣少量反流，左心功能减低，射血分数：32%。中医诊断：心水病（气虚血瘀，水湿内停证）。西医诊断：扩张性心肌病，心功能I级，慢性支气管炎。治以益气活血，泻肺利水。处方：党参15克，生黄芪 20 克，桑白皮 12 克，葶苈子 15 克，泽兰 15 克，猪苓 15 克，茯苓 15 克，车前子 15 克（包煎），丹参 20 克，红花 10 克，郁金 10 克，枳壳 10 克，磁石 30 克（先下），远志 6 克，川楝子 10 克，荔枝核 10 克。7 剂，每日 1 剂，水煎服。（西药仍按原剂量服用）

2019 年 8 月 17 日二诊：精神转佳，诸症均有好转，前方继服。2019 年至 2020 年在服用西药基础上，规律服用中药治疗，王教授在益气活血利水基础上加减，并予白术、山萸肉、补骨脂等健脾温肾之剂调理善后。每年均在复查超声心动图，LVEF 由 32% 上升至 66%，心功能得到明显改善。

第五节　高血压

高血压是常见的危害心脑血管健康的综合征，分为原发性高血压和继发性高血压。原发性高血压是指除继发性高血压之外，未能明确高血压原因的高血压病。继发性高血压指能够明确高血压原因的高血压病。高血压病是心脑血管疾病的重要病因和危险因素，长期高血压会造成心、脑、肾等靶器官受损，进而引起严重的并发症如卒中、心肌梗死、心力衰竭及慢性肾脏病等。

中医将高血压归属于"眩晕""头痛"范畴，提出其病因包括情志失调、饮食不节、劳逸过度、禀赋不足等，病变涉及心、肝、肾等诸多脏器，其变动在肝，根源在肾。肝者，风木之脏，内寄相火，主升，主动，饮食不节、劳逸失常、内伤虚损、精神因素等均可引起本病的发生，长期精神紧张或恼怒忧思可使肝气郁结，郁久化火，肝火亢盛，气血上逆，上扰头目，便可引起眩晕、血压升高。

一、辨证论治

1. 肝火亢盛证

证候：眩晕，头痛，急躁易怒，面红，目赤，口干，便秘，溲赤，舌红，苔黄，脉弦数。

治法：清泄肝火，平抑肝阳。

方药：四草汤加减。

常用药：夏枯草、豨莶草、益母草、车前草（一般小便通利而苔不滑腻者，去掉车前草）、杜仲、牛膝、赤芍、白茅根、桑寄生、生地黄、荷叶、蔓荆子、葛根等。

2. 肝肾阴虚证

证候：眩晕，头痛，腰酸，膝软，五心烦热，心悸，失眠，耳鸣，健忘，舌红，少苔，脉弦细数。

治法：补益肝肾，滋阴养血。

方药：首乌二至汤加减。

常用药：制何首乌、女贞子、墨旱莲、桑寄生、生地黄、杜仲、牛膝、仙鹤草等。

3. 痰湿壅盛证

证候：眩晕，头如裹，胸闷，呕吐痰涎，心悸，失眠，口淡，食少，舌胖苔腻，脉滑。

治法：温化痰湿，上引清阳。

方药：达原饮加减。

常用药：草果仁、槟榔、姜厚朴、姜半夏、黄芩、赤芍、麸炒苍术、蚕沙、天竺黄等。

4. 气虚血瘀证

证候：头晕头痛，遇劳加重，四肢挛急，面白少华，或伴有心悸，失眠，精神不振，耳鸣耳聋，舌瘀点或瘀斑，脉弦涩。

治法：补益气血，祛风化痰。

方药：补阳还五汤加减。

常用药：黄芪、当归尾、赤芍、地龙、川芎、红花、桃仁、柴胡、陈皮、甘草等。

二、医案

病案举隅 1：

王某，男，49 岁。头晕头痛 1 年，加重 3 个月。

2018 年 2 月 2 日初诊：患者 1 年前出现发作性头晕、头胀痛，经沈阳某医院检查，血压：152/98 毫米汞柱，头颅 CT 查未见异常，诊断为原发性高血压，服卡托普利片、美托洛尔，效果欠佳。近 3 个月头晕加重，于辽宁中医药大学附属医院就诊。现症见：头晕、头胀，两脚无力，急躁易怒，声亮音大，失眠健忘，全天血压波动在 124 ~ 162/82 ~ 114 毫米汞柱，晨起心率 82 次 / 分，律齐，血脂明显偏高，饮食正常，二便正常，舌质暗红，苔稍黄，舌下脉络不粗不迂，脉沉弦。中医诊断：眩晕（肝阳上亢证）。西医诊断：原发性高血压。治以平肝柔肝、补肾健脾宣肺。方选四草汤加减。处方：夏枯草 20 克，豨莶草 20 克，益母草 20 克，车前草 15 克，蔓荆子 20 克，荷叶 20 克，赤芍 12 克，白茅根 30 克，蝉蜕 6 克，焦地黄 30 克，川牛膝 20 克，杜仲 20 克，桑寄生 20 克，川芎 12 克，当归 12 克，白芍 12 克，麦芽 20 克，炒白术 12 克，炙甘草 6 克。10 剂，每日 1 剂，水煎服，早、晚分服。卡托普利、美托洛尔继服。嘱限烟酒、辛辣、低盐低脂饮食。

2018 年 2 月 12 日二诊：头晕、头胀有所减轻，自觉双脚较前踏实有力，急躁不减，全天血压波动在 114 ~ 150/78 ~ 110 毫米汞柱，晨起心率 75 次 / 分。前方去车前草、加姜黄 10 克，蝉蜕调至 9 克。10 剂，每日 1 剂，水煎服，早、晚分服。医嘱同前。

2018 年 2 月 22 日三诊：头晕、头胀较前减轻，双脚有力，晨起心率 68 次 / 分。前方蔓荆子调至 10 克，荷叶调至 10 克，白芍调至 24 克。10 剂，每日 1 剂，水煎服，早、晚分服。医嘱同前。

2018 年 3 月 2 日四诊：急躁明显减轻，头晕、头胀明显减轻，且全天血压波动在 110 ~ 124/70 ~ 80 毫米汞柱，晨起心率 67 次 / 分。

再服上方 10 剂。随访诉近期血压正常，稍有头晕，头胀，急躁。嘱按时服用口服药，定期复查。

病案举隅 2：

薛某，男，68 岁。头晕 1 周，加重 1 天。

2020 年 12 月 29 日初诊：患者 1 周期前外出散步时出现头晕不适，测量血压为 168/96 毫米汞柱，当时未做处理，休息后症状缓解，血压降至 140/94 毫米汞柱。现仍有反复头晕，发作时乏力，颈部有拘紧感，气短，偶有心慌，口干口苦，睡眠一般，多梦，纳食可，大便不畅，小便可，舌暗红，苔薄白，脉弦涩。查体：血压 170/100 毫米汞柱，颈椎电子计算机断层扫描未见明显异常。中医诊断：眩晕（肝阳上亢证）。西医诊断：原发性高血压。处方：钩藤 30 克，白芍 30 克，生地黄 20 克，川牛膝 10 克，丹参 30 克，葛根 20 克，玄参 20 克，石斛 10 克，虎杖 15 克，鸡血藤 30 克，木瓜 10 克，海桐皮 10 克，乌梢蛇 10 克。7 剂，每日 1 剂，水煎服，分早晚温服。

2021 年 1 月 5 日二诊：头晕好转，颈部仍有拘紧感，大便转佳，睡眠转佳。舌淡红，苔薄白，脉细。血压 130/90 毫米汞柱。前方继服 14 剂。2021 年 1 月 19 日回访，患者诉无明显头晕不适，颈部无拘紧感，纳眠可，二便可。

第六节　心肌炎

心肌炎又称炎症性心肌病，是心肌炎症造成心脏收缩和舒张功能障碍的一种疾病。最常见的是病毒性心肌炎，其中以柯萨奇 B 组病毒、孤儿病毒和脊髓灰质炎病毒为主，其中柯萨奇 B 组病毒是最常见病因。轻者可完全没有症状，病情严重者甚至可出现休克及猝死。目前西医对于病毒性心肌炎尚无特效的治疗手段，本以对症治疗为主，如抗病毒、改善心肌细胞活性、提高免疫功能、控制心律等。相对于西医而言，中医药对本病全病程的治疗具有较大优势。

在中医古籍中并无与心肌炎相对应的病名，根据其致病特征及体征，把心肌炎归属于中医学"时行温毒""心悸""胸痹心痛""心瘅"等范畴。心瘅又名心热病，《方技略》中记录了"五脏六腑瘅十二病方"，其中就有心瘅相关记载。《外台秘要》云："心瘅，烦心，心中热。"心瘅发病原因与外因有关，如外感温热病邪、温毒之邪乘虚侵入体内，内舍于心，损伤心之肌肉包膜，临床以发热、心悸、胸闷、胸痛等为主要表现。但《素问·刺法论》中明确提到"正气存内，邪不可干"，《素问·痹论》载："痹不已，复感于邪，内舍于心。"外邪之所以可以入侵体内，多为素体正气本虚。心为君主之官，内藏神明，为火脏，为五脏六腑之大主，本不易受邪，而现心瘅的发病率却逐年上升，其与现代人的生活环境、生活方式、饮食习惯、情志调节等方面的改变具有密切关系。根据中医古籍对心脏的认识，中医防治心瘅可从预防、解毒、活血、安神、通阳五方面入手，配合饮食、起居、情志调节等综合调治。

一、辨证论治

1. 邪毒攻心证

证候：发热，咽痛，咳嗽，心悸，胸闷，胸痛，舌质红，苔薄黄，脉数。

治法：清热解毒，宣肺清心。

方药：银翘散加减。

常用药：金银花、连翘、黄芩、板蓝根、芦根、大青叶、桔梗、竹叶卷心、牛蒡子等。

2. 湿热困扰证

证候：心悸，胸闷，胸痛，发热，咽痛，脘腹胀满，肢体困倦，口中黏腻（或口苦），舌质红苔白（或黄）厚腻，脉滑或滑数。

治法：清热利湿，宁心安神。

方药：三仁汤或甘露消毒饮加减。

常用药：炒杏仁、白蔻仁、竹叶、砂仁、半夏、苍术、佩兰、生薏苡仁、茵陈、茯苓、黄芩、滑石等。

3. 心阳不振证

证候：胸闷，气短，心悸不已，胸中时有刺痛，活动加重，自汗出，易外感，手足欠温，舌质暗红，苔薄白，脉沉迟或结代。

治法：益气温阳，活血通脉定悸。

方药：参附汤合血府逐瘀汤加减。

常用药：红参、熟附子、丹参、赤芍、川芎、桃仁、红花、黄芪、枳壳、桔梗、甘草等。

二、医案

病案举隅 1：

李某，男，18 岁。发热 16 天，加重伴心悸、胸闷 1 周。

2019 年 9 月 20 日初诊：患者于 9 月 4 日感冒后出现发热、咽痛、流涕等症，间断服用多种抗感冒药治疗症状时轻时重。入院前 1 周患者感冒再次加重伴心慌、胸闷、气短等。现症见：发热，咽痛，头痛，口干，活动后胸闷，心悸，胸痛，气短。查体：患者咽部充血，右侧扁桃体Ⅱ度肿大，左侧Ⅰ度肿大，肺部听诊正常，心界不大，心率 60 次 / 分，律不齐，有较长间歇，各瓣膜无杂音，舌质红，苔薄黄，脉结代。心电图示：窦性心律不齐，Ⅱ度Ⅰ型房室传导阻滞。动态心电图示 24 小时总心率数 8 万次，Ⅱ度Ⅱ型、Ⅱ度Ⅰ型房室传导阻滞呈 2：1、3：2、4：1 传导。心肌酶正常。中医诊断：心悸（邪毒入心证）。西医诊断：病毒性心肌炎。在西医常规支持治疗下治以中药清热解毒，活血宁心。方选银翘散加减。处方：金银花 20 克，连翘 20 克，板蓝根 20 克，麦门冬 20 克，沙参 20 克，黄芪 30 克，芦根 30 克，丹参 30 克，黄芩 15 克，川芎 12 克，赤芍 12 克，淡竹叶 10 克。服药 5 剂，每日 1 剂，水煎服。

2019 年 9 月 25 日二诊：患者自述咽痛、发热、口干、咳嗽、胸闷、心悸、胸痛明显减轻，舌质红，苔薄黄，脉缓，右侧扁桃体缩小为Ⅰ度，左侧恢复正常。复查心电图已恢复为Ⅰ度房室传导阻滞。前方继服上方 7 剂。

2019 年 10 月 2 日三诊：患者自觉胸闷、气短、胸痛、口干、咽痛、咳嗽等症消失，活动后也无胸闷、心悸，舌质红，苔薄白，脉缓。查双侧扁桃体均恢复正常，复查心电图示窦性心律，恢复为正常心电图，嘱其避风寒、慎起居、限制剧烈活动、前方继服，以期进一步巩固疗效。

病案举隅 2：

张某，女，14 岁。心慌胸闷 9 天。

2016 年 9 月 10 日初诊：患者于 9 月 1 日活动后出现心慌、胸闷、气短、乏力、头晕等症。现症见：患者形体偏胖，面色欠华。自觉心慌、胸闷、头晕、乏力、自汗活动后尤甚、喜暖形寒。患者平素较同龄人体质差容易感冒。查体：双肺（-），心界不大，心率 52 次/分，律不齐，瓣膜杂音（-），舌质暗，苔薄白，脉缓。心电图示：交界性逸搏心律，Ⅰ度房室传导阻滞。抗 CVB 抗体阳性，心肌酶无异常。中医诊断：心悸（心阳亏虚证）。西医诊断：病毒性心肌炎。治以温阳益气，活血通脉。方选参附汤合丹参饮加减。处方：红参 15 克，熟附子 6 克，桂枝 10 克，北沙参 20 克，天门冬 15 克，竹叶 12 克，黄芪 30 克，仙茅 12 克，仙灵脾 12 克，丹参 30 克，赤芍 12 克，郁金 12 克，炙甘草 10 克。15 剂，日 1 剂，水煎服。

2016 年 9 月 25 日二诊：患者自觉心慌、胸闷、气短、头晕等症减轻，复查心电图示窦性心律，Ⅰ度房室传导阻滞。前方继服 14 剂，每日 1 剂，水煎服。

2016 年 10 月 9 日三诊：上述诸症明显减轻，且汗出、恶寒等症也有减轻。

前方加白术、防风。14 剂，每日 1 剂，水煎服。

2016 年 11 月 9 日四诊：心慌、胸闷、气短、头晕等症消失，汗出较前明显减少，复查心电图恢复正常，前方继服。

第七节　胸痹

胸痹以胸部闷痛，甚则胸痛彻背，喘息不得卧为主症，轻者仅感胸闷如窒，呼吸欠畅，重者则有胸痛，严重者心痛彻背，背痛彻心。胸痹之名，始于《黄帝内经》，和肺系病证有关。《灵枢·本脏》曰："肺大则多饮，善病胸痹。"东汉·张仲景首先明确提出胸痹，《金匮要略·胸痹心痛短气病脉证治》谓："胸痹之病，喘息咳唾，胸背痛，短气，寸口脉沉而迟，关上小紧数。""胸痹不得卧，心痛彻背。"胸痹的范围由相关肺系病证扩展到心系病证。隋·巢元方《诸病源候论》将胸痹的内涵进一步扩展，除了心、肺相关疾病外，还涉及胸膈痹阻病变，其云：胸痹之候……胸前皮皆痛，手不能犯，胸满短气，咳唾引痛。"明代一些医家又将胸痹范围扩展到胃系疾病。明·虞抟《医学正传》认为除真心痛外的心胸疼痛皆为胃痛。明·秦景明《症因脉治》云："胸痹之症，即胃痹也。胸前满闷，凝结不行，食人即痛，不得下咽，或时做呕。"可见胸痹内涵逐渐丰富，由最初的肺系疾病，到心、肺病证，再扩展到胸壁、咽喉、食道、胃等疾病。胸痹临床表现最早见于《黄帝内经》，《灵枢·五邪》指出："邪在心，则病心痛。"《素问·脏气法时论》有云："心病者，胸中痛，胁支满，胁下痛，膺背肩胛间痛，两臂内痛。"《素问·缪刺论》又有"卒心痛""厥心痛"之称。《灵枢·厥病》把心痛严重，并迅速造成死亡者，称为"真心痛"，谓："真心痛，手足青至节，心痛甚，旦发夕死，夕发旦死。"

胸痹的治疗，《黄帝内经》提出了针刺治疗的穴位和方法，《灵枢·五味》有"心病宜食薤"的记载。《金匮要略·胸痹心痛短气病脉证治》将其病因病机归纳为"阳微阴弦"。治疗方面，根据不同证候，制定了瓜蒌薤白半夏汤等十首方剂，以通阳宣痹为主，体现了辨证论治的特点。宋金元时代胸痹的治法也颇为丰富，如《太平圣惠方》收集治疗本病的方剂甚丰，芳香、温通、辛散之品，每与益气、养血、滋阴、温阳之药相互为用；元·危亦林《世医得效方》提出用苏合香丸"治卒暴心痛"。明·王肯堂《证治准绳》用失笑散及大剂桃仁、红花、降香等治疗死血心痛，清·陈念祖《时方歌括》以丹参饮治心腹诸痛，王清任《医林改错》以血府逐瘀汤治胸痹心痛等，至今沿用不衰。

一、辨证论治

1. 心血瘀阻证

证候：心胸疼痛，如刺如绞，痛有定处，入夜尤甚，甚则心痛彻背，背痛彻心，或痛引肩背，伴有胸闷日久不愈，可因暴怒，劳累而加重，舌质紫暗，有瘀斑，苔薄，脉弦涩。

治法：活血化瘀，通脉止痛。

方药：血府逐瘀汤加减。

常用药：当归、生地黄、桃仁、红花、枳壳、赤芍、柴胡、甘草、桔梗、川芎、牛膝等。若猝然心痛发作，可含化复方丹参滴丸、速效救心丸。

2. 气滞心胸证

证候：心胸满闷，隐痛阵发，痛有定处，时欲太息，遇情志不遂时容易诱发或加重，或兼有胸部胀闷，得嗳气或矢气则舒，苔薄或薄腻，脉细弦。

治法：疏肝理气，活血通络。

方药：柴胡疏肝散加减。

常用药：陈皮、柴胡、枳壳、白芍、炙甘草、香附、川芎等。

3. 痰浊闭阻证

证候：胸闷重而心痛微，痰多气短，肢体沉重，形体肥胖，遇阴雨天易发作或加重，伴有倦怠乏力，纳呆便溏，咳吐痰涎，舌体胖大且边有齿痕，苔浊腻或白滑，脉滑。

治法：通阳泄浊，豁痰宣痹。

方药：瓜蒌薤白半夏汤合涤痰汤加减。

常用药：瓜蒌薤白半夏汤由瓜蒌、薤白、半夏、白酒组成；涤痰汤由半夏、胆南星、橘红、枳实、茯苓、人参、石菖蒲、竹茹、甘草、生姜等组成。

4. 寒凝心脉证

证候：猝然心痛如绞，心痛彻背，喘不得卧，多因气候骤冷或骤感风寒而发病或加重，伴形寒，甚则手足不温，冷汗自出，胸闷气短，心悸，面色苍白，苔薄白，脉沉紧或沉细。

治法：辛温散寒，宣通心阳。

方药：枳实薤白桂枝汤合当归四逆汤加减。

常用药：枳实、厚朴、薤白、桂枝、瓜蒌、当归、桂枝、白芍、细辛、炙甘草、大枣、通草等。若痛剧而四肢不温，冷汗自出，即刻舌下含化苏合香丸或麝香保心丸。

5.气阴两虚证

证候：心胸隐痛，时作时休，心悸气短，动则益甚，伴倦怠乏力，声息低微，面色白，易汗出，舌质淡红，舌体胖且边有齿痕，苔薄白，脉虚细缓或结代。

治法：益气养阴，活血通脉。

方药：生脉散合人参养荣汤加减。

常用药：人参、麦门冬、五味子、熟地黄、当归、白芍、白术、炙甘草、黄芪、陈皮、五味子、肉桂心、远志等。

6.心肾阴虚证

证候：心痛憋闷，心悸盗汗，虚烦不寐，腰酸膝软，头晕耳鸣，口干便秘，舌红少津，苔薄或剥，脉细数或促代。

治法：滋阴清火，养心和络。

方药：天王补心丹合炙甘草汤加减。

常用药：人参、玄参、丹参、茯苓、五味子、远志、桔梗、当归、天门冬、麦门冬、柏子仁、酸枣仁、生地黄、朱砂、炙甘草、桂枝、生姜、阿胶、生地黄、火麻仁、大枣等。

7.心肾阳虚证

证候：心悸而痛，胸闷气短，动则更甚，自汗，面色㿠白，神倦怯寒，四肢欠温或肿胀，舌质淡胖，边有齿痕，苔白或腻，脉沉细迟。

治法：温补阳气，振奋心阳。

方药：参附汤合右归饮加减。

常用药：人参、炮附子、生姜、熟地黄、山药、山茱萸、枸杞子、杜仲、炙甘草、炮附子、肉桂等。

8.正虚阳脱证

证候：心胸绞痛，胸中憋闷或有窒息感，喘促不宁，心慌，面色苍白，大汗淋漓，烦躁不安或表情淡漠，重则神识昏迷，四肢厥冷，口开目合，手撒尿遗，脉疾数无力或脉微欲绝。

治法：回阳救逆，益气固脱。

方药：四逆加人参汤加减。

常用药：炮附子、干姜、人参、炙甘草。阴竭阳亡，与生脉散合用，并可急用独参汤灌胃或鼻饲，或参附注射液50毫升，不加稀释直接推注，每15分钟1次，直至阳气回复，四肢转暖，改用参附注射液 100 毫升继续滴注，待病情稳定后，改用参附注射液 100 毫升加入 5% 或 10% 葡萄糖注射液 250 毫升中静脉滴注，直至病情缓解。

二、医案

病案举隅 1：

李某，男，58 岁。胸闷胸痛 1 年，加重伴呼吸困难 2 周。

2022 年 6 月 18 日初诊：患者 1 年前无明显诱因出现胸闷胸痛、心悸，每次持续约 1 分钟，休息后可缓解，缓解后自觉疲劳汗出，周身无力。近 2 周胸闷痛加重，休息后难以缓解，并伴呼吸困难，遂于辽宁中医药大学附属医院就诊。现症见：胸闷，呼吸困难，心慌，自觉心跳至咽喉部，有紧束感，左侧胸部疼痛，每天发作数次，每次持续 1 分钟左右，可因劳累、活动诱发，白日发作次数较多，呈刺痛，缓解后疲劳，周身无力，汗出。咳嗽，咳少量黄色黏痰，偶夹血丝。无腹胀腹痛，无畏寒发热，易疲劳，汗出较多，夜间烦躁，身热，盗汗，口干，喜冷饮，夜间口苦，纳寐一般，小便调，大便每天 2～3 次，完谷不化。舌淡紫，苔薄白，脉沉细涩。否认家族遗传史。辅助检查：心电图：正常心电图。中医诊断：胸痹心痛（心血瘀阻证）。西医诊断：不稳定型心绞痛。治以活血化瘀，行气通阳。方选：血府逐瘀汤加减。处方：黄芪 25 克，桂枝 10 克，赤芍 10 克，白芍 10 克，厚朴 10 克，杏仁 10 克，地龙 10 克，生地黄 10 克，桃仁 10 克，红花 5 克，枳实 10 克，柴胡 5 克，桔梗 5 克，川芎 10 克，牛膝 15 克，延胡索 10 克，法半夏 10 克，干姜 5 克，甘草 10 克，大枣 6 枚，全蝎 3 克。14 剂，每日 1 剂，水煎服。

2022 年 7 月 2 日二诊：患者胸闷胸痛、心悸等症状较前明显减轻，现症见：稍有胸闷，颈项部偶有紧束感，时有头晕，心慌，易疲劳，阵发性心烦，发热，自汗、盗汗，口干，口苦，晨起喉间有少量黄黏痰易咳出，纳可，厌油腻，嗜睡，小便稍黄，大便成形，每天 2～3 次，但夹有食物残渣。舌暗红，苔薄黄，脉弦。

前方去赤芍、延胡索，改生地黄 15 克，加煅牡蛎 15 克，连服 14 剂，每日 1 剂，水煎服。随访，患者服完上述药物后症状基本消失。

病案举隅 2：

张某，男，67 岁。胸痛 1 年，加重 2 周。

2022 年 4 月 1 日初诊：患者 1 年前出现胸部刺痛延及双侧，休息时明显，与活动、进食、咳嗽、情绪等无关，夜间需侧卧。近 2 周，休息时胸痛加重，遂于辽宁中医药大学附属医院就诊。现症见：胸痛，无咳嗽，稍有畏寒，易劳累，汗多，动则汗出，口苦，无口干，腰部酸痛，纳稍差，寐差，大便尚可，舌淡紫，苔黄腻，脉弦缓。心脏彩超示：二尖瓣、三尖瓣、主动脉瓣轻度反流，主动脉弹性稍减退，左室顺应性减退，收缩功能正常。心电图示：心动过缓。心电图运动平板试验（–），余检查结果未见明显异常。中医诊断：胸痹心痛（心血瘀阻证）。西医诊断：静息型心绞痛。治以行气止痛，活血化瘀，方选：血府逐瘀汤加减。处方：黄芪 25 克，桂枝 15 克，赤芍 15 克，白芍 15 克，生地黄 25 克，当归 10 克，川芎 10 克，柴胡 5 克，枳实 10 克，全蝎 3 克，延胡索 10 克，杜仲 15 克，狗脊 15 克，乌梢蛇 10 克，牛膝 15 克，菟丝子 10 克，蜈蚣 1 条，桃仁 10 克，牡丹皮 10 克，干姜 5 克，甘草 10 克，大枣 6 枚，三七粉（冲服）3 克。14 剂，每日 1 剂，水煎服。

2022 年 5 月 6 日二诊：家属代诉服上方药后胸痛好转，稍有胸闷胸痛，可缓慢步行，夜间尚可平卧，腰痛，臀部疼痛，下肢麻木，无口干、口苦，纳寐一般，二便调，舌淡紫，苔稍白腻，脉弦缓。前方改黄芪 15 克，加苍术 10 克。14 剂。随访，胸闷胸痛明显缓解，稍有腰部疼痛，一般活动可。

病案举隅 3：

刘某，男，40 岁。胸闷、心悸 2 年。

2022 年 5 月 6 日初诊：患者胸闷、心悸不适 2 年，寒热交替及精神紧张时加重，心中惴惴不安，甚则不能活动，经服用多种西药后未见缓解，加之患者经济状况一般，虽经多种检查及西药治疗未见明确结果，给患者带来了极大烦恼。在无奈之下，转投中医治疗，以期获得疗效。患者神色如常，形体一般，胸闷，心悸，时有加重，静时有叹息，眠差梦多，食欲尚可，稍有口干，无口苦，无恶寒发热，无胸痛及放射痛，二便调，舌质稍暗、边尖红，脉弦。生化、甲功等未见异常。心电图示：大致正常心电图。胸片示：未见明显异常。平板运动试验（–）。中医诊断：胸痹（气滞血瘀证）。西医诊断：胸闷。治以疏肝理气，养阴活血。处方：柴胡 12 克，丹参 15 克，麦门冬 15 克，白芍 10 克，赤芍 10 克，香附 10 克，郁金 10 克，枳壳 10 克，远志 10 克，甘草 6 克。3 剂，每日 1 剂，水煎服。

2022 年 5 月 9 日二诊：患者自觉胸闷、心悸症状明显减轻。前方继服 7 剂。

2022 年 5 月 16 日三诊：患者自述胸闷、心悸消失，纳眠可，情志舒畅，精神好转，二便调，舌淡红苔白，脉弦。前方继服。随访半年无复发。

病案举隅 4：

付某，女，49 岁。胸闷加重 1 天。

2021 年 12 月 25 日初诊：患者两个月前因情绪激动出现胸闷、心悸，可自行缓解，近 5 天出现胁肋胀痛，睡眠差，难以入睡，多梦，无胸痛、无恶心呕吐、无头痛头晕、怕冷，纳呆，口苦，二便调，舌质暗，苔薄黄，脉弦。既往高血压病史，冠心病病史，否认糖尿病。心电图无异常，血压：135/83 毫米汞柱。中医诊断：胸痹（属肝郁气滞、肝脾不和证）。方选：柴胡疏肝散加减。处方：柴胡 12 克，赤芍 15 克，白芍 15 克，枳壳 12 克，香附 12 克，川芎 12 克，陈皮 10 克，砂仁 6 克，栀子 12 克，炒酸枣仁 30 克，丹参 30 克，延胡索 30 克，三七粉 3 克（冲服），水蛭 6 克，葛根 30 克，甘草 6 克，瓜蒌 15 克。14 剂，每日 1 剂，水煎服，早晚分 2 次温服。

2022 年 1 月 9 日二诊：胸闷症状消失，仍有胁肋部隐痛，发作次数较前减少，寐欠佳，纳可，偶有心悸，舌质暗，苔薄黄，脉弦。

前方去陈皮，加川楝子 10 克，生龙骨 30 克。14 剂，每日 1 剂，水煎服，早晚分 2 次温服。

2022 年 1 月 23 日三诊：服药期间偶有轻度胁肋部隐痛，情绪较前好转，无胸闷心悸，纳可，眠欠佳，二便调，舌暗，苔薄黄，脉弦。

调整处方为：柴胡 12 克，赤芍 15 克，白芍 15 克，枳壳 12 克，香附 12 克，川芎 12 克，当归 12 克，陈皮 12 克，栀子 12 克，丹参 30 克，炒酸枣仁 30 克，三七粉（冲服）3 克，延胡索 30 克，莪术 15 克，全蝎 6 克，甘草 6 克，鸡血藤 30 克。药后诸症皆除。

第八节　肺心病

肺心病可归属中医学"肺胀""喘病"等范畴。《灵枢·胀论》曰："肺胀者，虚满而喘咳。"认为其病机在虚，症状以胸满、喘促、咳嗽为主。《金匮要略·肺痿肺痈咳嗽上气病脉证治》及《金匮要略·痰饮咳嗽病脉证并治》指出本病主症为"咳而上气，此为肺胀，其人喘，目如脱状""咳逆倚息，短气不得卧，其形如肿。"《诸病源候论》认为本病发生有虚、实两端，虚证为"肺本虚，气为不足，复为邪所乘，壅否不能宣畅"，实证为"肺主气，气有余则喘咳上气。"《丹溪心法》"肺胀而嗽，或左或右，不得眠，此痰挟瘀血碍气而病"，提出肺胀病机为痰瘀阻碍肺气。其主要机制为肺血管阻力增大，肺动脉压增高，引发右心扩大、肥厚等。总之，肺心病病因病机可归纳为久病肺气亏虚，致水湿、痰饮、瘀血潴留，肺气壅滞，不能敛降，胸膺胀满，损及心、脾、肾，复感外邪而诱使病情发作或加重。

一、辨证论治

1. 外寒内饮证

证候：咳逆喘满不得卧，气短气急，咳痰白稀，呈泡沫状，胸部膨满，恶寒，周身酸楚，或有口干不欲饮，面色青暗，舌体胖大，舌质暗淡，舌苔白滑，脉浮紧。

治法：温肺散寒，降逆涤痰。

方药：小青龙汤加减。

常用药：麻黄、桂枝、干姜、细辛、半夏、炙甘草、白芍、五味子等。若咳而上气、喉中如有水鸡声，表寒不著者可用射干麻黄汤。若饮郁化热，烦躁而喘，脉滑，用小青龙加石膏汤。

2. 痰浊壅肺证

证候：咳嗽痰多，色白黏腻或呈泡沫，短气喘息，稍劳即著，怕风汗多，脘痞纳少，倦怠乏力，舌暗苔薄腻或浊腻脉滑。

治法：化痰降气，健脾益气。

方药：苏子降气汤合三子养亲汤加减。

常用药：苏子、苏叶、半夏、当归、前胡、厚朴、肉桂、甘草、生姜、大枣等。

3. 痰热郁肺证

证候：咳逆喘息气粗，痰黄或白，黏稠难咳，胸满烦躁，目胀睛突，或发热汗出，或微恶寒，溲黄便干，口渴引饮，舌质暗红，苔黄或黄腻、脉滑数。

治法：清肺泄热，降逆平喘。

方药：越婢加半夏汤或桑白皮汤加减。

常用药：麻黄、石膏、甘草、生姜、大枣、半夏、桑白皮、苏子、杏仁、贝母、黄芩、黄连、栀子等。

4. 痰蒙神窍证

证候：咳逆喘促日重，咳痰不爽，表情淡漠，嗜睡，甚或意识朦胧，谵妄，烦躁不安入夜尤甚，昏迷，撮空理线，或肢体蠕动，抽搐，舌质暗红或淡紫，或紫绛，苔白腻或黄腻，脉细滑数。

治法：涤痰开窍。

方药：涤痰汤合安宫牛黄丸或至宝丹加减。

常用药：半夏、茯苓、甘草、竹茹、胆南星、橘红、枳实、石菖蒲、人参、生姜、大枣等。

5. 痰瘀阻肺证

证候：咳嗽痰多，色白或呈泡沫，喉间痰鸣，喘息不能平卧，胸部膨满，憋闷如塞，面色灰白而暗，唇甲发绀，舌质暗或紫，舌下瘀筋增粗，苔腻或浊腻，脉弦滑。

治法：涤痰祛瘀，泻肺平喘。

方药：葶苈大枣泻肺汤合桂枝茯苓丸加减。

常用药：葶苈子、大枣、桂枝、茯苓、丹皮、芍药、桃仁等。

6. 阳虚水泛证

证候：面浮，下肢肿，甚或一身悉肿，脘痞腹胀，或腹满有水，尿少，心悸，喘咳不能平卧，咳痰清稀，怕冷，面唇青紫，舌胖质暗，苔白滑，脉沉虚数或结代。

治法：温阳化饮利水。

方药：真武汤合五苓散加减。

常用药：炮附子、白术、芍药、生姜、茯苓、猪苓、泽泻、白术、桂枝等。

7. 肺脾两虚证

证候：咳嗽，痰白泡沫状，少食乏力，自汗怕风，面色少华，腹胀，便溏，舌体胖大、有齿痕，舌质淡，舌苔白，脉细或脉缓或弱。

治法：补肺健脾，降气化痰。

方药：四君子汤合玉屏风散加减。

常用药：人参、茯苓、炙甘草、陈皮、半夏、黄芪、防风、白术等。

二、医案

病案举隅：

患者，男，79 岁。反复咳嗽咳痰伴气喘 30 年。

2022 年 4 月 3 日初诊：患者因反复咳嗽咳痰伴气喘 30 年，于 2022 年 3 月就诊当地医院住院治疗，诊断为 COPD、慢性肺源性心脏病。来诊时患者胸闷气喘，心慌，动则加重，咳嗽，咳黄脓痰，双下肢水肿，尿少，睡眠不佳，纳差，大便成形，察其唇色紫暗，苔黄腻，脉结代。中医诊断：肺胀（痰瘀阻肺证）。西医诊断：慢性肺心病急性发作伴右心衰。治以清热化痰、泻肺平喘、逐瘀利水之法。处方：葶苈子 15 克，大枣 30 克，鱼腥草 20 克，金银花 30 克，浙贝母 15 克，瓜蒌皮 15 克，苦杏仁 10 克，桔梗 15 克，前胡 10 克，丹参 30 克，三棱 18 克，莪术 18 克，车前子 30 克，泽泻 30 克，茯苓 15 克，山药 50 克，酸枣仁 12 克，合欢皮 15 克，炒薏苡仁 30 克。7 剂，每日 1 剂，水煎服，早晚饭后温服。嘱患者避风寒，慎起居，节饮食。

2022 年 4 月 10 日二诊：双下肢水肿减轻，痰亦减少，活动后气促有所缓解，纳可，失眠改善，舌红暗，苔白腻，脉结代。前方去鱼腥草、金银花、浙贝母，加生脉散（党参 15 克，麦门冬 15 克）。7 剂，每日 1 剂，水煎服。

2022 年 4 月 17 日三诊：下肢水肿消退，偶有咳嗽，伴少量白痰，气喘减轻，心悸减少，无失眠，纳可，舌暗红，苔白，脉沉细。前方去泽泻、车前子、酸枣仁、合欢皮，加玉屏风散（黄芪 30 克，炒白术 12 克，防风 12 克）。续服 14 剂，用药后病情稳定。

第九节 不寐

不寐以经常不能获得正常睡眠为特征的一类病证，主要表现为睡眠时间、深度的不足。轻者入睡困难，或寐而不酣，时寐时醒，或醒后不能再寐，重则彻夜不眠。西医学中的神经官能症、更年期综合征、慢性消化不良、贫血、动脉粥样硬化症等以不寐为主要临床表现时均属本病范畴，可参照本病辨证论治。失眠形成的病因病机均较复杂，多与七情内伤、饮食不节、劳倦过度有关。《素问·灵兰秘典论》云："心者，君主之官，神明出焉。"《灵枢·邪客》谓："心者，五脏六腑之大主也，精神之所舍也。"可知本病的病位多责之于心。《灵枢·本神》云："肝藏血，血舍魂。""肾藏精，精舍志。"《素问·逆调论》引《下经》云："胃不和则卧不安。"因而失眠与肝胆、脾胃、肾有一定的关系。不寐病位主要在心，与肝、脾、肾关系密切，因心主神明，神安则寐，神不安则不寐。血之来源，由水谷精微所化，上奉于心，则心得所养；受藏于肝，则肝体柔和；统摄于脾，则生化不息；调节有度，化而为精，内藏于肾，肾精上承于心，心气下交于肾，阴精内守，卫阳护于外，阴阳协调，则神志安宁。如思虑、劳倦伤及诸脏，精血内耗，心神失养，神不内守，阳不入阴，每致顽固性不寐。在中医古籍亦称"不得卧""不眠"等，《素问》记载有"胃不和则卧不安"，说明脾胃功能失和，可以引起不寐的发生。心、肝、脾、肾脏器功能的失调均可诱发不寐。多以邪犯脏腑，阴阳失交为病机，如《灵枢·邪客》所述："夫邪气之客人也，或令人目不瞑，不卧……厥气客于五脏六腑，行于阳，不得入于阴……阴虚，故目不瞑。"治以"补虚泻实，调整脏腑阴阳。"脏腑失调，阴阳失交是不寐的主要病机。

一、辨证论治

1.肝火扰心证

证候：不寐多梦，甚则彻夜不眠，急躁易怒，伴头晕头胀，目赤耳鸣，口干而苦，不思饮食，便秘溲赤，舌红苔黄，脉弦而数。

治法：疏肝泻热，镇心安神。

方药：龙胆泻肝汤加减。

常用药：龙胆草、黄芩、泽泻、木通、车前子、当归、柴胡、生地黄、栀子、生甘草等。若胸闷胁胀，善叹息者，加香附、郁金、佛手；若肝胆实火，肝火上类之重症出现头痛欲裂、大便秘结，可服当归龙荟丸。

2.痰热扰心证

证候：心烦不寐，胸闷脘痞，泛恶嗳气伴头重，目眩，舌偏红，苔黄腻，脉滑数。

治法：清化痰热，和中安神。

方药：黄连温胆汤加减。

常用药：黄连、竹茹、枳实、半夏、陈皮、茯苓、甘草、生姜、大枣等。若心悸动惊惕不安加琥珀、珍珠母、朱砂；若痰热盛，痰火上扰心神彻夜不眠，大便秘结不通者，加大黄或用礞石滚痰丸。

3.心脾两虚证

证候：不易入睡，多梦易醒，心悸健忘，神疲食少，伴头晕目眩，面色少华，四肢倦怠，腹胀便溏，舌淡苔薄，脉细无力。

治法：补益心脾，养血安神。

方药：归脾汤加减。

常用药：人参、黄芪、白术、茯神、酸枣仁、龙眼肉、木香、炙甘草、当归、远志、生姜、大枣等。若心血不足较甚者加熟地黄、白芍、阿胶；若不寐较重加柏子仁、五味子、夜交藤、合欢皮；若夜梦纷纭，时醒时寐加肉桂、黄连；如兼胸闷纳差，苔滑腻，加二陈汤；兼腹泻者减当归加苍术、白术。

4. 心肾不交证

证候：心烦不寐，入睡困难，心悸多梦，伴头晕耳鸣，腰膝酸软，潮热盗汗，五心烦热，咽干少津，男子遗精，女子月经不调，舌红少苔，脉细数。

治法：滋阴降火，交通心肾。

方药：六味地黄丸合交泰丸加减。

常用药：熟地黄、山药、山茱萸、丹皮、泽泻、黄连、肉桂等。

5. 心胆气虚证

证候：虚烦不寐，胆怯心悸，触事易惊，终日惕惕，伴气短自汗，倦息乏力，舌淡，脉弦细。

治法：益气镇惊，安神定志。

方药：安神定志丸合酸枣仁汤加减。

常用药：人参、石菖蒲、龙齿、茯苓、茯神、远志、酸枣仁、知母、川药、茯苓、甘草等。

二、医案

病案举隅 1：

刘某，男，72 岁。入睡困难，梦多易醒 3 年，加重 1 天。

2022 年 4 月 14 日初诊：患者 3 年前无明显原因出现入睡困难，梦多易醒，为保证睡眠时间，睡前须服用阿普唑仑片（0.8 毫克 / 次）。现症见：失眠，一夜可睡 4~5 小时，梦多易醒，醒后可入睡，健忘，易感疲倦，脘闷纳呆，口淡，偶有头晕，二便可。查体：神清，精神欠佳，形体适中，胸腹部体查均为阴性，神经系统体查阴性，舌淡苔白腻，舌下脉络短细，脉细弱。中医诊断：不寐（心脾两虚证）。西医诊断：原发性失眠。治以补益心脾，养血安神。方选：归脾汤加减。处方：党参 25 克，白术 15 克，当归 15 克，茯苓 10 克，茯神 10 克，黄芪 25 克，炒酸枣仁 10 克，法半夏 10 克，陈皮 10 克，焦山楂 10 克，焦神曲 10 克，炙甘草 6 克。7 剂，每日 1 剂，水煎服，分 2 次于早晚温服。

2022 年 4 月 22 日二诊：患者诉诸症明显改善，晚上仍需服用阿普唑仑（0.8 毫克 / 次），前方继服 7 剂。半月后回访，患者诉服完 7 剂后，无须服用阿普唑仑片，可入睡。

病案举隅 2：

谢某，女，35 岁。难以入睡 2 年，加重 1 天。

2022 年 7 月 6 日初诊：患者 2 年前因产后大出血后逐渐出现难以入睡，需 3~4 小时才可入睡，梦多，睡眠浅易醒。4 天前因小孩生病，思虑过度，加之过于忙碌导致上述症状加重，特来辽宁中医药大学附属医院就诊。现症见：难以入睡，需 4~5 小时才入睡，梦多，睡眠浅易醒，头晕，面色少华，纳差，大便溏稀，1 日 2 次，小便可。既往有剖宫产手术史，月经初潮：14 岁；经期：5~7 天；周期：28~30 天；末次月经：2019 年 4 月 21 日，经来量少，色淡红，质稀，无痛经。查体：神清，精神欠佳，形体稍胖，心、肺脏器体查均为阴性，神经系统体查阴性，舌淡、苔薄，舌下脉络短细，脉沉细弱。经四诊合参，中医诊断：不寐（属心脾两虚证）。西医诊断：原发性失眠。治法：补益心脾，养血安神调经。方选：归脾汤加减。方用：党参 20 克，白术 15 克，当归 10 克，熟地黄 15 克，茯苓 10 克，黄芪 25 克，蜜远志 10 克，炒酸枣仁 10 克，龙眼肉 10 克，川芎 10 克，陈皮 10 克，木香 6 克，炒麦芽 10 克，焦神曲 10 克，炙甘草 6 克。7 剂，每日 1 剂，水煎前加入 3 粒大枣和 4 片生姜，分两次于午休及晚上睡觉前 1 小时服用。嘱患者畅情志，饮食清淡，避风寒，适当锻炼。

2022 年 7 月 13 日二诊：入睡困难减轻，需 2~3 小时可入睡，多梦，睡后醒来次数减少，偶有头晕，无心烦，面色少华，精神好转，纳可，大便偶溏，小便可。舌脉象同前。原方去麦芽、神曲，加用制何首乌 10 克，白芍 10 克，前方继服 7 剂。

2022 年 7 月 20 日三诊：患者基本可以入睡，但多梦，面色较前红润。舌淡红，苔薄白，脉细弱。经来量可，色暗红，不稀不稠。患者睡眠基本正常，为巩固疗效，改汤剂为丸剂，予以口服归脾丸半个月。（1 个月后回访，患者可安然入睡）

第二章 难治病例临床思路

第一节 顽固性心力衰竭

病案举隅 1:

罗某,女,39 岁。胸闷、气短 4 年,加重 1 周。

2018 年 6 月 12 日初诊:患者于 4 年前因劳累出现胸闷、气短、心悸、浮肿,久久不能缓解,于辽中当地医院就诊,诊断为心力衰竭、风湿性心脏瓣膜病、心律失常(房颤),经住院系统治疗,予西地兰、呋塞米、硝普钠等药物,症状有所缓解。之后上症反复发作,遇感冒或劳累加重,多次住院及门诊治疗,现口服地高辛 0.25 毫克日 1 次,呋塞米 20 毫克日 1 次,螺内酯 20 毫克日 1 次,倍他乐克 12.5 毫克日 2 次,缬沙坦 40 毫克日 1 次。近 1 周患者无明显诱因出现胸闷气短加重,心悸明显,水肿日甚,尿量明显减少,每日尿量 400~600 毫升,于家中将呋塞米加至 40~60 毫克日 1 次后未见效果,伴见恶心呕吐频繁,不欲进食,双下肢明显水肿,常觉肢冷,寐差,大便 2~3 日 1 行。查体:血压:95/60 毫米汞柱,面色晦暗无华,精神不振,口唇发绀,呼吸困难,颈静脉充盈明显,心浊音界向双侧扩大,心尖区可闻及双期杂音,心率 53 次 / 分,心音强弱不等,心律绝对不齐,双肺中下叶可闻及湿啰音,肝大,肋下 6 厘米,叩痛阳性,腹水征阳性,双下肢凹陷性水肿,按之没指而难起,双下肢静脉曲张,舌淡暗,苔白,脉结代沉细。胸部 X 线片示:呈肺瘀血改变,肺门处增大模糊,心脏扩大呈梨形,肺动脉段及左心耳突出,双侧胸腔积液。超声心动图示:双房、右室增大,左室舒张末内径 59 毫米,左房 38 毫米,右室 32 毫米,右房 46 毫米,左室射血分数:45%;主动脉内径正常,肺动脉内径增宽;二尖瓣前后叶增厚、黏连,可见瓣叶变形钙化,回声增强,舒张期瓣叶开放明显受限,瓣口面积 0.8 平方厘米;少量心包积液。腹部超声示:肝瘀血改变、腹水。心电图示:房颤伴频发室性早搏。血生化示:ALT:每升 143.2 单位;AST:每升 125 单位;BUN:12.5 毫摩尔 / 升;Cr:189 毫摩尔 / 升;BNP:4560 皮克 / 毫升;地高辛浓度:3.76 纳克 / 毫升。

中医诊断：心衰病（心脾阳虚，水饮内停，兼夹瘀血）。西医诊断：心力衰竭，心功能Ⅳ级、风湿性心脏瓣膜病，二尖瓣狭窄伴关闭不全，全心扩大，心律失常（心房颤动，频发室早），胸腔积液。治以补益心脾，温化水饮，活血化瘀。方用：茯苓20克，桂枝10克，白术10克，丹参15克，桃仁10克，炙甘草10克，葶苈子15克，益母草15克，姜半夏10克，砂仁10克，陈皮10克，佩兰15克。7剂，每日1剂，水煎服（患者肾功能损害，地高辛清除率下降，长期服用地高辛，临床症状、化验指标及心电图均支持为地高辛中毒，故停用地高辛）。

2018年6月20日二诊：胸闷气短较前有所好转，已无明显恶心，食欲增加，尿量增多，每天尿量1500~1800毫升。体重下降、气急改善，水肿减轻，仍感乏力，体位变化时常感头晕。查体：血压：100/75毫米汞柱；呼吸：18次/分；心率：63次/分，心音强弱不等，心律绝对不齐，心尖区可闻及双期杂音，双肺下叶可闻及细湿啰音，肝大，肋下3厘米，叩痛阳性，腹水征阳性，双下肢水肿较前减轻。舌淡暗，苔白，脉沉细。心电图示：房颤，未见室早。血生化示：ALT：每升73.2单位；AST：每升65单位；BUN：9.5毫摩尔/升；Cr：129毫摩尔/升；K：4.1毫摩尔/升；BNP：2258皮克/毫升；地高辛浓度：1.43纳克/毫升。

前方去半夏、陈皮，加党参15克，黄芪30克，麦门冬10克，五味子10克。10剂，日1剂，水煎服。

2018年6月30日三诊：胸闷气短较前明显改善，无明显心悸症状，食欲正常，尿量每日维持在1500毫升左右。水肿明显减轻，乏力改善，偶感头晕。查体：血压：110/70毫米汞柱；呼吸：18次/分；心率：66次/分；心音强弱不等，心律绝对不齐，心尖区可闻及双期杂音，双肺未闻及明显湿啰音，肝不大，双下肢无水肿。舌淡暗，苔白，脉沉细。心电图示：房颤。血生化示：ALT：每升45单位；AST：每升50单位；BUN：8.9毫摩尔/升；Cr：108毫摩尔/升；K：4.3毫摩尔/升；BNP：608皮克/毫升。肺CT提示：少量胸腔积液。腹部彩超提示：肝脏回缩，少量腹水。前方去佩兰、葶苈子。14剂，日1剂，水煎服。

2018年7月22日四诊：患者服药14剂药后，无胸闷气短心悸症状，食欲正常，尿量每天维持在1500毫升左右。下肢无水肿，身体无沉重感。舌淡暗，苔白，脉沉细。

按语：本例患者为典型的心力衰竭，且是左心、右心均受累的全心衰竭，基础病为风湿性心脏瓣膜病，联合瓣膜病变，伴肝肾功能损害、地高辛中毒，西药治疗后，心衰控制不理想。心力衰竭是西医学病名，早期中医学中虽未确切提出"心力衰竭"之病名，亦未设专篇对本病加以论述，但根据慢性心力衰竭之心悸，气喘，水肿，咳吐痰液等临床表现将其归为中医"心悸""胸痹""水肿""水饮""喘证""痰饮""心水""心悸"等范畴。《圣济总录·心脏门》曰："心衰则健忘，心热则多汗。不足则胸腹胁下与腰背引痛，惊悸恍惚，少颜色，舌本强。"《素问·藏气法时论篇》云："腹大胫肿，喘咳身重。"《素问·水热穴论篇》云："水病下为胕肿大腹，上为喘呼不得卧者。"《素问·痹论》曰："心痹者，脉不通，烦则心下鼓，暴上气而喘，嗌干，善噫，厥气上则恐。"《证治汇补·惊悸怔忡》曰："惊悸者，忽然若有所惊，惕惕然心中不宁，其动也有时，怔忡者，心中惕惕然，动摇不静，其作也无时。"这些论述均与心力衰竭的临床表现相似，是祖国医学对心衰的早期认识。心力衰竭往往病程较长，早期到中末期症状、证候演变多变，在阴阳、脏腑、气血、精液等多个层次产生很多复杂盛衰、虚实的变化。但大多数心衰患者的病机演变具有较强的规律性，应知简趋繁，加以总结。在病机方面，古籍中多有记载：《诸病源候论·伤寒喘候》载："水停心下，肾气乘心，故喘也。"宋成无己在《伤寒明理论·悸》篇指出："心悸之由，不越二种，一者气虚，二者停饮也。"《医宗必读·水肿胀论》曰："命门火衰，既不能自制阴寒，又不能温养脾土，则阴不从阳，而精化为水。"心力衰竭的最根本的中医病理机制为本虚标实。本虚有气、血、阴、阳之不同，标实有气滞，血瘀、痰浊、水饮之异。本病病位在心、肺，涉及肾、脾，同时与气、血、津、液代谢紊乱密切相关。早期主要为心气、心阳亏虚，可见肺气亏虚，随病情发展及病情变化，心气亏虚，阳虚阴虚，运血无力，瘀血内停，中期脾阳受损，脾虚湿蕴，附加肺气亏虚，水道不通，水湿内停，后期肾阳虚衰，膀胱气化不利，水饮泛滥。因此心衰病的病机可用虚、瘀、水三个字概括。故在治疗中，重点抓住这三方面进行辨证分析。

本例患者主症为胸闷、气短、心悸、水肿，劳累后症状突出。本次发病伴有恶心、呕吐，不欲进食，双下肢明显水肿，尿量减少，常觉肢冷，寐差，舌淡暗，苔白，脉结代沉细，临证在此主症下根据舌脉、心衰原发病、其他伴随症状，可判断患者为心脾阳虚，水饮泛滥，瘀血内停，符合心衰"虚、瘀、水"基本病机。根据患者症状体征及舌脉，该患者心脾阳虚与水饮瘀血俱存，属本虚标实，且恶心呕吐，中焦痞满症状尤为突出，为火不暖土，分析该患者心阳、脾阳皆虚，无形之湿已变有形之饮且兼夹血瘀。如不及时治疗会迅速变为阳虚水泛，水饮凌心甚至阳脱重症。故此阶段的心衰患者，兼有本虚标实。

苓桂术甘汤出自《伤寒杂病论》，具有温阳健脾利水降逆之功效，是脾虚兼水饮的主治方剂。原文为"伤寒，若吐，若下后，心下逆满，气上冲胸，起则头眩，脉沉紧，发汗则动经，身为振振摇者，茯苓桂枝白术甘草汤主之。"此方所治痰饮乃中阳素虚，脾失健运，气化不利，水湿内停所致。盖脾主中州，职司气化，为气机升降之枢纽，脾阳不足，健运失职，则湿滞而为痰为饮。而痰饮随气升降，无处不到，停于胸胁，则见胸胁支满；阻滞中焦，清阳不升，则见头晕目眩；上凌心肺，则致心悸、短气而咳，即所谓《灵枢》云："心包络之脉动则病胸胁支满者，痰饮积于心包，其病则必若是也。"舌苔白滑、脉沉滑或沉紧皆为痰饮内停之征。故本方重用甘淡之茯苓为君，健脾利水，渗湿化饮，既能消除已聚之痰饮，又善平饮邪上逆之势。能入手太阴、手少阴、足阳明等经气分，有浮升下降之力。入手太阴，补肺气，清肺热，养肺阴而化肺中浊痰；入手少阴，补心气，温心阳，育心阴，安心神，除惊悸，止心汗；入阳明胃腑，能温暖脾胃，振奋升降机能，育养脾胃之阴液。其淡渗利湿之功，与甘温化阳之力，能把胃脘部（即心下）的痰饮水邪化为温暖水液，在脾气升清，肺气肃降，三焦气化等作用下，下输膀胱，经膀胱气化，将胞中陈旧积垢和湿热排出体外。桂枝为臣，其甘温化阳之力，能升能降，能阴能阳的双向作用，及温阳化气，温通血脉，调和气血等功效，在方中起主导作用。桂枝亦为太阳经祛寒解表的主药，能入太阳经，开发腠理，去除表邪，振奋阳气，使经脉温顺调和。苓桂相合为温阳化气，利水平冲之常用组合。白术为佐，其苦能燥湿，其甘温能温补脾胃、温通中州血脉，运化痰饮水湿，此药具土德最厚，与金、木、水、火四脏。苓术相须，温阳健脾以治生痰之源，为健脾祛湿的常用组合；桂术同用，也是温阳健脾的常用组合。炙甘草行使药之功，以其甘缓之力制茯苓淡渗不过；以其清泻之力，缓桂枝的辛温之热，辛甘化阳，以襄助温补中阳之力；以升浮施降之功，缓解白术的壅滞之性；合白术益气健脾，崇土以利制水；经其使达，三药温顺平和，共尽相生相益去病康体之职。四味药配伍，温阳化饮，健脾利湿。苓桂术甘汤单味药及复方的化学成分分析提示，单味茯苓含有甾体、强心苷等，桂枝含强心苷、挥发油等，能够消灭氧自由基，抗脂质氧化，及下调 TGF-β1、ICAM-1 表达，甘草含类酯、强心苷，提高心力衰竭患者的心脏舒缩功能，降低血浆 NT-proBNP 和 H-FABP 水平，改善心功能。复方治疗心力衰竭的作用机制靶点包括 1 型血管紧张素 Ⅱ 受体、α2 型肾上腺素受体、血管紧张素转化酶等。众多实验表明，抑制肾素-血管紧张素系统活性、降低血管紧张素 Ⅱ、抑制交感神经系统，具有强心、利尿、抗心肌缺血、抑制 ANP 和 ADH 释放，改善心功能和心室重构，减轻肺水肿、镇静、祛痰、改善消化道系统症状的作用。

本例辨证施治以此方为基础之意：一是突出脾虚湿盛在病机演变中的重要性，二是强调温补而不留邪，化饮而不伤正，取治疗痰饮"以温药和之"之意。故本证在苓桂术甘汤的基础上，加上苏子、半夏、砂仁、陈皮、佩兰，化湿止呕，降逆的同时可顾护胃气。本例患者运用化浊祛邪之品，应当中病即止，且根据患者的症状改善，结合四诊信息及理化检查，适时加入党参、黄芪、麦门冬、五味子取生脉散之意，也符合"温药和之"的原则。

病案举隅 2：

钱某，男，63 岁。胸痛半年，加重 1 个月。

2020 年 7 月 10 日初诊：患者半年前突然胸痛、出汗、晕厥，速送中国医科大学附属第一医院，诊断为急性广泛前壁心肌梗死、心源性休克。急性冠脉造影示：前降支近段 100% 闭塞，回旋支中段 70% 狭窄，右冠 50% 狭窄，经抢救治疗，植入支架 2 枚，系统治疗后出院。此后经常胸闷、气短、乏力，活动受限，近 1 个月病情加重，夜间经常憋醒，需坐起，咳嗽，住院半个月，经扩冠、改善心脏供血、减少心肌耗氧、强心利尿、抑制心室重构等系统治疗，出院后仍觉胸闷气短，心悸明显，虽盛夏仍畏寒，汗出而怕冷更甚，眩晕乏力，时有腰部冷痛，小便频数清长，睡眠不佳，进食少。查体：血压：130/80毫米汞柱，脉搏：50 次 / 分；体温：35.9 摄氏度；双肺呼吸音粗，未闻及明显干湿啰音，心界叩之左下扩大，心音低钝，律齐，心率：50 次 / 分；双下肢轻度水肿，舌暗，有瘀斑，苔白，脉沉迟无力。中医诊断：心衰病（心肾阳虚，心肾失守，血瘀水停证）。西医诊断：陈旧性心肌梗死，心力衰竭。治以益气温阳，养心复脉，活血化瘀。处方：附子 9克，淫羊藿 10 克，牡蛎 30 克，熟地黄 15 克，红花 15 克，菟丝子 15 克，五味子 15 克，夜交藤 30 克，丹参 15 克，人参 10 克，茯苓 20 克，桂枝 15 克，白芍 15 克，黄芪 25 克，白术 15 克，川芎 15 克，炙甘草 10 克。7 剂，日 1 剂，水煎服。

2020 年 7 月 17 日二诊：患者心悸，胸闷减轻，仍易出汗畏冷，近两日夜间无憋醒，仍感乏力，夜寐稍改善。体温 36 摄氏度，舌暗，仍有瘀斑，苔白，脉沉迟。

前方加当归 15 克，三七粉 5 克（冲服），续服 14 剂。

2020 年 7 月 31 日三诊：患者心悸轻微，胸闷好转，夜间未见憋醒，畏寒减轻出汗明显减少，乏力减轻，活动量有所增加，快走劳累时仍有轻度胸闷、气短，寐少。舌暗淡，苔薄白，脉沉细缓。前方去白芍、菟丝子，加麦门冬 15 克，酸枣仁 15 克，远志 15 克。续服 20 剂。

2020 年 7 月 22 日四诊：患者病情较前明显好转，无明显心悸、胸闷症状，体力较前明显恢复，活动量较前增加，无明显乏力，纳寐可。舌暗，苔薄白，脉细。

按语：心衰的基本病因是气虚血瘀水停。早期症状为心悸、气短乏力。《金匮要略·痰饮咳嗽病脉证并治第十二》曰："水在心，心下坚筑，短气，恶水不欲饮。""夫病人饮水多，必暴喘满。凡食少饮多，水停心下，甚者则悸，微者短气。"《金匮要略·水气病脉证并治第十四》曰："心下坚，大如盘，边如旋盘，水饮所作。"上述皆可说明心悸、气短症状与心功能下降有关。心率增快、气短意味着心室重塑、心脏负荷及肺毛细血管楔压高于正常，相当于稳定期的心衰阶段。早期心衰有夜间阵发性呼吸困难的表现，这是由于夜间迷走神经占优势，反射性地引起肺阻塞性充血及回心血流增加所导致，故呼吸困难是显著的心衰的重要表现。劳力、卧位是加重呼吸困难的常见诱因。心衰、呼吸困难与中医的气喘相似，特点是劳力性气喘，甚至静息时气喘，甚则出现喘息不得卧、端坐呼吸。《黄帝内经·素问逆调论篇》谓："夫不得卧，卧则喘者，是水气之客也。"所谓水气可指卧位时回心血量增加，是水气射肺的早期表现。《景岳全书》云："虚喘者，气短而不续……肾主精髓而在下焦，若真阴亏损，精不化气，则下不上交而为促，促者断之基也，气既短而再加消散，如压卵矣。凡虚喘之证，无非由气虚耳。"阴虚则气耗，使心气易损，更与机体氧耗及活动血量增加有关。故治疗应在补心气的基础上，兼顾肺肾。

本例患者为心衰病，其心力衰竭病因为冠心病，属真心痛后正气已伤，心气虚，久病阳虚伤及肾阳。故中医辨证属心肾阳虚。从脉分析，据《景岳全书》云："虚脉正气虚也，无力也，无神也……迟而无力为阳虚。""大部脉来迟慢，总由元气不充，不可妄施攻击。"

该患者脉沉迟无力，体现了患者阳虚之象。从证分析，患者畏寒，体温偏低，是为阳虚表现。肾主一身阴阳，为水火之脏，生命之根。心之阳虚，其本在肾。肾中真阳不足，则不能鼓舞心阳，致使心神散越，心脉失常，故见心悸；心血不足，致胸闷气短、出汗；心气不足，故活动后及夜间病情加重，舌暗为血瘀之象。

本方中主用附子，其大辛、大热。归心、脾、肾经，始载于《神农本草经》："性刚燥，走而不守，上能助心阳以通脉，中能温脾阳以健运，下可补肾阳以益火，为温里扶阳之要药。"因附于乌头（母根）而生长，故名附子。其中含有乌头碱、中乌头碱、次乌头碱等成分，现代药理研究证实附子有振奋全身及脏腑生理的功能，增强代谢。附子强心作用明显，具有增强心肌收缩力，降低外周阻力，抗炎及镇痛的作用，可加强心脏的搏动，增加心排血量，并可扩张冠状动脉，使缺血的心肌供血得到改善。本方以附子温阳补火，为治疗心肾阳虚之主药，附子配淫羊藿、桂枝等药物温壮肾元以振奋心阳。人参可大补元气，补脾益肺，生津，安神。《本草纲目》记载人参能"治男女一切虚症"，具有"补五脏，安精神，定魂魄，止惊悸，除邪气，明目，开心，益智"之功效。《古今名医方论》云："元气不足，懒言气喘，人参以补之。"现代药理学研究表明人参中含有人参皂苷，可增强心肌收缩力，增加心脏输出量和冠脉血液流量，起到强心的作用；还能改善心肌缺氧，增强心肌细胞耐缺氧能力，减少心肌耗氧量，保护和修复心肌细胞。黄芪具有益气补气，固表利尿的作用。其"甘温纯阳，其用有五：补诸虚不足，一也；益元气，二也；壮脾胃，三也；去肌热，四也；排脓止痛，活血生血，内托阴疽，为疮家圣药，五也。"现代药理学研究表明，黄芪含有黄芪皂苷，能强心、抗心律失常、控制动脉硬化、减轻心脏后负荷、保护缺血缺氧心肌，有效改善心脏功能，保护心血管系统，还能调节非特异性免疫，降血脂，促进代谢，有益于心衰患者心功能的恢复。二者合用，能使气血阴阳平补，同时补五脏之虚损，以心与肾双补为最，更具有强心、降低心肌耗氧量和保护心功能的作用，能有效纠正心衰患者的不适感受，共为臣药。当归、川芎、白芍、熟地黄合为四物汤以养血复脉，五味子、麦门冬育阴养心，川芎、丹参、红花、三七活血通络，远志、牡蛎安神养心。

王教授认为中医病名与西医病名的联系不能孤立而机械地理解，应运用动态和有机的联系观点去探测，病症结合尤为重要，所以心衰病症固然应以中医理论为指导，以望闻问切四诊取得患者的综合信息为基础，并结合中医的规范化研究及西医学对心衰病理生理的认知进展，运用病症结合的方法，可使病症更趋于合理，体现中西医优势互补治疗。

第二节　冠状动脉粥样硬化性心脏病

病案举隅1：

方某，女，69岁。胸痛10余年，加重2个月。

2019 年 4 月 12 日初诊：患者 10 年前曾因心前区憋闷不适，胸闷隐痛，向肩背部放射性疼痛反复发作，于陆军总院与当地区医院住院，西医诊断为"冠心病"。出院后，长期口服单硝酸异山梨酯缓释片、阿司匹林肠溶片、阿托伐他汀钙片等药物治疗，病情基本维持稳定。但近 2 个月来，疼痛加重，且发作频繁，每日疼痛发作 3～5 次，每次疼痛持续 5～8 分钟，常服用硝酸甘油才可缓解，且后背冷痛，严重影响日常生活活动。半个月前冠脉造影提示：左主干未见狭窄，前降支近段 70%～75% 狭窄，回旋支中段 50% 狭窄，斑块形成，右冠未见明显狭窄。患者拒绝行冠脉支架术治疗，为求中西医结合治疗，遂来辽宁中医药大学附属医院寻求诊治。现症见：心前区憋闷不舒，胸闷隐痛，伴肩背部疼痛并冷感反复发作，遇阴雨天加重，畏寒喜暖，痰多气短，心慌，汗出，动则更甚，倦怠乏力，形寒肢冷，纳呆寐差，二便尚调。既往有原发性高血压，血压最高达 180/100 毫米汞柱，自服硝苯地平控释片 30 毫克日 1 次，血压控制在 140/90 毫米汞柱左右。心电图示：窦性心律，V4～V6 导联 T 波倒置。心脏彩超提示：主动脉硬化改变，二尖瓣轻度反流。查体：形体略胖，精神不振，血压：135/85 毫米汞柱，心音低钝，心率：80 次/分，律齐，舌淡暗且有瘀斑，苔白腻，脉沉细。中医诊断：胸痹（胸阳不振，痰浊血瘀证）。西医诊断：原发性高血压，冠心病。治以宽胸理气，温阳化痰，活血化瘀。方用：桂枝 15 克，瓜蒌 15 克，薤白 15 克，白术 15 克，党参 20 克，山萸肉 20 克，陈皮 20 克，五灵脂 10 克（布包），红花 15 克，桃仁 20 克，酸枣仁 10 克，蒲黄 10 克（布包），淫羊藿 20 克，法半夏 10 克，川芎 15 克，丹参 20 克，珍珠母 30 克，炙甘草 10 克，100 毫升，每天 3 次口服。服 15 剂。

2019 年 4 月 27 日二诊：患者病情好转，背部冷痛发作次数减少，持续时间缩短，疼痛程度减轻，食少纳呆，睡眠质量改善，二便调。查体：舌淡暗，苔白腻，脉沉细。前方加焦山楂 10 克，焦神曲 10 克，焦麦芽 10 克，莱菔子 10 克，服 15 剂。

2019 年 5 月 12 日三诊：患者近 5 天来背部冷痛未在发作，心悸失眠、乏力等症状已明显改善，纳可，寐尚可，二便调。查体：舌淡，苔薄，脉沉细。前方去桂枝、失笑散（蒲黄、五灵脂）加党参 30 克，黄芪 30 克，续服 30 剂，以巩固疗效。

2019 年 5 月 26 日四诊：患者未见心前区憋闷，胸部隐痛及背部冷痛发作，无其他不适症状。

按语：冠状动脉粥样硬化心脏病是指由于冠状动脉粥样硬化使血管腔狭窄或阻塞，或（和）因冠状动脉功能性改变（痉挛）导致心肌缺血缺氧或坏死而引起的临床综合征。临床多以心绞痛、心肌梗死、心肌缺血为主。对于冠心病的治疗，稳定期以药物治疗为主，主要为服用抗血小板聚集的药物与调脂降脂稳定斑块的他汀类药物，无禁忌症患者可用 β 受体阻断剂等；冠心病不稳定期或者发生急性冠脉综合征时，需要双联抗血小板聚集、抗凝、他汀类、硝酸酯类药物治疗等，甚至溶栓、冠脉介入、搭桥等血管再通治疗。冠脉造影是冠心病诊断的金标准，若是冠脉血管堵塞，狭窄到达 75% 以上，这种情况下一般就需要做冠脉介入疗法，行冠状动脉支架植入术。临床中常规西药治疗后仍出现临床症状，符合冠脉介入标准，但因各种原因无法行冠脉介入治疗的患者，在临床治疗中常常有所掣肘。而往往中西医结合治疗会产生意想不到的疗效。

中医对于冠状动脉粥样硬化性心脏病的证候、病因病机的论述散载于"心痛""胸痹""真心痛""厥心痛"等。东汉时期张仲景在《金匮要略》中正式提出"胸痹心痛"这一病名，并就其病因病机、辨证及治疗进行了全面的论述，"阳微阴弦"理论为仲景学术思想的重要组成部分之一。《金匮要略·胸痹心痛短气病脉篇》云："阳微阴弦，即胸痹而病，所以然者，责其极虚也。今阳虚知在上焦，所以胸痹心痛者，以其阴弦故也。"提出此乃本虚标实之证，总因"阴乘阳位"而发病，心、脾、肾阳气亏虚是发病之本，而阴寒、痰浊、瘀血是发病之标。由于心的生理功能首先是主阳气，其次是主血脉，因而对于冠心病患者，心阳亏虚为首，血脉受损次之，本病病机为本虚标实，虚实夹杂。发作期以标实为主，缓解期以本虚为主的特点，所以应按照中医辨证论治"急则治其标，缓则治其本"在发作期治疗应以标实为主，缓解以本虚为主，关键是补中寓通、通中寓补、通补兼施。

本例患者为胸阳不振、痰浊瘀滞之胸痹心痛。患者属老年女性，阳气虚衰，则血液运行不畅，阴邪易于上袭阳位，致机体本虚加重，在本虚基础上形成标实，导致寒凝，血瘀，痰浊交互为患，而使胸阳失运，心脉阻滞，不通则痛，发为胸痹，《金匮要略·胸痹心痛短气病脉证治》中"阳微阴弦"即为胸痹心痛病因病机的高度概括，"阳微"即是本虚，"阴弦"即是标实。仲景认为胸痹心痛是由于内虚致阴邪侵犯，"阳微"一则为上焦阳气不足，即心肺阳气虚；二则为中下焦阳气不足，即脾肾阳气亏虚，尤以肾的阳气不足为主。"阴弦"是标实，一则是阴寒、痰浊、水湿、血瘀类的病邪相互为患，痹阻胸阳。二则为中下焦阳气不足对上焦的影响，"阳微"与"阴弦"并见，说明胸痹、心痛是上焦阳虚，阴邪上乘，侵犯阳位，邪正相搏而成，属本虚标实。正虚之处，即是容邪之所，故原文中提及："所以然者，责其极虚也。""今阳虚知在上焦，所以胸痹、心痛者，以其阴弦故也。"进一步指出"阳微"与"阴弦"是胸痹、心痛病因病机不可缺少的两个方面。《类证治裁·胸痹》亦曰："胸痹胸中阳微不运，久则阴乘阳位，而为痹结也。"《医门法律》中记载："胸痹心痛，然总因阳虚，也阴得乘之。"总之，阳微阴弦揭示了胸痹心痛病机的关键，本虚标实是其病机特点，胸阳不振是发病之本，阴寒、痰浊、瘀血是发病之标，总因"阴乘阳位"所致。阴邪乘虚侵袭胸阳之位，邪正相搏，心胸阳气痞塞，脉络痹阻，遂成胸痹心痛之病，本案患者胸阳不振，阴邪阻滞，胸背之气痹而不通，故胸痛引背；邪阻气滞，气机不利，故胸闷；阴邪上乘，肺失宣降，故痰多气短。寸口脉沉，是上焦阳虚，胸阳不振之象；舌苔白腻，是中焦有停饮，阳虚阴胜之证。

瓜蒌薤白白酒汤方首载于《金匮要略》，为通阳散结、行气祛痰的基础方。方中以瓜蒌为君，苦寒滑润，理气宽中，开胸中痰结。清·王朴庄认为瓜蒌能使人心气内洞。薤白为臣药，辛温通阳，豁痰下气。《本草别录》云本品主治胸痹。以白酒为佐使，辛能开痹，温能行阳，轻浮而散，善于上行。《本草别录》言其通血脉，厚肠胃，调皮肤，散湿气。诸药共用，胸阳畅通，阴浊消散，胸痹自愈。遂本案选用瓜蒌薤白白酒汤合失笑散加减，宽胸理气，温阳化痰，活血化瘀。通补兼用，以通为补，而正气足，使邪去脉道通畅。方用党参、黄芪、炙甘草大补元气，益气固本，通经利脉。桂枝温通心阳，散寒止痛。山茱萸肉、仙灵脾温养肾气。清·尤在泾谓："胸痹不得卧，是肺气上而不下也，心痛彻背，是心气寒而不和也，其痹为有甚矣。所以然者，有痰饮为之援也。"故于胸痹药中加半夏以逐其痰饮、降其逆气。半夏健脾燥湿化痰。瓜蒌、薤白化痰通阳，行气止痛。陈皮、川芎宽胸理气化痰。红花、桃仁、丹参活血化瘀，和营通脉。蒲黄、五灵脂活血祛瘀止痛。焦三仙、莱菔子健脾消食。炙甘草调和诸药。诸药配伍，共奏宽胸理气，温阳化痰，活血化瘀之法之效，通补兼用，以通为补，使正气充足，则邪去，脉道通，血运无阻。

病案举隅 2：

张某某，男，49 岁。胸闷痛 3 余年，加重 1 天。

2018 年 6 月 20 日初诊：患者 3 年前无明显诱因出现胸闷痛，时作时止，遂就诊于当地医院，建议行冠脉造影检查，未接受，经查诊为"冠心病，原发性高血压"，予对症治疗（具体用药不详），上症好转后出院，出院后上症时有反复发作，平素于家中规律口服阿司匹林肠溶片、单硝酸异山梨酯缓释片、冠心丸等药物维持治疗。1 天前该患者因与人争吵，情绪激动后上症加重，胸闷痛加重，每次发作持续 5～10 分钟，发作频繁，伴气短，头晕，含服硝酸甘油后上症可缓解，但仍发作频繁，遂来就诊。现症见：胸闷胸痛，时作时止，痛引肩背，心烦心悸，气短，乏力，头晕，头重如蒙，肢体沉重，纳呆，寐差，小便调，大便秘。既往有原发性高血压病史，血压最高达 185/110 毫米汞柱，现服用硝苯地平控释片 30 毫克每天 1 次，血压控制在 130/80 毫米汞柱左右。平素过食肥甘厚味，吸烟 30 余年，每天吸烟 1 盒。查体：血压：130/75 毫米汞柱。心率：71 次 / 分，形体肥胖，舌质暗红，苔黄腻，脉弦。心电图示：窦性心律，V4～V6 导联 ST-T 改变。心脏彩超示：主动脉硬化改变，二尖瓣轻度反流，左室舒张期顺应性降低，EF：56%。生化血脂示：TC：6.52 毫摩尔 / 升；LDL-C：3.70 毫摩尔 / 升。中医诊断：胸痹心痛（痰浊血瘀证）。西医诊断：原发性高血压，冠状动脉粥样硬化性心脏病。治以化痰降浊，活血通络。处方：柴胡 20 克，大黄 10 克，党参 15 克，白术 15 克，枳实 15 克，黄芩 10 克，芍药 15 克，半夏 10 克，陈皮 20 克，当归 20 克，红花 15 克，桃仁 20 克，酸枣仁 20 克，柏子仁 20 克，山楂 15 克，金樱子 15 克，决明子 15 克，炙甘草 10 克。100 毫升，每日 3 次口服，服 15 剂。

2018 年 7 月 14 日二诊：胸闷痛发作次数减少，持续时间缩短，偶有头晕，睡眠质量改善，二便调。查：舌质暗红，苔薄，脉弦。血压：125/80 毫米汞柱。心率：70 次 / 分。

前方去酸枣仁、柏子仁，加天麻 10 克，钩藤 20 克，服 15 剂。

2018 年 7 月 18 日三诊：诸症基本消失，纳可，夜寐安，二便调。查：舌淡，苔薄，脉细。血压：125/80 毫米汞柱；心电图：窦性心律,ST–T 改变；血脂示：TC：5.76 毫摩尔 / 升；LDL–C：3.07 毫摩尔 / 升，从脉象和症状看，患者病情明显好转，但理化检查提示血脂仍异常。前方继服用，嘱其注意休息，调畅情志，低盐低脂饮食，保持适当体力活动。随访 1 个月，患者病情稳定，感觉身体良好。

按语：该患者属中年人，平时过食肥甘厚味，嗜烟，情志不畅，导致脾胃功能失常，脾失健运，痰浊内生，上犯心胸，心脉痹阻所致，痰为阴邪，易伤阳气，阻滞气机，其性黏腻，并随气机的升降循行在血脉中，血行迟滞，痰浊和瘀血，常相交互为病，痹阻心胸。另一方面，痰瘀日久不化，产生痰瘀毒邪。瘀久化热，而成热毒之邪。此方选用《伤寒杂病论》经典方剂大柴胡汤加减，是通过多年的临床实践观察到大柴胡汤具有祛痰化瘀，清热解毒的功效。因其血脂异常，故加金樱子、决明子、山楂以调脂。本方之意乃健脾益气、化痰祛瘀、清热解毒。方中柴胡、黄芩之苦寒，疏利肝胆之气滞，清解少阳经腑之热邪；大黄、枳实泻热毒，破积滞、化痰浊、行瘀血；佐以芍药配大黄，酸苦涌泄，于土中伐木，平肝胆之气逆；党参、白术健脾益气；半夏、陈皮化痰；当归、红花、桃仁活血化瘀；金樱子、山楂、决明子以调脂；合欢皮、酸枣仁、柏子仁宁心安神；炙甘草益气健脾，调和诸药。本方重在健脾泄浊、化瘀解毒，使邪去而脉道通畅。

第三节　PCI 术后心绞痛

病案举隅：

宋某某，男，67 岁。胸闷痛 6 余年，加重 1 个月。

2019 年 12 月 13 日初诊：患者 6 年前因劳累后出现胸闷痛症状，呈阵发性发作，每次持续 5 ~ 10 分钟，休息后可好转，未予重视，3 年前患者胸闷痛症状再发，持续不解，疼痛剧烈，伴濒死感，于陆军总医院诊断为"急性前壁心肌梗死"，行冠脉造影示：LM（–），LAD 近段 100% 闭塞，LCX 中段 50% 狭窄，RCA 散在斑块，于 LAD 植入支架 1 枚，经治疗上症好转后出院，术后规律口服阿司匹林、氯吡格雷、阿托伐他汀等药物维持治疗，2 年前停用氯吡格雷。1 个月前患者胸闷痛症状再发，呈阵发性发作，每次发作持续 8 ~ 10 分钟，活动后加重，含服速效救心丸 8 ~ 10 粒稍有好转，但上症频繁发作，遂于当地医院就诊，经静点丹参注射液、磷酸肌酸钠注射液等药物后，上症稍有缓解，但仍反复发作，为求中西医结合系统诊治，遂来诊。现症见：胸闷痛，疼痛隐隐，时作时止，动则尤甚，胸部憋闷感，气短，心悸，心烦，乏力，精神不振，汗出，寐差，纳可，二便调。既往有原发性高血压病史，血压最高 180/110 毫米汞柱，目前服用比索洛尔 2.5 毫克每日 1 次，替米沙坦 80 毫克每日 1 次，血压控制在 130/80 毫米汞柱左右。查体：血压：140/85 毫米汞柱；双肺呼吸音清，未闻及干湿啰音。心音低钝，律齐，心率：67 次 / 分；舌淡暗，苔白，脉沉弱。心电图：窦性心律，V4～V6 导联 ST-T 改变。中医诊断：卒心痛（气虚血瘀证）。西医诊断：不稳定型心绞痛，冠状动脉粥样硬化性心脏病，陈旧性前壁心肌梗死（PCI 术后），原发性高血压。治以益气活血，化瘀通络。处方：党参 20 克，黄芪 20 克，白术 15 克，甘草 10 克，川芎 15 克，当归 15 克，茯苓 20 克，远志 20 克，桃仁 20 克，红花 15 克，丹参 20 克，赤芍 15 克。每日 2 次，水煎服，服药 10 剂。

2019 年 12 月 23 日二诊：胸闷痛症状较前减轻，胸部憋闷感改善，气短、心悸好转，精神状态好转，时有汗出，睡眠可。舌暗淡，苔薄白，脉沉。前方加煅龙骨 30 克，煅牡蛎 30 克，防风 15 克，麦门冬 15 克。每日 2 次，水煎服，服药 10 剂。

2020 年 1 月 4 日三诊：胸闷痛症状近 10 日未发作，胸部憋闷感明显好转，无明显心悸、汗出，精神佳，纳寐可，二便调。前方继服 10 剂。随访 2 个月症状未见复发。

按语：自经皮冠状动脉腔内成形术被发明以来，冠状动脉介入治疗已从当初的单纯球囊扩张的时代进入目前的支架时代，从经皮冠状动脉腔内成形术（PTCA）及药物涂层支架的应用，使冠状动脉介入治疗成为与药物、外科搭桥手术并驾齐驱的主要治疗手段。虽然随着介入治疗技术的成熟和器械的不断改进，经皮冠状动脉介入治疗（PCI）的治疗适应证不断扩大，手术的成功率也在不断提高，但是术后心绞痛乃是冠心病介入术后存在的主要临床问题。PCI 作为一种手段只是疏通了闭阻的血脉，是急则治其标的方法，因其对冠心病的疼痛症状大为缓解，但 PCI 术后仍属于心痛的缓解期，《黄帝内经》曰："病发而有余，本而标之，先治其本，后治其标。"故在 PCI 术后加紧对其本证的治疗，缓解术后症状，对再狭窄的发生预防有重要意义。且行 PCI 术的人群以中老年、年老体弱者多见，早在《灵枢·天年》指出："人年四十，五藏六腑十二经脉，皆大盛平定，腠理始疏，荣华颓落……六十岁心气始衰……"故随着年龄的增长，肾气渐衰，无力鼓舞五脏之气，脏腑的功能活动逐渐开始衰退，致使心气不足，气血运行不畅，此为患者的体质特点。

冠脉介入术属中医外伤范畴。PCI 术后心绞痛的主要病机为气虚血瘀、瘀阻心络，络脉脉体损伤是重要的发病环节，PCI 术后中、后期或老年患者多属虚证，常表现为气虚血瘀或阳虚血瘀、气阴两虚等。《灵枢·经脉》曰："手少阴气绝，则脉不通。脉不通，则血不流；血不流……则血先死。"并提出了"疏其血气，令其条达"的治疗法则。唐容《血证论》中提出治疗血证的四大原则：止血、消瘀、宁血、补虚，无不贯穿着"治血须治气"。《张氏医通》云："盖气与血，两相循附。气不得血，则散而无统血不得气，则凝而不流。"气虚血瘀乃气虚无力掣动血流运行，也即"无力帅血"，血运不畅甚或停留而致。王清任曰："元气既虚，必不能达于血管，血管无气，必停留而瘀。""运血者，气也。""血不自行，随气而行。"冠状动脉粥样硬化性心脏病属中医"胸痹心痛""真心痛""厥心痛"等范畴，总属本虚标实之证。本虚应以心气虚为主，在心气亏虚基础上，血瘀、寒凝、气滞、痰浊、食积、水饮等病理因素可逐渐形成，交织为患，阻于心脉，最终造成脉道闭塞不通，而卒发心痛。《张氏医通》提及："盖气与血，两相循附。气不得血，则散而无统；血不得气，则凝而不流。"气虚血瘀乃气虚无力掣动血流运行，也即"无力帅血"，血运不畅，甚或停留而致。故心气不足，无力推动血脉运行，因虚致实，可致瘀血再次出现，并引起气滞、痰阻、饮停、寒凝等病理变化渐次而见，终使心脉阻滞发生再狭窄。所以冠脉术后心绞痛为"胸痹心痛"，其病位在心之脉络，其基本病机为本虚标实，是以心气虚为本，痰瘀闭阻心脉为标。

本例患者因心病日久，加之术后伤正，气虚则血滞，《灵枢·刺节真邪》云："宗气不下，脉中之血，凝而留止。"故气虚日久必影响血之运行，导致血行不畅，心脉瘀阻，而致卒心痛。气虚，心气不足，故疼痛隐隐，心气亏虚，心脉不畅，故见胸部憋闷感；宗气不足，故见气短；心气虚，心失所养、心神不宁，故见心悸，寐差；气虚卫表不固，故见汗出，气虚，脏腑失养，故见乏力、精神不振，舌暗淡、苔白，脉沉弱为气虚血瘀之证。治疗以益气活血，化瘀通络为主，方中党参味甘，能益气、生津、养血，《本草从新》记载：党参"主补中益气，和脾胃，除烦渴，中气微弱，用以调补，甚为平妥。"黄芪味甘性温，有补气升阳、益气固表、利水消肿之功效。党参甘平，补气而益阴；黄芪甘温，补气而助阳，二者配伍，阴阳双补，相须而用，补益中气之力更甚。二者共为补心气之药，合用以益气为主；川芎、当归、丹参养血行血，白术益气健脾，茯苓、远志养心宁神，桃仁、红花、赤芍具有活血之效，合用丹参、川芎行气活血，通络止痛，与补气养心之药配伍，可奏补中有通，补而不壅之效。甘草补益心气心阳，并调和诸药。心主血脉，赖大气之斡旋，气虚无力统帅血之运行，因而气血同病，造成气虚血瘀之象，治疗一面补气之虚，一面又兼活血化瘀通络之功，故诸药合用，以达气旺血通，气行血活之功效。

第四节　双心疾病

病案举隅：

梁某，女，57岁。胸闷气短2年，加重1个月。

2019年6月10日初诊：患者2年前因与人吵架后情绪激动，出现胸闷气短、心悸、失眠，伴有精神不振、疲乏无力，于当地区医院行心电图：窦性心律，T波改变，肌钙蛋白：0.01纳克/毫升，诊断为冠心病，予静点丹参注射液，口服阿司匹林、单硝酸异山梨酯缓释片等，症状略有好转。之后该患者每逢情绪有较大波动时，上述症状加重。1个月前因情绪不佳上症再发，于中国医科大学附属医院行冠脉造影示：LM（-），LAD中段50%～70%狭窄，LCX（-），RCA（-）。经治疗后上症缓解。出院后继续口服药物阿司匹林、瑞舒伐他汀、单硝酸异山梨酯缓释片、酒石酸美托洛尔片、路优泰。1周前与人发生争执后，再次出现胸闷、气短、心悸较前加重，服用上述药物后症状稍有缓解，但仍感胸闷气短、心悸、疲乏无力，并且失眠严重。为求中西医系统诊治，遂来诊。现症见：胸闷气短、心悸、心烦、头晕、精神不振、疲乏无力，情绪紧张，焦虑，夜寐差，多梦而易惊醒，最近夜间睡眠仅两三个小时，食少纳呆，二便尚可。否认高血压、糖尿病等慢性病病史。查：神清，双肺呼吸音清，心音低钝、心律齐，心率：97 次/分，各瓣膜听诊区未闻及病理性杂音。血压：125/70 毫米汞柱。舌淡暗，苔薄白，脉细数。理化检查：自带血常规、尿常规、肝肾功能、血脂、血糖、甲功检查：未见异常。肺 CT、头 CT：未见异常。肝胆脾胰彩超、泌尿系彩超、子宫及附件彩超：未见异常。心脏彩超：二尖瓣微量反流。心电图示：窦性心律，T 波改变。平板运动试验：阴性。冠脉造影：LM（-），LAD 中段 50%～70% 狭窄，LCX（-），RCA（-）。心电图示：窦性心律，T 波改变。广泛性焦虑障碍量表（GAD7）：14 分。中医诊断：胸痹心痛（气虚血瘀、心神失养证）。西医诊断：冠状动脉粥样硬化性心脏病。治以益气活血，疏肝通络，养心安神。处方：生龙骨 30 克，生牡蛎 30 克，人参 6 克，石菖蒲 20 克，黄芪 20 克，茯神 10 克，川芎 15 克，丹参 15 克，珍珠母 30 克，酸枣仁 20 克，茯苓 20 克，炙甘草 10 克，柴胡 10 克，枳壳 15 克，远志 20 克，川楝子 15 克，知母 20 克。7 剂，水煎服，日 1 剂，早晚分服。

2019 年 6 月 17 日二诊：患者服药 7 剂后，胸闷气短较前有所好转，失眠、心悸等症得到较大改善，现每晚可睡五六个小时，心悸、心烦明显减轻，查心率 81 次/分，舌暗淡，苔薄白、脉细，但仍有多梦而易惊醒等症。上方加夜交藤 20 克，磁石 30 克以加强安神效果，7 剂后复诊。

2019 年 6 月 23 日三诊：再次服药 7 剂后复诊，患者的胸闷气短心悸症状基本消失，睡眠明显好转，心情也较前开朗。广泛性焦虑障碍量表（GAD7）：4 分。嘱患者适当的参加体育娱乐活动，保持心情舒畅，注意养生保健。

按语：患者有心血管系统疾病的症状，如气短、胸闷、心悸、心烦等症，又有神经官能症的表现如头晕、精神不振、疲乏无力，情绪紧张，焦虑，夜寐差，多梦而易惊醒，既往心脏基础疾病，冠脉造影提示：冠状动脉中度狭窄，综合考虑，王教授诊断为双心疾病。"双心医学"是一门由心脏病学与心理医学交叉并综合形成的学科，是心身医学的重要分支，主要研究心理疾患与心脏病之间的相关性，即研究人的情绪与心血管系统之间的深层联系，以及控制这些心理问题对心血管疾病转归的影响。

双心疾病的临床特点为心血管症状与神经功能紊乱合并出现。患者主观感觉复杂多样的心血管症状，包括心悸、心前区痛、气短等，通常合并明显的焦虑、抑郁、恐惧、强迫、疑病或神经衰弱等心理障碍，且心血管症状的出现和变化与心理因素密切相关。近年来随着生活节奏的加快和社会压力的增大，其发病人群有增加趋势。本症的临床危害主要表现在巨大精神痛苦与心理负担，精神症状与本身心血管基础病相互影响，双向恶化，严重者可影响活动能力及生活质量。

中医学中虽然没有这个病名，但从临床表现上看当属中医心悸、怔忡、胸痹、郁证、不寐、脏燥等范畴，现代医学治疗以小剂量镇静剂、植物神经调节剂、β 受体阻滞剂等对症治疗为主，近期临床疗效尚可，但远期疗效不理想。中医对本病的认识最早源于《黄帝内经》，其认为"心者，君主之官，神明出焉"，《灵枢·邪客》亦有曰："心者，五脏六腑之大主也，精神之所舍也。"心主神志，为精神意志活动之中枢。双心疾病患者大多有明确的诱发因素，比如工作、学习紧张，不良的精神刺激如丧偶、疑病等，但也有部分患者没有明确诱因。王教授认为心血管神经症的发病与情志关系最为密切，情志变化是心神对机体内外环境的反应，《黄帝内经》将人体的情志变化概括为喜、怒、思、悲、忧、惊、恐，称为"七情"，《三因极一病证方论》曰："七情者，喜怒忧思悲恐惊是也。"七情具有双重性，即适度的情绪反应，为人之常性，属生理范畴；但七情过度，即刺激的时间或强度超过了人体自我调节范围，就会使人体气机紊乱，脏腑阴阳气血失调而发病，七情就成为了致病因素。肝主疏泄，藏血藏魂，在志为怒，肝有贮藏和调节血流量、疏通全身气机，调节情志的作用。气机条畅，则情志舒畅，心情开朗。若肝失疏泄，肝气郁结，可使人心情不舒，郁郁不乐，多愁善虑；若肝气亢奋，则急躁易怒。肝在志为怒，怒是情绪激动的情志表现，《素问·举痛论》曰："怒则气逆，甚则呕血及飧泄。"《杂病源流犀烛·心病源流》曰："心痛之不同如此，总之七情之由作心痛。"《素问·举痛论》曰："百病生于气也，怒则气上，喜则气缓，悲则气消，恐则气下……惊则气乱……思则气结。"情志内伤首先伤肝，肝失疏泄，肝木不得条达，少阳胆气抑遏不伸，气机郁滞不畅，则见精神不振、胸闷、善太息、胁痛等症。根据五行相生、母病及子之理论，肝气郁滞顺传于心，则见惊悸、怔忡、胸闷、心痛等症。中医理论认为，气行则血行，气滞则血瘀，气机郁滞不畅，可致血行迟缓血液瘀结停滞而见刺痛。心主神明，心血不足则心悸不安、失眠、健忘、胸闷不适等。心主血脉，只有心气充沛，才能维持正常的心力、心率、心律等，反之，则会出现心悸、乏力、气短等症。若因情志不遂，肝失疏泄，气机不畅，心主神失，亦发此病，如《类经》曰："情志之伤……无不从心而发。"心气是维持人体的健康活动的动力条件，若心气损伤，心神失养，就会失去正常的精神活动，引起多种病机变化，如《医理真传·内伤说》所曰："凡属内伤者，皆心气先夺，神无所主，不能镇定百官，诸症于是蜂起矣。"心阴对心神、血脉和全身组织官窍起着滋润作用，情志不遂，五志化火，气火内郁，暗耗心阴，久病失养，劳心过度，损伤心阴，可致心阴不足，失于滋养，可引起心神失调，血脉失养和形体官窍失润的临床表现，如心烦，失眠，心悸，口鼻干燥，舌红少苔少津，脉细等症。如《杂病源流犀浊·怔忡源流》所曰："怔忡，心血不足病也……心血消亡，神气失守，则心中空虚，怏怏动摇不得安宁，无时不作，名曰怔忡；或由阳气内虚，或由阴血内耗……或由事故烦冗，用心太劳……或由气郁不宣而致心动……以上皆怔忡所致之由也。"《灵枢·本神》中论述了七情太过内伤五脏之神的各种病变及其严重性，指出："是故五脏主藏精者也，不可伤，伤则失守而阴虚，阴虚则无气，无气则死矣。"《景岳全书·杂症谟》曰："营主血，血虚则无以养心，心虚则神不守舍，故或为惊惕，或为恐畏，或若有所系恋，或无因而偏多妄思，以至终夜不寐，及忽寐忽醒而为神魂不安等证。"

患者现胸闷气短，心悸，心烦，头晕，精神不振，疲乏无力，情绪紧张，焦虑，夜寐差，多梦而易惊醒，食少纳呆，二便尚可，舌淡暗，苔薄白，脉细数。四诊合参，中医诊断为胸痹心痛，气虚血瘀，心神失养证。以益气活血，疏肝通络，养心安神为治则。方中生龙骨、牡蛎重镇安神；远志、石菖蒲入心开窍，除痰定惊；酸枣仁以其甘酸质润，入心、肝之经，养血补肝，宁心安神；茯神养心安神；人参、黄芪健脾益气，协助宁心除烦；知母苦寒质润，滋阴润燥，清热除烦，佐以川芎之辛散，调肝血而疏肝气，与大量之酸枣仁相伍，辛散与酸收并用，补血与行血结合，具有养血调肝之妙；柴胡、枳壳、川楝子疏肝解郁；丹参活血通络；甘草和中缓急，调和诸药。治疗当中应注意关注患者睡眠状态，如果患者的睡眠改善不了，其他的症状很难改善。同时，给予患者心理疏导，向患者说明本病的性质，以解除患者的顾虑，使患者树立战胜疾病的信心，保持心情舒畅，关注患者精神情绪，有利于患者疾病的恢复。

第五节　难治性高血压

病案举隅1：

李某，女，49岁，头晕3年，加重半个月。

2020年7月13日初诊：患者3年前自觉头晕头痛，烘热汗出，于当地医院就诊，当时测血压：180/105毫米汞柱，诊断为原发性高血压，初用苯磺酸氨氯地平、谷维素等药物，血压控制在120/80毫米汞柱，自行停药后血压复高，复用上药时则需加大剂量方能维持，之后血压时有发作，近期服用苯磺酸氨氯地平5毫克每日1次，厄贝沙坦氢氯噻嗪片150毫克每日1次，近半个月该患者情绪不安后头晕头痛又再发作，又增胃脘不适，胃胀便溏，血压忽高忽低，波动在180～110/120～65毫米汞柱。现口服苯磺酸氨氯地平5毫克每日2次，厄贝沙坦氢氯噻嗪片150毫克每日1次，偶尔服用硝苯地平片，并自行加服用龙胆泻肝丸未见好转。遂来诊。现症见：头晕，时有头痛，心烦易怒，烘热汗出，胸闷胁胀，时欲太息，失眠，入睡困难，胃脘不适，胃胀纳差，便溏，小便调。查：血压：160/100毫米汞柱；心率：63次/分；舌暗红，苔薄黄，脉弦细。中医诊断：眩晕（肝郁脾虚，肝阳上亢证）。西医诊断：原发性高血压3级（很高危），治以疏肝解郁，平肝潜阳。处方：当归10克，白芍15克，柴胡10克，白术15克，茯苓15克，钩藤15克，夏枯草15克，天麻10克，菊花15克，枳壳15克，甘草10克，丹参10克。7剂，日1剂，水煎服。

2020年7月20日二诊：服药7剂后患者头晕减轻，无明显头痛，心烦好转，失眠，停用硝苯地平片，血压维持在150～120/90～65毫米汞柱，舌暗红，苔薄白，脉弦细。前方加磁石30克，远志10克。每日2次，水煎服。服10剂。

2020年7月30日三诊：服药10剂后患者上症明显减轻，睡眠改善，纳可，停用硝苯地平片，血压维持在150～120/90～65毫米汞柱，舌暗红，苔薄白，脉弦细。原方继服15剂，巩固治疗。随访2个月后未复发。

按语：凡未接受抗高血压药物者见收缩压≥140毫米汞柱，和（或）舒张压≥90毫米汞柱者，均称为原发性高血压。原发性高血压在中医范畴属"眩晕""头晕""心悸""中风"等病的范畴。病因病机较为复杂，但归纳起来不外虚（阴虚、气虚、血虚）、火（肝火）、风（肝风）、痰（风痰、湿痰）、气（气郁、气逆）、血（血瘀）等几个方面。治疗上根据原发性高血压患者年龄性别不同，体质禀赋差异，性格环境有别，临床辨证中多有侧重。

本例为肝郁气滞，化火上冲所致的原发性高血压，症见：头晕头胀，胸胁满闷，时欲太息，失眠寐浅，舌暗红，苔薄黄，脉弦细。此证虽有肝火上冲，初用清肝泻火法即效，但因肝火乃肝失疏泄，气郁化火所致，屡用清肝泻火之法，其苦寒清降，有碍肝的疏泄条达之性，使得肝气愈郁愈逆，这种情况尤其是在情志不遂，忧思恼怒，或正值经前期、更年期、精神过度紧张时，更为明显。故治疗采用疏肝理气为主，顺肝木之性治之。叶天士在《临证指南医案·眩晕》中说："经云，诸风掉眩，皆属于肝。头为六阳之首，耳目口鼻，皆系清空之窍，所患眩晕者，非外来之邪，乃肝胆之风阳上冒耳。"清代林佩琴著《类证治裁·眩晕》中载："头为诸阳之会，烦劳伤阳，阳升风动，上扰巅顶。耳目乃清空之窍，风阳旋沸，斯眩晕作焉。良由肝胆乃风木之脏，相火内寄，其性主动主升，或由身心过动，或由情志郁勃，或由地气上腾，或由冬藏不密，或由高年肾液已衰，水不涵木。或由病后精神未复，阴不及阳，以至目昏耳鸣，震眩不定。"

肝火炽盛或肝阳上亢之原发性高血压，均与七情所伤密切相关，又随情志波动加重。在肝火亢盛、气血逆乱之中，每寓肝失条达疏泄之病机，加之肝泻热药易苦寒降泄，困束肝之疏泄条达之性。故在治疗中要时时注意肝主疏泄的生理特点，酌情加入柴胡、枳壳等疏肝解郁之品，既顺肝木之性，又可消除胸胁胀满、时欲太息等症。原发性高血压证属肝火炽盛、肝阳上亢，灼伤阴血，内扰心神，心神失养，故见心烦、失眠、寐少等神志不安等症。而神不守舍，虚阳浮动，又不利于肝火的清泄、肝阳的平潜，使得原发性高血压加重。故在治疗根据心神不宁的程度，加用磁石、远志等养心安神之品。原发性高血压病程日久，脉络瘀阻，则出现胸闷症状，故治疗中加重丹参等活血之品，以活血祛瘀通脉。肝郁气滞以至气血逆乱，上冲于脑，而使得肝阳上亢加重。若单纯平肝潜阳，气血逆乱得不到恢复，往往出现血压波动较大，故治疗中以疏肝行气为主，方能使血压恢复正常。

病案举隅 2：

刘某，男，69 岁。头晕反复发作 20 年，加重 1 个月。

2021 年 8 月 16 日初诊：患者 20 年前头晕，测血压 180/110 毫米汞柱，诊断为原发性高血压，曾服用过复方降压片、珍菊降压片、硝苯地平片、硝苯地平控释片、氨氯地平片、厄贝沙坦片、坎地沙坦片、缬沙坦氢氯噻嗪片、美托洛尔片等药物，血压控制不佳。10 年前诊断为冠心病，3 年前诊断为肾功能不全。近 2 年血压持续在 220～170/130～110 毫米汞柱，始终未能降至正常。目前服药：硝苯地平控释片 30 毫克每日 2 次，厄贝沙坦氢氯噻嗪片 150 毫克每日 2 次，琥珀酸美托洛尔缓释片 47.5 毫克每日 1 次。最近 1 个月患者劳累后头晕复发，伴有头胀，头晕，巅顶闷痛，胸闷，精神萎靡，全身畏寒，手足不温，下肢水肿，纳差，食欲不佳，小便量少，夜尿频多。查血压：180/105 毫米汞柱，心音低钝，律齐，心率：65 次 / 分，下肢水肿，心电图：窦性心律，V4～V6 导联 ST-T 改变。肌酐：233 微摩尔 / 升。舌淡，苔白滑，脉沉迟。中医诊断：眩晕（肾阳亏虚，浊阴上逆证）。西医诊断：原发性高血压 3 级（很高危）、冠状动脉粥样硬化性心脏病、肾功能不全。治以温阳利水。处方：制附子 10 克，茯苓 30 克，白术 30 克，白芍 15 克，吴茱萸 10 克，天麻 10 克，生姜 15 克，甘草 10 克。10 剂，日 1 剂，水煎服。

2021 年 8 月 25 日二诊：服药 10 剂后，头晕头痛减轻，食欲增加，小便量多，寐可，水肿见轻，精神好转。血压：160/100 毫米汞柱。上方去吴茱萸，加泽泻 10 克。10 剂，日 1 剂，水煎服。

2021 年 9 月 4 日三诊：服药 10 剂后，头晕不显，无头痛症状，水肿消失，纳寐可，小便正常。血压：140/90 毫米汞柱。效不更方，续原方 10 剂。后随访 3 个月血压控制稳定。

按语：原发性高血压是临床常见的慢性病、多发病，原发性高血压日久后会引起一系列并发症。原发性高血压会引起血流动力学、血浆容量、血液黏稠度等的异常改变，这些变化增加血管壁和心脏的负荷，同时激活神经、体液调节等因素引起血管平滑肌细胞增生和心肌肥厚等一系列的病理变化，最终导致机体心、脑、肾等器官出现损害，即靶器官损害。在临床可表现为动脉粥样硬化、冠心病心绞痛或心肌梗死、心律失常、心力衰竭、脑卒中、肾功能不全等，它们是引起原发性高血压患者伤残或死亡的主要原因。

中医对于此类原发性高血压日久患者辨证以虚实辨证为纲，实责之于肝，虚责之于肾，同时兼顾各种错综复杂的病情需要，并注意病程日久，实证转虚，虚证见实，或病情变化，虚实夹杂，但仍可根据虚实之纲，权衡二者的主次、轻重、缓急而兼顾治疗。本例为眩晕日久，肾阳不足，膀胱气化不行，浊邪上逆所致，故见头晕，畏寒肢冷，小便不利，夜尿多，下肢水肿，舌淡，苔白滑，脉沉迟。肾气亏虚，精髓不足，脑海失养。陈修园云："究之肾为肝母，肾主藏精，精虚则脑海空虚而头重，故《黄帝内经》以肾虚及髓海不足立论也。其言虚者，言其病根，其言实者，言其病象，理本一贯。"肾为五脏之本，阴阳之根，生化之机，在于肾气之盛衰，故肾气虚常累及它脏。肾水不足，水不涵木，肝阳上亢，故见头晕头痛；肾阴不足，不能上济心火，心肾不交，故见心烦寐差；脾阳根于肾阳，肾阳不足，脾运失职，痰浊内生，上扰清窍，故见头晕头胀；肾阳不足，心阳失温，心阳虚衰，鼓血无力，瘀血内生，胸阳失展，故见胸闷。故本例治疗治以温阳利水之法，以助膀胱气化，以真武汤加减，本方以附子为君药，本品辛甘性热，用之温肾助阳，以化气行水，兼暖脾土，以温运水湿。臣以茯苓利水渗湿，使水邪从小便去；白术健脾燥湿；佐以生姜之温散，既助附子温阳散寒，又合苓、术宣散水湿；白芍亦为佐药，其义有二：一者利小便以行水气，《神农本草经》言其能"利小便"，《名医别录》亦谓之"去水气，利膀胱"；二者可防止附子燥热伤阴，以利于缓解。本例属于肾阳不足，水气凌心之证，此型在临床中虽较少见，但如未能切中病症，不仅徒劳无功，还往往加重病情。故切中疾病本身则为治疗之根本，以此方能针对病因，临床获得疗效。

第六节 扩张性心肌病

病案举隅：

刘某，男，36岁。心悸胸闷反复发作2年，加重2天。

2019年3月11日初诊：患者2年前自觉心悸胸闷，于中国医科大学附属医院查频发室早，24小时动态心电图提示室早9000余次，室早二联律，成对室早。心脏彩超：左房43毫米，左室61毫米，EF：48%。诊断为：扩张性心肌病，经用西药β受体阻滞剂、胺碘酮等治疗后症状好转。近2天症状加重，服用西药后难以缓解，遂于辽宁中医药大学附属医院就诊。现症见：心悸，胸闷，时作时止，动则尤甚，极易疲乏，寐差，入睡困难。舌淡红，苔白，脉结代。中医诊断：心悸（心气阴两虚，心血瘀阻证）。西医诊断：心律失常、频发室早、扩张性心肌病。治以益气养阴，温阳活血，处方：人参10克，生地黄20克，麦门冬20克，干姜15克，五味子15克，桂枝15克，黄芪30克，丹参20克，龙骨30克，牡蛎30克，桃仁20克，红花15克，赤芍15克，柴胡10克，甘草10克。10剂，日1剂，水煎服。

2019年3月21日二诊：服药10剂后，早搏明显减少，心悸症状明显好转，乏力症状改善，仍见失眠、脉缓，未见结代，舌红苔薄白，上方加茯神15克，石菖蒲15克，酸枣仁15克。20剂，日1剂，水煎服。

2019年4月8日三诊：服药20剂后，未见早搏出现，心律齐，心悸胸闷症状明显好转，无明显其他症状，睡眠较前明显改善。舌脉未见明显异常。心电图检查后无早搏出现。

按语：扩张型心肌病，既往又称充血性心肌病，是一类既有遗传因素又有非遗传原因造成的复合型心肌病，是以心脏一侧或双侧心腔扩大，心肌收缩功能减低，伴或不伴充血性心力衰竭，常发生心律失常、栓塞或猝死等并发症为特征的心肌病。扩张型心肌病多起病隐匿，在出现心力衰竭或心律失常的症状时才检查发现，少数患者在临床症状出现之前，因健康检查、其他疾病就诊或因直系亲属中发现扩张型心肌病患者而行超声心动图检查时发现。患者在明确诊断之后的病程中，可在各种诱发因素的作用下而急性加重，并且随时有猝死危险。

扩张型心肌病最常发生心力衰竭、心律失常的并发症。扩张型心肌病患者由于心肌病变、心脏扩大、左心室扩张或双心室扩张，引起左心室收缩功能障碍，出现收缩性心力衰竭。随着病程进展，发生右心衰或全心衰。而该病同样易并发心律失常，多样易变的心律失常及高发生率为其突出的特点。室早、房早和传导阻滞，包括房室传导阻滞和束支传导阻滞为最多见的心律失常。另外，各种心动过速、心房颤动、心动过缓也很常见，严重者可发生室性心动过速，甚至室颤或停搏，可引起死亡。

扩张型心肌病患者常出现气急、水肿、乏力、呼吸困难、头晕等症状，约占所有心肌病70%，常可导致心力衰竭。临证多见心悸、胸闷、气短、喘促等症，辨证属中医学"心悸""胸痹""喘症""肺胀"等范畴。本例西医诊断为扩张型心肌病，并出现了严重的心律失常，脉象结代。经西医诊断明确，但治疗效果不佳，曾纶予抗心律失常西药如β受体阻滞剂、胺碘酮等疗效不显。《伤寒杂病论》第177条："伤寒脉结代，心动悸，炙甘草汤主之。"本案患者心悸，胸闷，极易疲乏，寐差，脉结代，时有停顿，故正是炙甘草汤方证，也代表气阴两虚证。《伤寒杂病论》炙甘草汤治"脉结代、心动悸"，概括了各类心脏病的心律不齐。其证是由阴血不足，阳气不振所致。阴血不足，血脉无以充盈，加之阳气不振，无力鼓动血脉，脉气不相接续，故脉结代；阴血不足，心体失养，或心阳虚弱，不能温养心脉，故心动悸。治宜滋心阴，养心血，益心气，温心阳，以复脉定悸。炙甘草汤的方义为：炙甘草甘温益气，通经脉，利血气，缓急养心为君；生地黄滋养心阴，养血充脉。二药重用，益气养血以复脉，共为君药。人参、大枣补益心脾，合炙甘草益心气，补脾气，以资气血化生之源；阿胶、麦门冬、麻子仁滋阴养血补心，配生地黄滋心阴，养心血，以充血脉，共为臣药。桂枝、生姜温心阳而通血脉，使气血畅通脉气续接有源，并使诸味厚之品滋而不腻，共为佐药。桂枝与甘草合用，又能辛甘化阳，通心脉而和气血，以振心阳。用法中加清酒煎服，温阳通脉，以助药力，为使药。诸药合用，滋而不腻，温而不燥，使气血充沛，阴阳调和，共奏益气养血，滋阴复脉之功。此方纯属心气阴阳两虚者而设。如属心气不足，阴阳两虚者用之有效，亦可加入黄芪以补益心气。从病症思维分析，此病例属心气阴两虚兼心阳不振以至血运受阻。气为一身之主，《灵枢·邪客》篇云："宗气积于胸中，出于喉咙以贯心脉而行呼吸焉。"由于气血相互依存，气旺则血行，气虚则血滞，《灵枢·刺节真邪》云："宗气不下，脉中之血，凝而留止。"喻昌云："人身五脏六腑，大经小络，昼夜循环不息，必赖胸中大气，斡旋其间。"故凡气虚日久必影响血之运行，致血行不畅，致气虚血瘀。故选方当用益心阴，振心阳，活血化瘀之品，辅以安神，如龙骨、牡蛎、石菖蒲、茯神等。经治疗后早搏消失、心律恢复正常。麦门冬、生地、五味子滋心阴，干姜、桂枝温振心阳，龙骨牡蛎是心动悸、脐腹动悸、早搏的定悸良药，人参、黄芪补益心气，桃仁、赤芍、红花、丹参活血，组方从益气养阴温阳以鼓舞心气，活血化瘀则促使血液之运行，气旺血行无阻则结代自除，方中柴胡为疏气之品，气行则血行，可使补而不致壅滞，龙骨、牡蛎、石菖蒲、茯神则为安神养心之品，因患者寐者，故用之，取其相辅相成之意。临床观察凡心阴阳气血虚者，多兼血瘀，气虚无力推动血之运行，造成气虚血瘀，故治疗此证除以炙甘草汤为主之外，亦加入活血之品，如桃仁、红花、赤芍、川芎、丹参，使气血旺盛，效果较佳。

第七节　心律失常

病案举隅 1：

方某，男，61岁。心悸、胸闷反复发作 3 年，加重 1 周。

2021 年 4 月 16 日初诊：患者 3 年前无明显诱因出现心悸、胸闷，曾于北部战区总医院查心电图示：窦性心动过缓，心率 42 次/分。诊断为"病态窦房结综合征"，建议放起搏器。患者因经济原因采取保守治疗，1 周前因劳累心悸、胸闷再发并加重，自服复方丹参片、速效救心丸等药物，上症无明显好转，遂来诊。现症见：心悸、胸闷，时作时止，动则尤甚，气短乏力，头晕，夜间尤甚，纳差，寐少。舌淡暗，苔白，脉沉迟结代。辅助检查：心电图：窦性心动过缓，心率 43 次/分，Ⅱ、Ⅲ、aVF 导联 ST-T 改变。24 小时动态心电图显示：24 小时总心搏数 59350 次，平均心率 55 次/分，最快心率 88 次/分，最慢心率 39 次/分。中医诊断：心悸（阳虚血瘀证）。西医诊断：心律失常（病态窦房结综合征），治以补肾益心，温阳通脉。处方：炙麻黄 10 克，制附子 10 克，细辛 5 克，淫羊藿 15 克，补骨脂 15 克，桂枝 10 克，人参 15 克，黄芪 30 克，茯苓 15 克，炙甘草 10 克，大枣 5 枚，当归 15 克。10 剂，日 1 剂，水煎服。

2021 年 4 月 25 日二诊：服药 10 剂后，心悸、胸闷较前好转，乏力症状改善，纳可，寐少。心率：60 次/分；血压：120/70 毫米汞柱；舌淡暗，苔薄白，脉沉迟结代。原方加酸枣仁 15 克，远志 20 克，牡蛎 30 克。煎服法同上，服 15 剂。

2021 年 5 月 9 日三诊：服药 15 剂后，心悸明显好转，无明显胸闷症状，乏力症状改善，纳可，睡眠可。心率：65 次/分，舌淡暗，苔薄白，脉缓，继以上方巩固治疗。

按语：慢性心律失常中医无此病名，但从临床表现来看属"心悸""胸痹""晕厥""虚劳"等病的范畴。随着现代医学检验技术的发展，慢性心律失常的早期诊断更加容易，凭借西医学的听诊、心电图、24 小时动态心电图、平板运动试验等均可以初步筛选缓慢性心律失常的患者，《濒湖脉学》曰："迟来一息至唯三，阳不胜阴气血寒。"故脉诊在慢性心律失常诊断方面很重要。

慢性心律失常究其为本虚标实，病位在心，病本在肾，心肾阳虚是其主要病理基础，心阳虚鼓动气血无力，肾阳虚不能上助心阳，心阳失于温煦，心搏迟滞无力而发病。多是由于年老体虚或久劳耗伤阳气，阳气衰微，鼓动无力，气机不畅，血运不利，津液不布而形成瘀血痰饮阻滞经脉。其病机关键为阳气虚衰，病位在心，但根于肾，连于脾。"心者五脏六腑之大主"，心气不足，日久损阳，气阳虚衰鼓动脉血无力而发病。肾者先天之本，六气之根，五脏之阳气非此不能发，肾之气阳衰微，气阳内弱，心下空虚无根，正气内动而悸、痹、厥。心肾阳气虚衰日久，脾后天之本无以滋养失运化，肺失通调，肝失疏泄，如此恶性循环，痰饮瘀血内停加重病情变化，虚者更虚，实者更实。所以慢性心律失常以虚为本，实为标，虚实夹杂，病情复杂，互为因果，缠绵难愈。现代医学认为慢性心律失常可致心输出量不足，器官灌注不足，日久脏器功能不全，心病及肾，脏器衰危，故治疗当以益气助阳，滋养心肾，以加强心脏的供血供氧功能助五脏六腑。

病态窦房结综合征是临床常见的心律失常类型，在临床中可表现为快速性心律失常和慢性心律失常交替出现，最佳的治疗方案为植入心脏起搏器，但在临床中由于各种原因无法进行起搏器的植入，此时在临床中治疗便出现困难。病态窦房结综合征为现代医学名称，但在中医范畴中根据临床表现的特点应属"迟脉证""心悸""寒厥"等内科疾病的范畴。本病的发生，多因先天禀赋不足或后天饮食不节、情志不遂、外感邪毒、年老体弱、劳逸失度等，致脾肾阳虚，命火不足，相火不发，心脉失于温养，鼓动无力，心血不能充养五脏六腑及四肢百骸而成。心主火于上，肾制水于下，心阳足则能镇摄肾水不泛，若心阳失于温养，则下焦阴水上逆，可见心悸。病久因气虚血行不畅而致瘀，阳虚津不正化而成痰，故该患者在脾肾阳虚的基础上，可出现挟痰挟瘀之象。方用麻黄附子细辛汤加减。

方中以附子为君，温少阴之经，内固元阳以解里寒，使命门火旺，则五脏六腑得到温煦推动。淫羊藿、补骨脂、麻黄助君药温运脾肾之阳；细辛辛温散寒，助附子、麻黄解里寒散外寒；茯苓健脾渗湿，宁心安神；桂枝行里达表，温胸阳，通血脉，共为臣药。且桂枝合甘草温养心阳，心阳振奋，水气得利，心悸自止，即所谓"离照当空，阴霾必散"之意。人参、黄芪、甘草补益中气；当归性温，能活血以推动其毒，扶阳益气以充达周身，共为佐药。使以大枣调和诸药，且与茯苓合用安肾气，奋中土。诸药合和，共达补肾益心，温阳通脉之功，使五脏六腑及四肢百骸皆得所养而诸症自平。服药 10 剂后，心悸、胸闷胸痛、气短乏力、头晕、足凉畏寒消失，心率 60 次 / 分，再进 15 剂以巩固疗效。

病案举隅 2：

陈某，女，40 岁。心悸、胸闷反复发作 2 年，加重 1 个月。

2018 年 10 月 15 日初诊：患者于 2 年前于劳累后出现心悸症状，伴有胸闷，活动后诱发及加重，经休息可以缓解，未予系统诊治。1 个月前因劳累、心悸、胸闷再发并加重，上症频繁发作，于某医院诊断为"冠心病，心律失常（频发房性早搏、频发室性早搏）"，给予心律平对症治疗后，症状自觉略有好转，停药后病情反复，病情逐渐加重。为求中医药治疗来诊。现症见：心悸，心烦不安，胸部憋闷不适，饱餐或活动后加重，气短，善太息，口干苦，汗出，易怒，腰痛，寐差，多梦，纳差，食欲不佳，便秘，2～3 天 1 次，舌暗红，少苔，脉沉弦涩。心率：72 次 / 分，律不齐，可闻及早搏，血压 110/70 毫米汞柱，心电图示：频发室性早搏呈二联律。24 小时动态心电图示：窦性心律，频发室性早搏（9128 个 /24 小时），室早二联律，室早三联律。中医诊断：心悸（阴虚气滞挟瘀）。治以滋阴安神，行气化瘀。处方：生地黄 20 克，西洋参 15 克，丹参 15 克，玄参 20 克，茯苓 15 克，五味子 10 克，川芎 10 克，桔梗 10 克，当归 10 克，天门冬 10 克，麦门冬 10 克，柏子仁 10 克，酸枣仁 10 克，枳实 15 克，合欢皮 15 克。14 剂，日 1 剂，水煎服。

2018 年 10 月 30 日二诊：服药 15 剂后，患者心悸改善，心烦易怒好转，活动后胸闷气短发作有所减少，仍有汗出，寐稍差，饮食增进，舌暗红，少苔，脉沉弦。心率：70 次 / 分，早搏较之前减少；血压：115/75 毫米汞柱。心电图示：偶发室早。处方：原方去枳实，加牡蛎 30 克，远志 15 克，磁石 30 克，每日 2 次，水煎服。服 15 剂。

2018 年 11 月 14 日三诊：服药 15 剂后，患者心悸明显好转，心烦减轻，无明显胸部憋闷感，腰痛减轻，纳可，寐可，二便调。心率 73 次 / 分，律齐。舌暗红，少苔，脉沉。效不更方，予上方继续口服 14 剂。

2018 年 11 月 29 日四诊：服药 15 剂后，患者无明显心悸、胸闷，无汗出。舌暗红，少苔，脉沉。复查心电图：窦性心律，无室性早搏。心率：70 次 / 分。24 小时动态心电示：室性早搏 108 次 /24 小时。嘱再服上方 14 剂以巩固疗效。

按语：中医学无冠心病心律失常病名，但从其症状及发病情况属于中医学的"胸痹""心悸""怔忡""心动悸""晕厥"等范畴。在《灵枢经·经脉篇》中："心主手厥阴心包络之脉，是动甚则胸胁支满，心中澹澹大动。"《伤寒杂病论》第 64 条："其人叉手自冒心，心下悸。"《痰火点雪·神集》曰："惊者，心卒动而不宁也。悸者，心跳动而怕惊也。怔忡者，心中躁动不安，惕惕然如人将捕是也。"说明心悸，即心动之意，是本病的主要临床表现，轻者仅因害怕而自觉心跳，重者则心中躁动，心动剧烈不宁，欲得按而止，如人将捕之，不能自已。从多数临床资料报道看，中医治疗冠心病心律失常，其诊断越来越趋向于辨病、辨型、辨证三者的有机结合，多数资料利用心电图、动态心电图以及冠脉造影等检查诊断冠心病心律失常，区分类型，并进行中医辨证，从而使中医药对冠心病心律失常的治疗更有针对性，其疗效的观察与评估更加客观明确。

　　冠心病心律失常的发病原因不外乎本脏自病，他病及心两类。本脏自病多因气血阴阳亏虚引起。心为阳中之阳，位于胸中，主脉而司血运。心脏的正常搏动，主要依赖于心气、心血的充沛与协调。心气充沛，心血充盈，才能维持正常的心率和心律，血液才能在脉内正常运行，营养全身。若心气不足，心血亏少，阴阳失调则脉纤弱或节律不整。若心血瘀阻则脉涩不畅或结代等。他病及心者，与肝、脾、胃、肺关系甚密。肝主疏泄藏血，与五脏六腑密切相关，肝病可延及其他脏腑，变生痰、火、瘀、虚等证。如情志不遂，肝失条达，母病及子，可致心气不和，心失所养，而见心悸等症，所以《薛氏医案》曰："肝气通则心气和，肝气滞则心气乏。"因此治疗心悸应在辨证基础上重视调节肝脏疏泄功能，以改善气血运化失调，堵其痰、火、瘀、虚之源，从而以安心神。心与肺的关系，主要是心主血和肺主气。人体脏器组织机能活动的维持，是有赖于气血的循环输送养料的，血的正常运行虽然是心所主宰，但必须有赖于肺气的推动，而积存于肺的宗气要贯注到心脉，才能畅通全身。肺气不足，帅血无能，故脉动应息无常。脾胃为后天之本，将水谷之精气灌注于五脏六腑、四肢百骸者分为三隧，是谓营、卫、宗气。宗气积于胸中，营卫行之脉体内外。心舍脉，主动，营血充盈，肺动有利方能一息四至。脾胃不健，生血不足，心脏的搏动自然无力。《素问·平人气象论》曰："胃之大络，名曰虚里，贯膈络肺，出于左乳下，其动应衣，肺宗气也。"故心胃所系甚密。不论先为心病而后及他脏，或先为肺、脾、胃、肝之病而后及于心病者，多见二脏或数脏同病，虚实错综复杂，气血阴阳失衡，脏腑功能失调之病理变化和临床表现，但应以心病为主。盖因"心为五脏六腑之大主"，心病则气血营阴均受损耗，心气心阳虚衰，少力或无力鼓动心脉，血行不畅，五脏失养，其或气血瘀滞，瘀血内聚，致使他脏功能亦趋失调。

　　心律失常中早搏成联律者，多为结代脉或涩脉。房劳过度或过用咸食，损伤肾阴。肾阴虚，肾水不能上济于心，虚火扰心，心失濡养则出现心悸。本病以肝肾阴虚，心失濡养为总病机，肝气不疏贯穿疾病的始终，总属虚实夹杂之证。本病病位在心，与肝、肾关系密切，所谓"肝肾两脏俱和而心自生矣"，以此为据，将辨病与辨证相结合，在阴虚气滞的证候平台上，审证求因，标本兼治，立养阴疏肝止悸之法。正所谓"疏其气血，令其条达，而致和平"，黄元御《金匮悬解》曰："惊悸之家，风森郁动，营血失敛……不溢不泄，则蓄结而内瘀。"认为惊悸日久，可致瘀血内结而加重病情。临证于调整阴阳盛衰之基础上，每须加入流通气血之品，如川芎等分消上下，使阴阳平和，水火既济，气血冲和，心神得养，达到安神止悸之目的。本方证是由阴亏血少，心肾之阴不足所致。虚烦少寐，心悸神疲，皆由阴虚血少，阴虚阳亢而生。血燥津枯，故大便不利。本方以天王补心丹加减，本方重用生地，一滋肾水以补阴，水盛则能制火；一入血分以养血，血不燥则津自润，是为主药。玄参、天门冬、麦门冬有甘寒滋润以清虚火之效，丹参、当归用作补血、养血之助。方中人参、茯苓益气宁心，酸枣仁、五味子酸以收敛心气而安心神，柏子仁、远志养心安神，枳实、合欢皮、川芎行气化瘀，故而邪去正安。以上皆为补心气，宁心安神而设。两相配伍，一补阴血不足之本，二治虚烦少寐之标，标本并图，阴血不虚，则所生诸症，乃可自愈。